U0213313

顺天时　谋地利　促人和

中华文化智慧经典丛刊

卷一

编校版

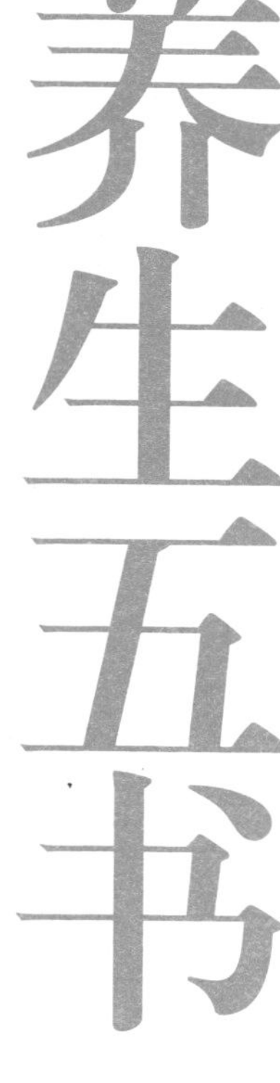

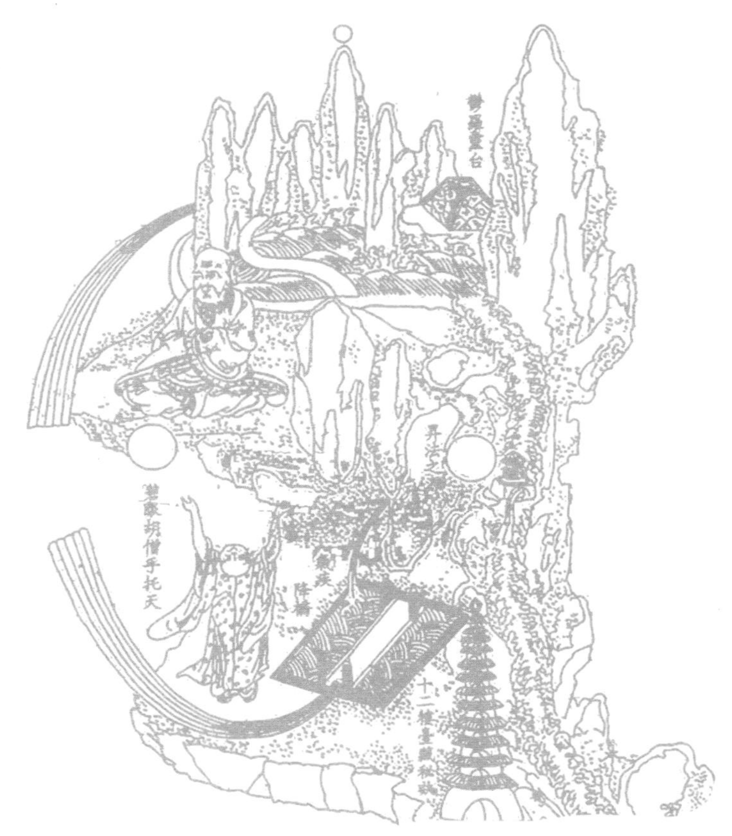

〔南宋〕周守忠 等◎著
高文柱◎编校

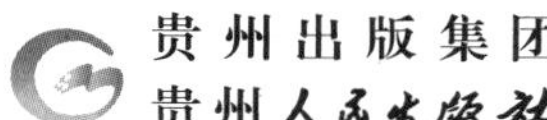

图书在版编目（CIP）数据

中华文化智慧经典丛刊. 卷一 / （南宋）周守忠等著；高文柱编校. -- 贵阳：贵州人民出版社，2023. 2

ISBN 978-7-221-17357-7

Ⅰ. ①中… Ⅱ. ①周… ②高… Ⅲ. ①古籍 – 汇编 – 中国②中医养生学 – 研究 – 中国 – 南宋 Ⅳ. ① Z422 ② R26

中国版本图书馆 CIP 数据核字（2022）第 203512 号

中华文化智慧经典丛刊（卷一）

ZHONGHUA WENHUA ZHIHUI JINGDIAN CONGKAN

（南宋）周守忠等 著　高文柱 编校

出 版 人：朱文迅
责任编辑：陈继光
封面设计：宋双成
出版发行：贵州出版集团　贵州人民出版社
地　　址：贵州省贵阳市观山湖区会展东路 SOHO 办公区 A 座
邮　　编：550081
印　　刷：三河市德鑫印刷有限公司
开　　本：710 × 1000　1/16
印　　张：25
字　　数：320 千字
版　　次：2023 年 2 月第 1 版
印　　次：2023 年 2 月第 1 次印刷
书　　号：ISBN 978-7-221-17357-7
定　　价：69.00 元

前　言

每个人都希望健康长寿，而要想健康长寿，必有赖于养生。养生有道亦有术，然欲学此道此术，必借助于养生之书。笔者受《中华文化智慧经典丛刊》组织者之邀，从众多养生古籍中遴选出能帮助人们延年益寿的著作凡八种，结集成两册，分别命名为《养生五书》和《延寿三编》，并予以必要的校勘和注释，以备有志于养生的读者便览。熟读之而领悟之，知其道而精其术，并勤以实践，持之以恒，便能达到《黄帝内经》所说的境界："故能形与神俱，而尽终其天年，度百岁乃去。"

《养生五书》收录了《养生月览》《养生类纂》《养生四要》《养生类要》《养生肤语》等五种，《延寿三编》收录了《万寿丹书》《寿世青编》《寿世传真》等三种。

《养生月览》，二卷，南宋周守忠编，成书于宋宁宗嘉定十五年（1222）。书中引用南宋以前文献多达100余种，辑录其中的养生资料多达500余条，按照月令时序加以排列，逐月介绍了日常生活的各种宜忌，包括起居、时俗、饮食、服饵、房事、防疫、疗疾等，是现存于世的最早月令体养生专著，许多内容至今仍被人们在日常生活中遵循或参考。周守忠，又作周守中，字榕庵，或作松庵，南宋钱塘（今浙江省杭州市）人，生卒年不详。周氏博览群书，尤喜医学，善于养生之道，还著有《历代名医蒙求》《养生类纂》等书。本书所用底本为明成化十年（1474）钱塘谢頫刻本。

《养生类纂》，又名《杂纂诸家养生至宝》《养生延寿书》《养生杂类》，凡二十二卷，南宋周守忠编，成书于南宋嘉定十五年（1222）以后。周氏在嘉定十五年二月二日所写的《养生月览·序》中曰："予尝讲求养生之说，编次成集，谓之《月览》矣，惧其遐遗，于是复为《杂类》。"该书从200多种古代文献中辑录有关养生的理论与方法，按类编排，分为养生、天文、地理、人事、宅居、服章、食馔、羽禽、毛兽、鳞介、米谷、果实、菜蔬、草木、服饵等十五部，条理清晰，归于实用，堪称古代养生著作的典范之作。本书所用底本为明成化十年（1474）钱塘谢潁刻本。

《养生四要》，又名《万氏家传养生四要》，凡五卷，明朝万全撰，成书于明世宗嘉靖二十八年（1549）。万氏认为养生之法主要有四，即寡欲、慎动、法时、却疾，并分为四卷加以论述。卷首即明其要旨云："夫寡欲者，谓坚忍其性也；慎动者，谓保定其气也；法时者，谓和于阴阳也；却疾者，谓慎于医药也。坚忍其性则不坏其根矣，保定其气则不疲其枝矣，和于阴阳则不犯其邪矣，慎于医药则不遇其毒矣。"第五卷为养生总论，收载养生延寿的论述及常用药方。万全（约1495~1580），字事，号密斋，罗田（今湖北省罗田县）人，医学世家，累世以儿科闻名于世，著有《万密斋医学全书》，凡十种。本书所用底本为清康熙五十一年（1712）汉阳张坦议视履堂刻《万密斋医学全书》本。

《养生类要》，明朝吴正伦撰，成书于明世宗嘉靖三十七年（1558），分前后两集，前集主要为导引、气功、服食、房中等内容，后集主要论述春、夏、秋、冬四季及妇女、幼儿、老人的常见病证治疗，多是作者养生治病的经验总结，简明扼要，有较高的实用价值。吴正伦（1529~1568），字子叙，号春岩子，徽州歙县（今安徽省歙县）人，汉长沙王吴芮、唐文学家吴少微后裔。自幼喜读医书，未冠便成良医。曾拜江左大家吴兴陆声野为师，尽得其传。提倡治未病，因编《养生类要》一书。后游历京师，名噪一时。明神宗幼年病、明穆宗贵妃病，均由其治愈，获明穆宗嘉奖，太医院御医妒其能，下毒害其致死。本书所用底本为明万历十六年（1588）新安吴氏木石山房刻本。

《养生肤语》，一卷，明末陈继儒撰，成书于明崇祯年间(1628~1644)。作者以语录的形式表述了自己对养生的精辟见解，并辑录了历史上诸多名人养生格言和有关养生的逸闻趣事，告诉人们如何才能保持身心健康和延年益寿，其内容涉及为人处世和日常生活中的方方面面，篇幅虽然不长，但覆盖面广，可读性强，归于实用。陈继儒（1558~1639），字仲醇，号眉公、麋公，松江府华亭（今上海市松江区）人，明朝著名文学家、画家。诸生出身，隐居不仕，多与三吴名士交游。著有《陈眉公全集》《小窗幽记》等。《小窗幽记》是其编写的处世格言，与明朝洪应明的《菜根谭》、清朝王永彬的《围炉夜话》并称为"处世三大奇书"，值得一读。本书所用底本为清道光十一年（1831）六安晁氏刻《学海类编》本。

《万寿丹书》，又名《五福万寿丹书》《福寿丹书》，明朝龚居中撰，成书于明天启四年（1624），初刻本六篇，一安养篇，主要阐述日常生活中的宜忌与长寿关系；二延龄篇，主要记载仙道修炼图势及养生秘诀；三服食篇，主要辑录各种食养及食疗之方；四采补篇，主要介绍房中采补秘籍与房中养生之术；五玄修篇，主要讲述气功与丹功养生方法；六清乐篇，主要宣传清雅的乐曲，助人享受清闲安逸的快乐。崇祯三年（1630）修订时，删去玄修、清乐两篇，增补了脏腑篇，论述脏腑的重要性与保护方法。今七篇兼收，以展全貌。龚居中，字应圆，号如虚子、寿世主人，豫章云林（今江西省金溪县）人，明朝著名医学家，太医院医官，主要生活于公元十七世纪上半叶。著有《红炉点雪》《外科百效全书》《幼科百效全书》《小儿痘疹医镜》等。本书前六篇所用底本为明天启四年（1624）金陵书林周如泉初刻本，《脏腑篇》为明崇祯三年（1630）福建桂绍龙刻本。

《寿世青编》，又名《寿世编》，清朝尤乘撰，成书于清康熙初年（1667年前），分上下两卷，上卷主要收载勿药须知，论述各家有关调心、调身、调息的经验，以及五脏调养和饮食居处的宜忌。下卷主要收载服药须知，论述有关用药方法及病后调理，并按病因分类列食治秘方一百余首。内容通俗易懂，简便易行，颇切实用。尤乘，字生洲，自号无求子，又号信天翁，吴门（今江苏省苏州市）人。生卒年不详，主要生活在明末清初。自幼习儒，喜读医书，后师从明末名医李士材，得其真传。曾出任清太医院御前侍直，辞官返乡后，与同窗蒋仲芳开设诊所，广施医药，堪称一代名医。著有《脏腑性鉴》《经络全书》《药品辨义》等书。本书所用底本为清康熙四十七年（1708）东溪堂刻本。

《寿世传真》，又名《新编寿世传真》，清朝徐文弼撰，成书于清乾隆三十六年（1771），首为总述，下分八篇，是一部以气功为主，兼顾起居饮食、四时调摄、脏腑护理、精气神保养、养生宜忌等内容的养生学专著，并记有经验养生保健方若干首。简明扼要，实用性强。钦赐国子监司业、时年113岁的王世芳为其作序，称此书为“度世之津梁，卫生之宝筏”，被时人益为“延龄第一书”。徐文弼，字勷右，一字鸣峰，号荩山，别称超庐居士，豫章丰城（今江西省丰城县）人，约生活于清康熙、乾隆年间，曾任河南伊阳知县，乾隆十七年（1752）补官至京城，纂《洗心辑要》，辑录历代劝善格言，为世人所重。并编有《攒花易简良方》《新编救急奇方》各四卷。本书所用底本为清乾隆三十六年（1771）致盛堂刻本。

《素问·上古天真论》曰："余闻上古有真人者，提挈天地，把握阴阳，呼吸精气，独立守神，肌肉若一，故能寿敝天地，无有终时，此其道生。中古之时有至人者，淳德全道，和于阴阳，调于四时，去世离俗，积精全神，游行天地之间，视听八达之外，此盖益其寿命而强者也，亦归于真人。其次有圣人者，处天地之和，从八风之理，适嗜欲于世俗之间，无恚嗔之心，行不欲离于世，举不欲观于俗，外不劳形于事，内无思想之患，以恬愉为务，以自得为功，形体不敝，精神不散，亦可以百数。其次有贤人者，法则天地，象似日月，辩列星辰，逆从阴阳，分别四时，将从上古合同于道，亦可使益寿而有极时。"

从古至今，人类对于无限生命的追求从来没有停止过。如果说"寿敝天地，无有终时"目前还停留在传说中的神仙世界，而"形体不敝，精神不散，亦可以百数"则完全可以成为人间现实。我们不奢求成为"真人""至人"，而通过潜心修炼成为"圣人""贤人"的愿望则一定要达到，也一定能够达到。《抱朴子》曰："我命在我不在天！"

癸卯孟春高文柱于跬步斋

目　录

养生月览

（宋）周守忠　撰

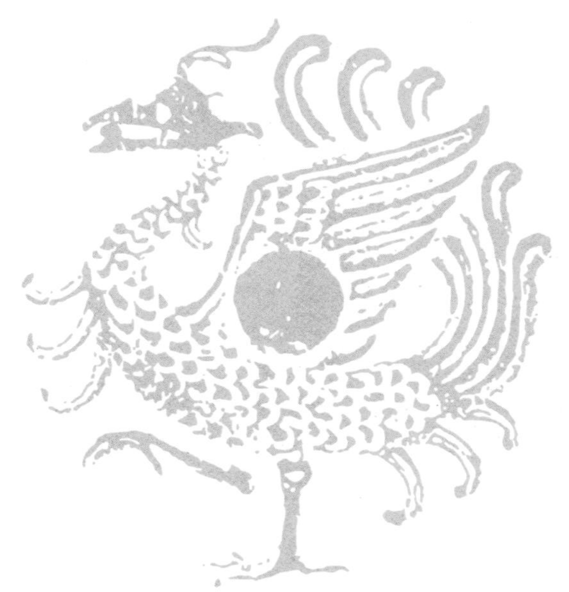

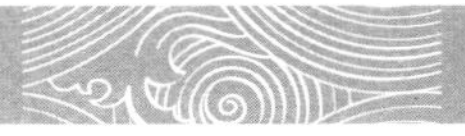

养生月览序

予尝讲求养生之说，编次成集，谓之《月览》矣。惧其遐遗[①]，于是复为《杂类》。收罗前书未尽之意，非固为谆复[②]，盖欲览者之得其详也。昧者不审乎是。始见予之《月览》也，或患乎拘；嗣见予之杂类也，复虑乎杂。胡不思淘金于砂，然后丽水[③]之宝出焉；采玉于石，然后荆山[④]之璞见焉。弗始乎拘，乌乎达；弗由乎杂，乌乎一？予书之详也，盖指人以入道之序，若夫深造自得，左右逢原，则付诸悟理君子。夫何疑焉？

嘉定十五年岁次壬午迎富之日[⑤]榕庵周守忠书

① 遐遗：时间久远而遗漏。

② 谆复：反复丁宁。

③ 丽水：今云南金沙江。《韩非子·内储说上》："荆南之地，丽水中生金"。

④ 荆山：在湖北省西部南漳县境，上有抱玉岩，相传春秋楚国卞和得宝之此。

⑤ 迎富之日：指农历二月初二。

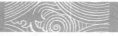

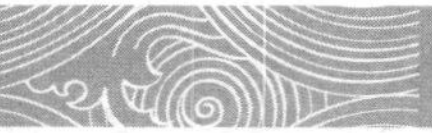

养生月览目录

上卷

下卷

养生月览目录

① 七十四条：原作“三十四条”，据实有条目数改。

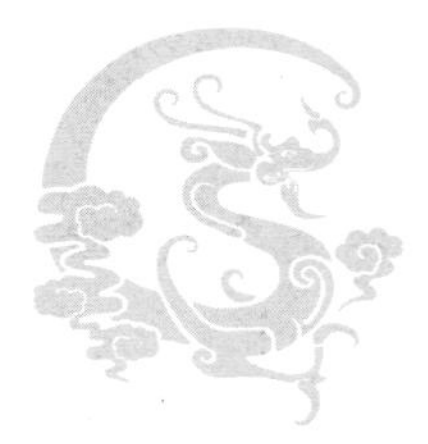

养生月览上

榕庵周守忠　纂集

乡贡进士钱塘县知县樵阳谢颎校正重刊

正月

正月一日子丑时，烧粪扫[①]，令人仓库不虚。《月令图经》

元日子后丑前，吞赤小豆七粒，椒酒一合，吉。同上

正月旦鸡鸣时，把火遍照五果及桑树上下，则无虫。时年有桑果灾生虫者，元日照者，必免灾。《四时纂要》

元日寅时，饮屠苏酒，自幼及长。《杂五行书》

正月旦及正月半，以麻子、赤豆二七颗置井中，辟瘟病，甚效。同上

元日平旦，吞盐豉七粒，终岁不于食中误吃蝇子。《吕公岁时杂记》

正月一日烧术及饮术汤。同上

元日服桃汤。桃者，五行[②]之精，厌伏邪[③]气，制百鬼。《荆楚岁时记》

元日，缕悬苇炭[④]、桃棒门户上，却疠疫也。同上

元日，日未出时，朱书百病符，悬户上。《月令图经》

正月一日未明，小儿不长者，以手攀东墙，勿令人知。或云于狗窦[⑤]中使人牵拽。《琐碎录》

元日，庭前爆竹，以辟山臊、恶鬼也。山臊在西方深山中，长尺余，性不畏人。犯之令人寒热病，畏爆竹声。《太平御览》

---

① 粪扫：垃圾。

② 行：《太平御览》卷九百六十七引《典术》作“木”。五木，指桑、榆、桃、槐、柳。

③ 邪：原作“形”，据《太平御览》卷二十九引《荆楚岁时记》改。

④ 苇炭：《荆楚岁时记》作“苇索”。

⑤ 狗窦：狗洞。

元日，造五辛盘[1]。正元日，五熏[2]炼形。注曰：五辛所以发五脏气。《周处风土记》

正月一日，取五木煮汤以浴，令人至老须发黑。徐偕注云：道家谓青木香为五香，亦云五木。《杂修养书》

元日，进椒柏酒，椒是玉衡星精，服之令人身轻能音柰老；柏是仙药。又云：进酒次第，当从小起，以年少者为先。崔氏《四民月令》

元日，造桃板[3]着户，谓之仙木，像郁垒[4]，山桃树，百鬼畏之。《玉烛宝典》

岁旦服赤小豆二七粒，面东以齑汁下，即一年不疾病，家人悉令服之。《四时纂要》

元日，取小便洗腋气，大效。

正月一日，取枸杞菜煮作汤沐浴，令人光泽，不病不老。《云笈七签》

正月一日，取鹊巢烧之，着于厕，能辟兵。《四时纂要》

岁旦日，埋败履于庭中，家出印绶。《墨子秘录》

正月朝早，将物去冢头，取古砖一口，将咒要断，一年无时疫，悬安大门也。《本草》

腊月，鼠向正旦朝所居处埋之，辟瘟疫。《梅师方》

昔有齐人欧明者，乘船过青草湖，忽遇风，晦暝，而逢青草湖君，邀归止家堂宇。谓欧明曰："惟君所须富贵金玉等物，吾当与卿。"明未知所答。傍有一人，私语明曰："君但求如愿，并胜余物。"明依其人语。湖君嘿嘿然，须臾便许。及出乃呼如愿。即是一少婢也。湖君语明曰："君领取至家，如要物，但就如愿，所须皆得。"明至家，数年遂大富。后至岁旦，如愿起晏，明鞭之，愿以头钻粪帚中，渐没失所。后明家渐渐贫。今人岁旦粪帚不出户，恐如愿在其中。《搜神记》

正月一日，取鹊巢烧灰，撒门里，辟盗。《墨子秘录》

正月三日，买竹筒四枚，置家中四壁上，令田蚕万倍，钱财自来。《四时纂要》

正月四日，拔白，永不生，凌晨拔，神仙拔白日。他月仿此，拔白髭

① 五辛盘：盛薤、葱、蒜、韭、姜的盘子。
② 五熏：疑当作"五荤"，即五辛。
③ 桃板：指桃木符板。
④ 郁垒：蔡郁垒，称东方鬼帝，掌桃止山。

发也。同上

正月五日，取商陆根细切，以玄水渍之，三日，阴干，可治为末，服三寸匕、玄水服下，日三服。百日，伏尸尽下出如人状。醮埋之。祝曰："伏尸当属地，我当属天，无复相召。"即去，随故道无还愿。常先服之，禁一切血肉辛菜物。《云笈七签》

正月七日，上会日，可斋戒。《四时纂要》

正月七日，男吞赤豆七颗，女吞二七颗，竟年不病。《杂五行书》

人日[①]夜，多鬼鸟过，人家捶床打户，拔[②]狗耳，灭灯以禳之。《荆楚岁时记》

正月八日，沐浴去灾祸。神仙沐浴日。《四时纂要》

正月十日，人定时沐浴，令人齿坚。凡斋戒沐浴，皆当盥沐五香汤。其五香汤法：用兰香一斤，荆花一斤，零陵香一斤，青木香一斤，白檀一斤。凡五物切之，以水二斛五斗，煮取一斛二斗，以自洗浴也。此汤辟恶，除不祥炁，降神灵，用之以沐，并治头风。《云笈七签》

厕前草，月初上寅日，烧中庭，令人一家不著天行。《四时纂要》

正月上寅日，捣[③]女青末，三角缝囊盛，系前帐中，大吉。能辟瘟病。女青，草也。《肘[④]后方》

正月十五日，残糕糜熬令焦，和谷种之，能辟虫也。《四时纂要》

正月十五日，作膏粥以祠门户。《玉烛宝典》

正月十五日，作豆糜，加[⑤]油膋[⑥]其上，以祠门户。《荆楚岁时记》

正月十五日，盗[⑦]灯盏令人有子。夫妇共于富家局会所盗之，勿令人知，安卧床下，当月有娠。《本草》

正月望日，以柳枝插户上，随柳枝所指处，祭之致酒脯祭之。《齐谐记》云："吴县张成，夜于宅东见一妇人，曰："我是地神，明日月半宜以糕糜、白粥祭我，令君家蚕桑万倍。"后用[⑧]如言。今人谓之粘钱财。

---

① 人日：正月初七。

② 拔：《荆楚岁时记》作"捩"，即扭。

③ 捣：原作"祷"，据《证类本草》卷十一引《肘后方》改。

④ 肘：原作"用"，据《证类本草》卷十一改。

⑤ 加：原作"如"，据《太平御览》卷三十引《荆楚岁时记》改。

⑥ 膋：脂肪。

⑦ 盗："盗"字原脱，据《四时纂要》卷二补。

⑧ 用：疑当作"果"。

《岁时记》

上元日可斋戒，诵《黄庭度人经》，令人资福寿。《纂要》

立春日，食生菜不可过多，取迎新之意，及进浆粥，以导和气。《千金月令》

上学之士，当以立春之日清朝，煮白芷、桃皮、青木香三种，东向沐浴。《云笈七签》

立春日，鞭土牛，庶民争之，得牛肉者，其家宜蚕，亦云治病。《吕公岁时杂记》

后生于立春并社日食齑者，至纳妇拜门日，腰间有声如嚼齑然。皆以为戒。同上

打春时，春牛泥撒在檐下，蚰蜒不上。《琐碎录》

立春后有庚子日，温芜菁汁，合家大小并服，不限多少，可理时疫。《伤寒类要》

入春宜晚脱棉衣，令人伤寒霍乱。《云笈七签》

正月之节，宜加棉袜以暖足。《千金月令》

正月，宜进桑枝汤及造煎以备用。其桑枝汤方：取桑枝如箭竿大者，细挫，以酥熬作汤。又桑枝煎方：取桑枝大如箭竿者细剉三升，熬令微黄，以水六升煎三升，去滓，以重汤煎取二升，下白蜜三合，黄明胶一两，炙作末，煎成，以不津器封贮之。同上

正月，韭始青可以食。凡韭不可以作羹食，损人，作齑佳。凡作齑，必以先削一所地，去上一寸土取韭不洗便投沸汤中，漉出，铺所削新土上良久，然后入水淘择。同上

正月，不可释棉襦，宜食粥。凡粥有三等：一曰地黄，以补虚。取地黄四两，捣取汁，候粥半熟即下之，以棉裹椒一百粒，生姜一斤投粥中，候熟出之，下羊肾一具，去脂膜，细切如韭叶大，加少盐食；二曰防风，以去四肢风。取防风二大分，煮取汁作粥；三曰紫苏，以去拥气。取紫苏子，熬令黄香，以水研，滤取汁作粥。同上

正月，勿食虎、豹、狸肉，令人伤神损气。《千金方》

正月，不得食生葱，令人面上起游风。同上

正月，勿食梨。《梅师方》

正月，食鼠残，多为鼠瘘。小孔下血者是此病。《本草》

正月之节，食五辛以辟疠气。蒜、葱、韭、薤、姜也。《食医心镜》

正月雨水，夫妻各饮一杯还房，获当时有子，神效也。《本草》

正月，初婚忌空房，多招不祥，不可不谨。不得已，当以熏笼置床上禳之。《琐碎录》

正月甲子，拔白，晦日汲井花水服，令髭发不白。《四时纂要》

正月未日夜，芦苣火照井、厕中，百鬼走。《荆楚岁时记》

正月寅日，烧白发，吉。《千金方》

正月二月，取章陆根[1]三十斤，净洗粗切，长二寸许，勿令中风也，绢囊尽盛，悬屋北六十日，阴燥为末，以方寸匕水服。旦先食服。十日见鬼，六十日使鬼取金银宝物、作屋舍，随意所欲。八十日见千里，百日登风履云，久服成仙。《云笈七签》

春不可食肝，为肝王[2]时，以死气入肝，伤魂也。《金匮要略方》

春服小续命汤五剂，诸补散各一剂，百病不生。《千金方》

春月饮酒茹葱，以通五脏。《庄子》

春三月，每朝梳头三百下，至夜欲卧，须汤去声热盐汤一盆，从膝下洗至足，方卧，以通泄风毒脚气，勿令壅滞。《四时养生论》

春七十二日，省酸增甘，以养脾气。《千金方》

春间不可食鲫鱼头，其中有虫也。《琐碎录》

春三月，夜卧早起。出《黄帝素问》。又按《云笈七签》曰：季春月宜卧起俱早。

赵先生曰：欲除尸虫之法，春月择甲乙夜，视岁星所在，朝之再拜，正心窃祝曰：愿东方明星君，扶我魂接我魄，使我寿如松柏，生年万岁生不落，愿为甲除身中三尸九虫，尽走消灭。常择洁净，频行之为善。此仁德乐生，君木也，木克土，所以土尸去，妙诀，秘之。《云笈七签》

太虚真人曰：常以春甲寅日，夏丙午日，秋庚申日，冬壬子日，瞑卧时先捣朱砂、雄黄、雌黄，三物等分细捣，以棉裹之使如枣大，临卧时塞两耳中，此消三尸，炼七魄之道也。明日日中时，以东流水沐浴毕，更整饰床席，易着衣物，浣故者，更履屐，先除澡之都毕，又扫洒于寝床下，通令所住一室，净洁平安。枕卧向上，闭气握固良久，微咒曰：天道有常，改易故新，上帝吉日，沐浴为真，三气消尸，朱黄安魂，宝炼七魄，与我相亲。此道使消炼尸秽之上法，改易真形之要诀也。四时各取一日为

① 章陆根：即商陆根。

② 王：同“旺”，旺盛。下同。

之。同上

春日宜脑足俱冻。同上。又按：《千金月令》曰：正月之节宜加棉袜以暖足。

凡卧，春欲得头向东，有所利益。同上

二月

二月二日，取枸杞菜，煮作汤，沐浴，令人光泽，不病不老。《云笈七签》

二月二日，不欲眠。《千金月令》

昔巢氏时，二月二，乞得人子归养之，家便大富。后以此日，出野田中采蓬茨，向门前以祭之，云迎富。《岁华纪丽》

二月六日、八日，宜沐浴斋戒，天佑其福。《云笈七签》

二月八日，拔白，神仙良日。《四时纂要》

二月八日，黄昏时沐浴，令人轻健。《云笈七签》

二月九日，忌食一切鱼鳖。同上

二月九日，勿食鱼。仙家大忌。《白云先生杂忌》

二月十四日，忌远行，水陆并不可往。《云笈七签》

二月，勿食黄花菜及陈葅，发痼疾，动痼气。勿食大蒜，令人气壅，关膈不通。勿食蓼子及鸡子，滞人气。勿食小蒜，伤人志性。勿食兔肉，令人神魂不安。勿食狐貉肉，伤人神。同上

二月，肾脏气微，肝脏正王，宜净膈去痰，宜泄皮肤，令得微汗，以散去冬温伏之气。同上

二月，勿食梨。《梅师方》

二月，勿食蓼，伤肾。《白云先生杂忌》

二月，勿食鸡子，令人常恶心。《千金方》

二月，宜食韭，大益人心。同上

二月，行途之间，勿饮阴地流泉，令人发疟瘴，又损脚，令软。《本草》

二月初，便须灸两脚三里、绝骨对穴各七壮，以泄毒气，至夏即无脚气冲心之疾。《四时养生论》

二月之节，不可食生冷。《千金月令》

二月中，不可吊丧问疾，可衣夹衣。同上

每至二月吐痰，缘中年向后，泻多困惫，至于风劳气冷，多起自痰涎。

可取牛蒡子一合以上，羌活一两，同牛蒡子捣为末，入五更初，投新汲水一碗，打令匀，略起，东向服之，便卧。良久，以撩胸膈，当吐，以盆盛之，勿令起坐。凡是壅滞痰涎出尽，至黄胆水最妙。盥漱讫，取蒸饼切，火上炙令黄，便吃之。仍煎姜蜜汤下，至老不染瘴疠。纵病亦不能害人。《颐生论》

二三月内天晴日，取薯蓣洗去土，小刀子刮去黑皮后，又削去第二重白皮，约厚一分已来，于净纸上，着筛中晒至夜，收于纸笼内，着微火养之，至来日晒，以干为度，如未干，天色阴即火焙，便为干薯药，入丸散用。其第二重白皮，依前别晒，焙取为面，绝补益。《四时纂要》

二月，取百合根曝干，捣作面，细筛，绝益人。同上

二月上壬日，取土，泥蚕屋，宜蚕。同上

二月上丙日，沐发愈疾。南阳太守目盲，太原王景有沉疴，用之皆愈。同上

二月上辰日，取道中土，泥门户，辟官事。同上

二月上壬日，取土，泥屋四角，大宜蚕也。同上

二月乙酉日，日中北首卧，合阴阳，有子即贵也。《四时纂要》

桃、杏花，二月丁亥日收，阴干为末，戊子日和井花水服方寸匕，日三服，疗妇人无子，大验。同上

二月庚寅日，勿食鱼，大恶。《千金方》

惊蛰日，以石灰糁[1]门限外，免虫蚁出。《琐碎录》

春分后，宜服神明散。其方用苍术、桔梗各二两，附子一两，炮乌头四两，炮细辛一两。右捣筛为散，绛囊盛，带之方寸匕，一人带一家无病。有染时气者，新汲水调方寸匕服之。取汗便差。《千金月令》

春秋二社，是日人家皆戒儿女夙兴，以旧俗相传，苟为晏起，则社翁社婆遗屎其面上。其后面黄者是其验也。《吕公岁时杂记》

社日，小学生以葱系竹竿上，于窗中托之，谓之开聪明。或加之以蒜，欲求能计算也。同上

社日，学生皆给假，幼女辍女工。云是日不废业，令人懵。同上

社日，饮酒治聋。同上

① 糁：涂抹。

三月

三月一日，不得与女人同处，大忌之。《云笈七签》

三月三日，勿食百草。《外台秘要方》

三月三日，采艾为人以挂户，以备一岁之灸用。凡灸，避人神之所在。《千金月令》

三月三日，取桃花米收之，至七月七日取乌鸡血，和涂面及身，三二日后，光白如素。太平公主秘法。《四时纂要》

三月三日，收桃叶晒干，捣筛，井花水服一钱，治心痛。同上

三月三日是神日，勿食诸鳞物。《百一歌》

三月三日乃上巳日，可以采艾及蔓菁花，疗黄病。《月令》

上巳日，取黍曲和菜作羹，以压时气。《荆楚岁时记》

三月三日，取荠菜花，铺竈上及床席下，可辟虫蚁，极验。《琐碎录》

三月三日，收苦练花或叶于席荐下，可辟蚤虱。同上

三月三日，勿食鸟兽五脏，及一切果菜五辛等物，大吉。《千金方》

三月三日，取桃叶，一云桃根，捣取汁七升，以大醋一升同煎，令得五六分，先食顿服之，隔宿无食，即尸虫俱下。《本草》

三月三日，勿食五脏肉、百草心。《云笈七签》《金书仙志[①]戒》

三月三日，取枸杞菜煮作汤沐浴，令人光泽不病、不老。《云笈七签》

三月六日，申时洗头，令人利官。七日平旦及[②]日入时浴，并招财。《四时纂要》

三月六日，日入时沐浴，令人无厄。《云笈七签》

三月十一日，老子拔白日。《真诰》

三月十三日，拔白，永不生。《四时纂要》

汉末有郭虞者，有三女。一女以三月上辰，一以上巳二日，而[③]三女产乳并亡。迄今时俗以为大忌。故于是月是日，妇女忌讳，不复止家，皆适东流水上，就适远地祈祓[④]，自洁濯也。《风土记》

---

① 志：原作“诰”，据文义改。

② 及：原作“浴”，据《四时纂要》卷二改。

③ 而：原作“回”，据《太平御览》卷三十引《风土论》改。

④ 祈祓：祈神除灾去秽。

三月十六日，忌远行，水陆俱不可往。《云笈七签》

三月二十七日，宜沐浴。同上

三月，宜食韭，大益人心。此出《千金方》。又按《云笈七签》曰：季春食韭发疾。

三月，勿食生薤。《本草》

三月，勿食小蒜，伤人志性。《千金方》

三月中，可服[1]单衣。《千金月令》

三月，采桃花未开者，阴干百日，与赤椹等分，捣和腊月猪脂，涂秃疮，神效。《四时纂要》

三月，食鸡子，终身昏乱。《白云先生杂忌》

三月之节，宜饮松花酒，其法取糯米，淘百遍，以神曲和。凡米一斗，用神曲五两。春月取松花精，长五六寸者至一尺余，鼠尾者，各三两枝，细剉一升蒸之，绢袋盛之，酒一升浸取，五日堪服。一服三合，日三服，久服神仙。《千金月令》

三月，勿食脾，乃是季月土旺，在脾故也。《千金方》

三月，羊粪晒干，烧灰存性，和轻粉、麻油，可傅恶疮。一名百草霜。《琐碎录》

三月，勿食蛟龙肉及一切鱼肉，令人饮食不化，发宿病，伤人神气，恍惚。此出《千金方》。又按《纂要》曰：三月庚寅日食鱼，凶。

三月，入衡山之阴，取不见日月松脂，炼而饵之，即不召而自来，服之百日耐寒暑，二百日五脏补益，服之五年，即见西王母。同上

三月，不得食陈菹，夏热病，发恶疮。《本草》

三月，采章陆，一名商陆，一名当陆，如人形者神，一名[2]逐阴之精，此神草也。杀伏尸[3]，去面皯黑，益智不忘。男女五劳七伤，妇人乳产余病，带下结赤白，皆愈。右用曲十斤，米三斗，加天门冬成末一斗，酿酒，渍章陆六日，便斋服，五日食减，二十日谷绝[4]肠肥，容气充茂，诸虫皆去，耳目聪明，瘢痕[5]皆灭。以月宿与鬼日加丁时，取商陆服如

---

① 服：穿。

② 一名：此二字原脱，据《云笈七签》卷八十二补。

③ 杀伏尸：《云笈七签》卷八十二此上有“去三虫”三字。

④ 绝：“绝”字原脱，据《云笈七签》卷八十二补。

⑤ 瘢痕：此二字原脱，据《云笈七签》卷八十二补。

枣，日三。道士常种此药草，于静室之园。使人通神，令人不老长生，去三虫，治百病，毒不能伤矣。《云笈七签》

春季月，食生葵，令饮食不消化，发宿疾。《食疗本草》

春季月末一十八日，省甘增咸，以养肾气。《千金方》

季春月，阳炽阴伏，勿发泄大汗，以养脏气；勿食马肉，令人神魂不安；勿食獐鹿肉等，损气损志。《云笈七签》

季春月，肝脏气伏，心当向王，宜益肝补肾。是月火相水死，勿犯西北风，勿久处湿地，必招邪毒，勿大汗当风，勿露体星宿下，以招不祥之事。同上

世传妇人死于产蓐者，其鬼唯于一百五日得自湔濯，故人家于寒食[①]前一日皆畜水，是日不上井，以避之。《吕公岁时杂记》

寒食日，取黍穰，于月德上取土，脱墼[②]一百二十口，安宅福德上，令人致福。《四时纂要》

寒食日，以细袋盛面，挂当风处，中暑调水服。《琐碎录》

寒食日，水浸糯米，逐日换水，至小满漉出，晒干炒黄，碾末水调，疗打扑伤损及诸疮肿。同上

寒食一百五日，预采大蓼曝干，能治气痢。用时捣罗为末，食前粥米饮调下一钱，最效。同上

清明前二日，夜鸡鸣时，炊黍米熟，取釜汤遍洒井口瓮边地，则无马蚿[③]，百虫不近井瓮，甚神验。《齐民要术》

清明日，日未出时，采荠菜花枝候干，夏日做挑灯杖，能祛蚊。荠菜亦名护生草，于清明日取花阴干，暑月置近灯烛，则能令蚊蛾不侵。《琐碎录》

清明日，熨斗内着火炒枣子，于卧帐内上下令烟气出，令一人问："炒甚底？"答曰："炒狗蚤。"凡七问七答，狗蚤不生矣。同上

四月

四月四日，日昳[④]时沐浴，令人无讼。《云笈七签》

① 寒食：即寒食节，清明节前一二日。

② 墼：未烧的砖坯。

③ 马蚿：即马陆，一种节肢动物。

④ 日昳：太阳偏西。

四月七日，沐，令人大富。《四时纂要》

四月八日，不宜远行，宜安心静念，沐浴斋戒，必得福庆。《摄生月令》

四月八日，勿食百草。《外台秘要方》

四月八日，勿杀草伐树。《金书仙志戒》

四月八日，取枸杞菜煮作汤沐浴，令人光泽，不病不老。《云笈七签》

四月九日，日没时浴，令人长命。《四时纂要》

四月十六日，拔白，则[1]黑发。同上

四月，食雉，令人气逆，食鳝鱼害人。《白云先生杂忌》

四月之节，宜服新衣，宜进温食，宜服暖药，宜食羊肾臛。造羊肾臛法：右以菟丝子一两研，煮取汁滤之，溲面切，煮服。以羊肾一具，切，炊作臛服之，尤疗眼暗及赤痛。《千金月令》

四月之节，宜服附子汤。其方用附子一枚，炮，勿令焦，为末，分作三服，以生姜一片，用水一升，煎取五合，明早空腹服。同上

四月之节，宜食笋，以宽汤涌满[2]，先旋汤转，然后投笋于中，令其自转，不得搅，搅即破，候熟出之，如此则色青而软，软而不烂，可以食，和皮擘开，内粳米饭，细切羊肉，并土苏椒、咸豉汁、盐花等，却以面封之，文火烧，闻香即熟，去皮，厚一寸截之，以进笋味，此最佳。同上

四月之节，可以饮椹酒，尤治风热之疾。可以造椹煎，其造椹煎法：用椹汁三斗，白蜜两合，酥一两，生姜汁一合，以重汤煮椹汁，取三升，入盐酥等，煮令得所，于不津器中贮之。每服一合，和酒调服，理百种风疾。同上

四月为乾生气卯死气酉，是月也，万物以成，天地化生，勿冒极热，勿大汗后当风，勿暴露星宿，皆成恶疾。《摄生月令》

四月，勿食鸡肉，勿食生薤。同上

四月，宜补肾助肺，调和胃气，无失其时。同上

四月，勿食葫，伤人神，损胆气，令人喘、悸，胁肋气急。《千金方》

四月，勿食暴鸡肉，作内疽，在胸腋下出漏孔。丈夫少阳，妇人绝孕，虚劳之气。同上

四月，勿食蛇肉、鳝肉，损神害气。同上

四月，不得入房。避阴阳，纯用事之月也。同上

四月，勿食生蒜，伤人神，损胆气。《食医心镜》

① 则：《四时纂要》卷三作“生”。

② 满：疑当作“沸”。

孟夏，夜卧早起，思无怒，勿泄大汗。《云笈七签》

凡卧，夏欲得头向东，有所利益。同上

夏不用枕冷物、铁石等，令人眼暗。同上

夏月不得大醉。《四时养生论》

夏三月，每朝空心吃少葱头、酒，令血气通畅。同上

风毒脚气，因肾虚而得。人生命门属在于肾，夏月肾气衰绝，若房色过度，即伤元气而损寿。亦不宜多服疏药。同上

夏三月，宜用五枝汤澡浴，浴讫，以香粉傅身，能祛瘴毒，疏风气，滋血脉。其五枝汤方：用桑枝、槐枝、楮枝、柳枝、桃枝各一握，麻叶二斤。右件[①]六味，以水一石，煎至八斗许，去滓温浴，一日一次。其傅身香粉方：粟米一斤作粉，如无粟米粉，以葛粉代之得，青木香、麻黄根、附子炮裂，甘松、藿香、零陵香、牡蛎，已上各二两，右[②]件八味，杵罗为末，以生绢作袋盛之，浴毕傅身。同上

夏七十二日，省苦增辛，以养肺气。《千金方》

夏月，宜食苦荬以益心。《琐碎录》

夏三月，夜卧早起，无厌[③]于日，使志无怒。

夏不可食诸心。《金匮要略方》

五月

五月一日，日中时沐浴，令人身光。此出《云笈七签》。又按《荆楚岁时记》曰：五月一日沐浴，令人吉利。

五月一日，取枸杞菜煮作汤沐浴，令人光泽，不病不老。《云笈七签》

冢上土[④]及砖石主温疫，五月一日取之，瓦器中盛，埋之着门外阶下，合家不患时气。《本草》

五月五日，采索五色桃印[⑤]，为门户饰，以止恶气。《续汉书[⑥]·礼仪志》

五月五日，取蟾蜍，可合恶疽疮。取东行蝼蛄，治妇难产。崔寔《四民

---

① 件：原作“前”，据文义改。
② 右：原作“六”，据文义改。
③ 厌：原作“压”，据《素问·四气调神大论》改。
④ 土：原作“去”，据《证类本草》卷四改。
⑤ 桃印：用桃木刻成的辟邪饰物。
⑥ 书：原作“言”，据文义改。

月令》

五月五日，蓄采众药，以蠲除毒气。《太平御览》

五月五日，荆楚人将艾以为人，悬门户上，以禳毒气。《荆楚岁时记》

五月五日，以五彩丝系臂者，辟兵及鬼，令人不病温。《风俗通》

五月五日未明时，采艾见似人处，揽而收之，用灸有验。《荆楚岁时记》

五月五日午时，采艾①，治百病。《四时纂要》

五月五日，取浮萍，阴干烧烟，去蚊子。《千金月令》

五月五日午时，采百药心相和，捣，凿桑树心作孔，内药于其中，以泥封之，满百日开取，暴干，捣作末，以傅金疮。同上

五月五日，粽子等勿多食，食讫，以菖蒲酒投之。取菖蒲根节促者七茎，各长一寸，渍酒中服之，治伤损。同上

五月五日午时，聚先所蓄时药烧之，辟疫气，或止烧术。《吕公岁时杂记》

五月五日正午时，于韭畔面东不语。取蚯蚓粪干而收之。或为鱼刺鲠，以少许擦咽外，刺即消，谓之六一泥。同上

五月五日，眚②者，以红绢或开花凡红赤之物，以拭目而弃之，云得之者，代受其病。同上

五月五日，取青蒿捣石灰，至午时丸作饼子收畜。凡金刃所伤者，错末傅之。同上

五月五日午时，宜合疟疾鬼哭丹。先以好砒半两细碎，安放铁铫内，以寒水石一两为末围定，然后以瓷碗盖，却湿纸封碗缝，炭火熬烟出，熏纸黄色即止，取出以纸衬放地上，出火气毒，良久细研为末，入龙脑、射香③各少许，研匀后，以蒸饼水泡为丸，如梧桐子大，朱砂为衣，每服一丸。发日早晨于功德堂香烟上度过，面北方井花水吞下，忌热食、鱼面、生果十数日，永瘥。此药合时，忌妇人、僧尼、鸡犬及孝服人见。如女人有疾，可令男子拈入口内服之，立效。药不吐泻。《四时养生论》

五月五日，用熨斗烧一枣，置床下避狗蚤。《琐碎录》

五月五日，作赤灵符，着心前，禁辟五兵。《抱朴子》

五月五日午时，以朱砂写茶字倒贴之，蛇蝎不敢近。《琐碎录》

五月五日五更，使一人堂中向空扇，一人问云："扇甚底"？答曰：

---

① 采艾：《四时纂要》卷三"艾"下有"收之"二字。

② 眚：原作"生目"二字，据文义改。眚，目生白翳。

③ 射香：即"麝香"。

“扇蚊子。”凡七问乃已，则无蚊虫。同上

五月五日午时，写“白”字倒贴于柱上四处，则无蝇子。同上

五月五日午时，望太阳，将水咒曰：“天上金鸡吃蚊子脑髓，灯心上吸太阳气。”念咒七次，遇夜，将灯心点照，辟去蚊子。同上

五月五日，取鳖爪，着衣领中，令人不忘。同上

五月五日，莴苣成片，放厨柜内，辟虫蛀衣帛等物。收莴苣叶亦得。同上

五月五日，取腊水洒屋下，辟蚊蝇。同上

五月五日，以葵子微炒，捣罗为末，患淋疾者，每食前以温酒调下一钱，最验。同上

五月五日，取鲤鱼枕骨烧服，止久痢。《千金方》

五月五日，勿以鲤鱼子共猪肝食，必不消化，成恶疾。同上

五月五日，鳖子共鮀鱼子食之，作瘅黄。同上

五月五日，取露草一百种，阴干烧为灰，和井花水重炼，令酽醋为饼，腋下挟之，干即易，主腋气臭，当抽一身间疮出，即以小便洗之。《本草》

五月五日日中时，取葛根为屑，疗金疮断血，亦疗疟。同上

五月五日，取猪齿，治小儿惊痫，烧灰服。并治蛇咬。同上

五月五日，取蝙蝠倒悬者晒干，和桂、熏陆香为末烧之，蚊子去。同上

五月五日，取东向桃枝，日未出时作三寸木人，着衣带中，令人不忘。《千金翼方》

五月五日，采苋菜和马齿苋为末，等分，调与妊娠服之，易产。《食疗本草》

五月五日，勿见血物。《云笈七签》

五月五日午时，桃人一百个，去皮、尖，于乳钵中细研成膏，不得犯生水，候成膏，入黄丹三钱，丸如梧桐子大，每服三丸。当疟发日，面北用温酒吞下，如不饮酒，井花水亦得。合时忌鸡、犬、妇人见。《本草》

端午日午时，或岁除夜，收猪心血同黄丹、乳香相和，研为丸，如鸡头大，以红绢袋盛，挂于门上，如有子死腹中者，冷酒磨下一丸。《博济方》

端午日取白矾一块，自早日晒至晚收之。凡百虫所啮，以此末傅之。《琐碎录》

五月五日，以兰汤沐浴。《大戴礼》

五月五日，取蚕蛾为末，津调涂刺头上，刺良久即出。本法用晚蚕蛾，盖将臂倒点湿茧子头出者，生收，用竹筒两头有节者，于一头锥穿，放入蛾，塞之。令自在干死。遇有竹木等刺肉内，不能出者，取少许为末，点刺上即出。《广惠方》

五月五日，取百草头，细剉晒干，用纸裹收之，要用取一撮，以白纸封角，勿令病人问，以绛帛系药，先以眼案臂，面北，系裹膁药[①]下，以当三钱，共系之。男左臂，女右臂。治一切疟疾极有验。《千金方》

五月五日，取蒜一片，去皮，中破之，刀割，令容巴豆一枚，去心、皮，内蒜中，令合，以竹挟，以火炙之，取可热，捣为三圆，遇患疟者，未发前服一圆，不止，复与一圆。《肘后方》

五月五日及夏至日，取日未出时，面东汲井花水一盏，作三漱门阃中。如此四十日，即口臭永除矣。《墨子秘录》

五月五日，取萤虫研汁，虹[②]，二七枚撚发白即黑矣。同上

五月五日，勿食一切菜，发百病。《琐碎录》。又出《千金方》

端午日午时，书“仪方”二字，倒贴于柱脚上，能辟蚊虫。《琐碎录》

端午，收蜀葵赤白者，各[③]挂阴干，治妇人赤白带下。赤者治赤，白者治白，为末，酒服之。《四时纂要》

端午日，采桑上木耳白如鱼鳞者，患喉闭者，捣碎绵裹如弹丸，密浸，含之便差。同上

端午日日未出时，采百草头，唯药苗多即尤佳，不限多少，捣取浓汁，又取石灰三五升，取草汁相和，捣脱作饼子，曝干。治一切金疮，血立止，兼治小儿恶疮。同上

端午日，取葵子烧作灰，收之。有患石淋者，水调方寸服之，立愈。同上

独头蒜五颗，黄丹一两，午月午日午时中，捣蒜如泥，调黄丹为丸丸如鸡头子大，晒干。患心痛，醋磨一丸服之。同上

端午日午时，不可取井花水沐浴，一年疫气不去。《琐碎录》

端午日午时，有雨，将天雨水研朱砂，于好纸上书“龙”字，如小钱

① 膁药：此二字费解，疑当作“臑会”，在臂的上端。

② 虹：此字于此费解，疑“虹”上脱“如”字。

③ 各：原作“冬”，据《四时纂要》卷三改。

大，次年端午日午时，有雨，用黑笔亦书“龙”字如前字大，二字合之，搓成小圆，临产用乳香煎汤吞下。男左女右握手，本日午时无雨，则前字不可用矣。同上

蘩蒌，一名鸡肠草，主积聚疮痔不愈者，五月五日日中采之，干，烧作焦灰。

小蒜，五月五日采，暴干，叶[1]主心烦闷，解诸毒，小儿丹瘮。同上

五月二十日，宜拔白。《四时纂要》

五月，君子斋戒，节嗜欲，适寒温，薄滋味。五月五日、六月十六日别寝，犯之三年致大病。

五月五日、六日、七日、十五日、十六日、十七日、二十五日、二十六日、二十七日九毒日，忌房事。犯之，不过三年。《琐碎录》

五月俗称恶月，俗多六斋放生。案月令仲夏阴阳交，死生分，君子斋戒，止声色，节嗜欲也。《董勋问礼俗》

五月，勿食韭，令人乏气力。此出《金匮要略方》。又《白云先生杂忌》云。

俗忌五月上屋，害人。五月脱精神，如上屋，即自见其形，魂魄则不安矣。《酉阳杂俎》

俗忌五月曝床荐席，按《说苑》云：新野庾寔，尝以五月曝席，忽见一小儿死在席上。俄[2]失之，其后寔子遂亡。《太平御[3]览》

五月，宜服五味子汤。其方取五味子一大合，以木杵臼捣之，置小瓷瓶中，以百沸汤点入少蜜，即蜜[4]封头，置火边良久，乃堪服。《千金月令》

五月，勿食肥浓，勿食煮饼，伏阴在内。可食温暖之味。《月令图经》

五月，勿食獐肉，伤人神气。《千金方》

五[5]月，勿食马肉，伤人神气。同上

五月，勿食泽中停水，令人患鳖瘕病也。《本草》

五月戊辰日，用猪头祭灶，令人百事通泰。《墨子秘录》

五月，勿食鹿，伤神。《本草》

五月食未成核果，令人发痈节及寒热。同上

---

① 叶：原作“瘮”，据《寿养丛书》本改。

② 俄：一会儿。《荆楚岁时记》“俄”下有“而”字。

③ 御：原作“易”，据文义改。

④ 蜜：用同“密”。

⑤ 五：原作“十”，据文义改。

仲夏，勿大汗当风，勿暴露星宿，皆成恶疾；勿食鸡肉，生痈疽、漏疮；勿食蛇、鳝等肉，食则令人折算寿，神气不安。《云笈七签》

夏至，浚井改水，可去温病。《续汉书·礼仪志》

夏至，着五彩，辟兵，题曰游光厉鬼，知其名者，无温疾。《风俗通》

京辅旧俗，皆谓夏至日食百家饭则耐夏。然百家饭难集相会，于姓柏人家求饭以当之。《吕公岁时杂记》

夏至一阴生，皆服饵硫黄，以析阴气。同上。今服金液丹也。

夏至日，采映日果，即无花果也。治咽喉。同上

夏至后迄秋分，勿食肥腻饼臛之属，此与酒浆果瓜相妨，入秋节变生，多诸暴下[①]。《云笈七签》

六月

六月一日，沐，令人去疾禳灾。《四时纂要》

六月六日，沐浴斋戒，绝其营俗。此出《云笈七签》。又按《琐碎录》云：六月六日忌沐浴。俗云令人狐臭。

六月六日，勿起土。《金书仙志戒》

六月七日、八日、二十一日，浴，令人去疾禳灾。《四时纂要》

六月十九日，拔白，永不生。同上

六月二十四日，老子拔白日。《真诰》

六月二十四日，忌远行，水陆俱不可往。《云笈七签》

六月二十七日，食时沐浴，令人轻健。同上

六月二十七日，取枸杞菜煮作汤沐浴，令人光泽，不病不老。同上

六月可以饮乌梅浆，止渴。其造梅浆法：用破乌梅并取核中人碎之，以少蜜内熟汤调之。《千金月令》

六月，可以饮木瓜浆。其造木瓜浆法：用木瓜削去皮，细切，以汤淋之，加少姜汁，沉之井中，冷以进之。同上

六月，勿食泽水，令人病鳖瘕。《四时纂要》

六月，食韭目昏。《千金方》

六月，勿食脾，乃是季月，土旺在脾故也。同上

六月，勿食茱萸，伤神气。同上

---

① 下：“下”字原脱，据《寿养丛书》本补。

六月，勿食羊肉，伤人神气。同上

六月，勿食鹜肉，伤人神气。同上

六月，勿食雁肉，伤人神气。同上

季夏增咸减甘，以资肾脏。是月肾脏气微，脾脏绝王，宜减肥浓之物，宜助肾气，益固筋骨，切慎贼邪[①]之气。勿沐浴后当风，勿专用冷水浸手足，慎东来邪风。犯之，令人手瘫缓、体重、气短、四肢无力。《云笈七签》

季夏，勿食羊血，损人神魂，少志健忘。勿食生葵，必成水癖。同上

夏季月末一十八日，省甘增咸，以养肾气。《千金方》

夏季月，食露葵者，犬噬，终身不瘥。《四时纂要》

夏季之月土王时，勿食生葵菜，令人饮食不消化，发宿病。《千金方》

暑月，不可露卧。《琐碎录》

暑月，极热，扇手心，则五体俱凉。同上

造酱于三伏内，黄道日浸豆，黄道日蒸拌黄，忌妇人见，即无蜗虫。同上

六月伏日，并作汤饼，名为辟恶[②]。《荆楚岁时记》

伏日，切不可迎妇，妇死已不还家。《四时纂要》

三伏日，宜服肾沥汤，治丈夫虚羸，五劳七伤，风温，肾藏虚竭，耳聋目暗。其方用：干地黄六分、黄芪六分、白茯苓六分、五味子四两、羚羊角屑四两、桑螵蛸四两（破炙）、地骨皮四两、桂心四两、麦门冬（去心）五分、防风五分、磁石十二分（碎如棋子，洗至十数遍，令黑汁尽）、白羊肾一具（猪亦得。去脂膜，如柳叶切）。右以水四大升，先煮肾，耗水升半许，即去水上肥沫等，去肾滓，取肾汁煎诸药，取火大合，绞去滓，澄清。分为三服。三伏日各服一剂，极补虚，复治丈夫百病。药亦可以随人加减。忌大蒜、生葱、冷陈滑物。平旦空心服之。此出《四时纂要》。又按《千金方》云：夏大热则服肾沥汤三剂[③]。

养生月览上

① 邪：原作“形”，据《云笈七签》卷三十六改。

② 恶：《荆楚岁时记》“恶”下有“饼”字。

③ 剂：“剂”字原脱，据《千金要方》卷二十七补。

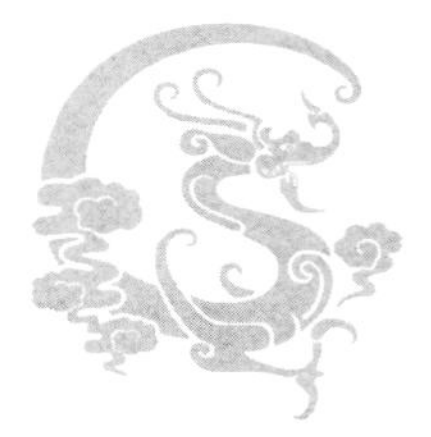

养生月览下

榕庵周守忠　纂集

乡贡进士钱塘县知县樵阳谢颎校正重刊

七月

七月七日，勿念恶事，仙家大忌。《白云先生杂忌》

七月七日，取麻勃一升，人参半升，合蒸，气尽令遍，服一刀圭，令人知未然之事。《四时纂要》

七月七日，取商陆根细切，以玄水渍之三日，阴干，可治为末，服方寸匕，以水服下，日三服，百日伏尸尽下，出如人状，醮埋之。祝曰：伏尸当属地，我当属天，无复相召。即去，随故道，无还顾。常先服之，禁一切血、肉、辛菜物。《云笈七签》

七月七日，取菖蒲，酒服三方寸匕，饮酒不醉，好事者服之获验。不可犯铁，若犯之，令人吐逆。《千金方》

七月七日，采松子，过时即落不可得，治服方寸匕，日三四，一云一服三合。百日身轻，二百日行五百里，绝谷服，升仙。得饮水，亦可和脂服之，丸如梧桐子大，服十丸。同上

七月七日午时，取生瓜叶七枚，直入北堂，面向南立，以拭面靥，即当灭矣。《淮南子》

七月七日，取乌鸡血和三月三日桃花末，涂面及遍身，二三日肌白如玉。《太平御览》

七月七日，采守宫，阴干，合以井花水，和涂女身，有文章[1]。如以丹涂之，涂不去者不淫，去者有奸。此出《淮南万毕术》。又按《博物志》曰：

① 文章：花纹。

“蝘蜓以器养之，食以朱砂，体尽赤，所食满七斤，捣万杵，以点女人支体[①]，终身不灭，故号曰守宫。”又按《万毕术》曰：“守宫饰女臂，有文章。取守宫新合阴阳已，牝牡各一，藏之瓮中，阴百日，以饰女臂，则生文章。与男子合阴阳，辄灭去。”

七月七日，其夜洒扫于庭，露施几[②]筵，设酒脯时果，散香粉于筵上，以祈牵牛织女，见天汉[③]中有奕奕白气，有光耀五色，以此为征应，见者便拜而愿，乞富，乞寿，无子乞子。唯得乞一，不得兼求，三年乃得。言之颇有受其祚[④]者。《风土记》

七月七日，取赤小豆，男吞一七粒，女吞二[⑤]七粒，令人毕岁无病。《韦氏月录》

七月七日，晒曝革裘，无虫。同上

七月七日，取蜘蛛网一枚，着衣领中，令人不忘。此出《四时纂要》。又按《墨子秘录》云：“七夕日取蜘蛛阴干，内衣领中，令人不忘，记事多。”

七月七日，取苦瓠瓤白，绞取汁一合，以酢一升，古钱七文和渍，微火煎之减半，以沫内眼眦中，治眼暗。《千金方》

七夕日，取乌鸡血，点涂手面，三日烂白如玉，傅身亦三日，以温汤浴之。《墨子秘录》

七夕日，取露蜂蛹子百枚，阴百日，令干，碾末，用蜜和涂之，可除皯䵳[⑥]。同上

七夕日，取萤火虫二七枚，捻发自黑矣。同上

七夕日，取百合根，熟捣，用新瓦器盛，蜜封，挂于门上，挂阴干百日，拔白发，用药搽之，即生黑发矣。同上

七夕日，取萤火虫、虾蟆，端午日鼠胆、伏翼和，服半寸匕，三七日见鬼，可与语，指伏宝矣。同上

七夕日，取赤腹蜘蛛，于屋下阴百日干，取涂足，可行水上矣。同上

七月十一日，取枸杞菜煮作汤沐浴，令人光泽，不病不老。《云笈七签》

七月十五日中元日，可行道建斋，修身谢过。《正一修真旨要》

---

① 支体：指整个身体。

② 几：原作“凡”，据《太平御览》卷三十一改。

③ 天汉：银河。“天”原作“大”，据《太平御览》卷三十一改。

④ 祚：福。

⑤ 二：原作“一”，据《太平御览》卷三十一改。

⑥ 皯䵳：黑痣、黑斑之类。

七月十五日，取佛座下土，着脐中，令人多智也。《四时纂要》

七月十五日，收赤浮萍，用筲箕盛，故桶盛水，晒干为末，遇冬雪[①]寒水调三钱服，又用汉椒末抹浮萍擦身上，则热不畏寒。诗云：不傍江津不傍岸，用时须用七月半，冷水里面下三钱，假饶铁人也出汗。《琐碎录》

当以七月十六日，去手足爪甲[②]，烧作灰服之，即自灭，消九虫，下三尸。《云笈七签》

七月二十二日，沐，令发不白。《四时纂要》

七月二十五日，浴，令人长寿。同上

七月二十五日，早食时沐浴，令人进道。《云笈七签》

七月二十八日，拔白，终身不白。《四时纂要》

七月丑日，取富家中庭上泥灶，令人富。勿令人知。此出《本草》。又按《墨子秘录》云：七月内取富家田中土涂灶，大富也。

七月，食莼，上有蠋虫害人。《白云先生杂忌》

七月，食薤损目。同上

七月，收角蒿，置毡褥、书籍中，辟蛀虫。《四时纂要》

七月之节，宜出衣服、图书以暴之。《千金月令》

七月，勿食菱[③]芰，作蛲虫。《千金方》

七月，勿食茱萸，伤神气。同上

七月，勿食生蜜，令人暴下，发霍乱。同上

七月，勿食獐[④]肉，动气。《本草》

七月，勿食雁，伤神。《孙真人食忌》

立秋日人未动时，汲井花水，长幼皆呷之。《吕公岁时杂记》

立秋日，以秋水下赤小豆，云止赤白痢。同上

立秋日太阳未升，采楸叶熬为膏，傅疮疡立愈。谓之楸叶膏。《琐碎录》

立秋日，不可浴，令人皮肤粗燥，因生白屑。同上

立秋后五日，瓜不可食。《千金月令》

入秋，小腹多冷者，用古砖煮汁服之，主哕气，又令患处熨之三五度，差。《本草》

---

① 雪：原作“雷”，据文义改。

② 甲：“甲”字原脱，据《云笈七签》卷八十三补。

③ 菱：原作“獐”，据《千金要方》卷二十六改。

④ 獐：原作“菱”，据《证类本草》卷十七改。

七月中，暑气将伏，宜以稍冷为理，宜食竹叶粥。其竹叶粥法：取淡竹叶一握，栀子两枚切，熬以水煎，澄取渍，即细淅粳米，研取泔，下米于竹叶栀子汁中，旋点泔煮之，候熟下盐花进之。《千金月令》

秋服黄芪等丸一两剂，即百病不生。《千金方》

秋不可食诸肺。《金匮要略方》

立秋后，宜服张仲景八味地黄圆。治男子虚羸百疾，众所不疗者。久服轻身不老，加以摄养，则成地仙。其方用干地黄半斤、干薯药四两、白茯苓二两、牡丹皮二两、泽泻二两、附子（炮）二两、肉桂一两、山茱萸四两（汤炮五遍）。右捣筛，蜜为圆，如梧桐子大。每日空腹酒下二十圆。如稍觉热，即大黄圆一服，通转[①]尤妙。此出《四时纂要》。又按《养生论》内一味，用熟干地黄。

秋三月，早卧早起，与鸡俱兴。《黄帝素问》

秋七十二日，省辛增酸，以养肝气。《千金方》

秋日，宜足脑俱冻。《云笈七签》

凡卧，秋欲得头向西，有所利益。同上

秋初夏末，热气酷甚，不可于中庭脱露身背，受风取凉。五脏俞穴并会于背，或令人扇风，或揎露手足，以[②]中风之源。若初染诸疾，便宜服八味圆，大能补理腑脏，驱御邪气。仍忌三白[③]，恐冲克药性。出《四时养生论》。其八味圆方已具在前，唯前方用干地黄，此方用熟干地黄。

八月

八月一日已后，即微火暖足，勿令下冷无生意。《千金方》

弘农邓绍，八月朝入华山，见一童子，以五色囊承取柏叶下露，露皆如珠子。亦云赤松先生取以明目。今八月朝作眼明囊也。《续齐谐记》

八月三日，宜浴。《四时纂要》

八月四日，勿市附足物，仙家大忌。同上

八月七日，沐，令人聪明。同上

八月八日，以枸杞菜煮作汤沐浴，令人光泽，不病不老。《云笈七签》

---

① 转：原作“轻”，据《四时纂要》卷四改。

② 以：相当于“此”。

③ 三白：指白萝卜、盐、白米饭。

八月八日，不宜眠。《千金月令》

八月十日，四民并以朱点小儿头，名为天灸，以厌疾也。《荆楚岁时记》

八月十九日，拔白，永不生。《四时纂要》

八月二十二日，日出时沐浴，令人无非祸。《云笈七签》

八月二十日，宜浴。《四时纂要》

八月辰日，施钱一文，日倍还富贵。《墨子秘录》

八月，可食韭，并可食露葵。《千金月令》

八月，勿食生蒜，伤人神，损胆气。

八月，勿食葫，伤人神，损胆气，令人喘悸，胁肋气急。《千金方》

八月，勿食姜，伤人神，损寿。同上

八月，勿食猪肺及饴，和食之，至冬发疽。同上

八月，勿食鸡肉，伤人神气。同上

八月，勿食雉肉，损人神气。同上。又云：八月建酉日食雉肉，令人短气。

八月，食獐肉，动气。《本草》

八月，勿食芹菜，恐病蛟龙症，发则似癫，面色青黄，小腹胀。同上

八月，行途之间勿饮阴地流泉，令人发疟瘴，又损脚令软。同上

仲秋，宜增酸减辛，以养肝气。无令极干，令人壅。《云笈七签》

八月，勿食生蜜，多作霍乱。同上

八月，勿食生果子，令人多疮。同上

仲秋，肝脏少气，肺脏独王，宜助肝气，补筋养脾胃。同上

八月，起居以时，勿犯贼邪之风，勿增肥腥，令人霍乱。同上

八月，勿食鸡子，伤神。《四时纂要》

八月，宜合三勒浆，非此月则不佳矣。其法：用诃梨勒、毗梨勒、庵摩勒，以上并和核用，各三两。捣如麻豆大，用细白蜜一斗，以新汲水二斗，熟调，投干净五斗瓷瓮中，即下三勒末，熟搅[①]，数重纸蜜封。三四日开，更搅。以干净绵拭去汗，候发定即止，但密封。此月一日合，满三十日即成。味至甘[②]美，饮之醉人，消食下气。同上

八月，阴气始盛，冷疾者宜以防之。《千金月令》

八月，采楮实，水浸去皮瓤，取中子，日干，仙方单服其实，正赤时取中子阴干，筛末，水服二钱匕，益久乃佳。《本草图经》

---

① 熟搅：《四时纂要》卷四此下有“和匀”二字。

② 甘：原作“日”，据《四时纂要》卷四改。

八月前，每个蟹腹内有稻谷一颗，用输海神，待输芒后，过八月方食。未经霜有毒。《食疗本草》

秋分之日，不可杀生，不可以行刑罚，不可以处房帷，不可吊丧问疾，不可以大醉。君子必斋戒，静专以自检。《千金月令》

九月

九月九日，采菊花与茯苓、松柏脂，丸服，令人不老。《太清诸草木方》

九月九日，俗以茱萸插房头，言辟恶气而御初寒。《周处风土记》

九月九日，佩茱萸，食饵，饮菊花酒，令人长寿。《西京杂记》

九月九日，以菊花酿酒，其香且治头风。《吕公岁时杂记》

九月九日，天欲明时，以片糕搭儿头上，乳保祝祷云：如此云百事皆高也。同上

九月九日，收枸杞浸酒饮，不老，亦不发白，兼去一切风。《四时纂要》

九月九日，菊花暴干，取家糯米一斗蒸熟，用五两菊花末溲拌[①]，如常酝法，多用细面曲为，候酒熟即压之去滓，每暖一小盏服，治头风头旋。《圣惠方》

九月九日，真菊花末饮服方寸匕，治酒醉不醒。《外台秘要方》

九月九日，勿起床席。《金书仙志戒》

九月十六日，老子拔白日。《真诰》

九月十八日，忌远行，不达其所。《云笈七签》

九月二十日，宜斋戒，沐浴，净念，必得吉事，天佑人福。同上

九月二十日，鸡三唱时沐浴，令人辟兵。同上

九月二十一日，取枸杞菜煮作汤沐浴，令人光泽，不病不老。同上

九月二十八日，宜浴。《四时纂要》

九月之节，始服夹衣。阴气既衰，阳气未伏，可以饵补修之药。《千金月令》

九月中，宜进地黄汤。其法，取地黄净洗，以竹刀子薄切，暴干，每作汤时，先微火熬，碾为末，煎如茶法。同上

九月，食姜损目。此出《千金方》。又曰：九月勿食姜，伤人神，损寿。

九月，勿食脾，乃是季月，土旺在脾故也。同上

---

① 溲拌：拌和。

九月，勿食犬肉，伤人神气。同上

九月，食霜下瓜，血必冬发。此出《本草》。又孙真人云：食霜下瓜，成反胃病。

九月，食獐肉，动气。同上

州县城及人家，九月内于戌地开坎，深三尺以上，埋炭五斤，或五十斤，或五百斤。戌火墓也，自然无火灾。《千金方》

秋季月末一十八日，省甘增咸，以养胃气。同上

秋季之月土王时，勿食生葵菜，令人饮食不化，发宿病。同上

季秋节，约生冷，以防厉疾。勿食诸姜，食之成痼疾；勿食小蒜，伤神损寿，魂魄不安；勿食菜子，损人志气；勿以猪肝和饧同食，至冬成嗽病，经年不差；勿食雅[1]雉等肉，损人神气；勿食鸡肉，令人魂不安，魄惊散。《云笈七签》

季秋肝脏气微，肺金用事，宜增酸以益肝气，助筋补血，以及其时。同上

九月十月，取章陆根三十斤，净洗，粗切，长二寸许，勿令中风也。绢囊尽盛，悬屋北六十日，阴燥为末，以方寸匕水服之。旦先食服。十日见鬼，六十日使鬼取金银宝物，作屋舍，随意所欲。八十日见千里，百日身飞行，登风履云，肠化为筋，久服成仙矣。同上

十月

十月一日，宜沐浴。《四时纂要》

十月四日，勿责罚人，仙家大忌。同上。又按《云笈七签》云：十月五日，勿责罚人也。

十月十日，宜拔白。同上

十月十三日，老子拔白日。《真诰》

十月十四日，取枸杞菜煮作汤沐浴，令人光泽，不病不老。《云笈七签》

十月十五日下元日，可行道建斋，修身谢过。《正一修身旨要》

十月十八日，鸡初鸣时沐浴，令人长寿。《云笈七签》

十月上亥日，采枸杞子二升，采时面东摘。生地黄汁三升，以好酒二升，于瓷瓶内浸二十一日取出，研，令地黄汁同浸，搅之，却以三重封其头了，更浸，候至立春前三日开。已过，逐日空心饮一杯，至立春后，髭

① 雅：通“鸦”。

鬓变黑[①]，补益精气，服之耐老，轻身无比。《经验后方》

十月上巳日，采槐子服之。槐者，虚星之精，去百病，长生通神。《太清草木方》

十月之节，始服寒服。《千金月令》

十月，宜进枣汤。其枣汤法，取大枣除去皮核，中破之，于文武火上翻覆炙令香，然后煮作汤。同上

十月，勿食猪肉，发宿疾。《白云先生杂忌》

十月，勿食椒，损心伤血脉。《千金方》

十月，勿食生薤，令人多涕唾。同上

十月，勿食被霜菜，令人面上无光泽，眼目涩痛。同上

十月，不得入房，避阴阳，纯用事之月也。同上

十月，食獐肉动气。《本草》

冬七十二日，省咸增苦，以养心气。《千金方》

冬月，勿以梨搅热酒而饮，令头旋不可枝梧[②]。《琐碎录》

冬，不可食猪肾。《金匮要略方》

冬夜，伸足卧，则一身俱暖。同上

冬夜卧，衣被盖覆太暖，睡觉张目，出其毒气，则永无眼疾。同上

凡卧，冬欲得头向西，有所利益。《云笈七签》

冬日，宜温足冻脑。同上

孟冬，早卧晚起，必候天晓，使至温畅，无泄大汗，勿犯冰冻，温养神气，无令邪气外至。同上

冬，不用枕冷物、铁石等，令人眼暗。同上

冬月，夜长及性热，少食温软物。食讫摇动令消，不尔成脚气。同上

冬月食芋不发病，他时月不可食。《本草》

冬月，不宜多食葱。同上

冬三月，早卧晚起，必待日光。《黄帝素问》

冬，服药酒两三剂，立春则止，终身常尔则百病不生。《千金方》

冬月，宜服钟乳酒。主补骨[③]髓，益气力，逐湿。其方用干地黄八

---

① 黑：原作“白”，据《证类本草》卷十二改。

② 枝梧：同“支吾”，支撑。

③ 骨：原作“膏”，据《四时纂要》卷五改。

分、苣藤一[1]升（熬，别烂捣）、牛膝四两、五加皮四两、地骨皮四两、桂心二两、防风二两、仙灵脾三两、钟乳五两，甘草汤浸三日，以半升牛乳，瓷瓶中浸炊，于炊饭上蒸之。牛乳尽出，暖水净淘洗，碎如麻豆。右诸药并细剉，布袋子贮，浸于三斗酒中，五日后可取饮。出一升[2]，清酒量其药味[3]，即出药。起十月一日，服[4]至立春止。忌生葱，陈臭物。《四时纂要》

十一月

十一月十日、十一日，拔白永不生。《四时纂要》

十一月十一日，不可沐浴，仙家大忌。同上。并《云笈七签》。又按《千金月令》云：十一月宜沐浴。

十一月十一日，取枸杞菜煮作汤沐浴，令人光泽，不病不老。《云笈七签》

十一月十五日，过夜半时沐浴，令人不忧畏。同上

十一月十六日，沐浴，吉。《四时纂要》

十一月，勿食龟鳖，令人水病。同上

十一月，勿食陈脯。同上。又按《千金方》云：十一月勿食经夏臭脯，成水病、头眩、阴痿。

十一月，勿食鸳鸯，令人恶心。同上

十一月，勿食生菜，令人发宿疾。同上

十一月，勿食生薤，令人多涕唾。《千金方》

十一月，勿食鼠肉、燕肉，损人神气。同上

十一月，勿食鰕蚌着甲之物。同上

十一月，食獐肉，动气。《本草》

十一月，阴阳争，冬至前后各五日别寝。《四时纂要》

十一月，取章陆根净洗粗切，长二寸许，勿令中风也。绢囊尽盛，悬

① 一："一"字原脱，据《四时纂要》卷五补。
② 出一升：《四时纂要》卷五此下有"即入一升"四字。
③ 味：《四时纂要》卷五"味"下有"减则止"三字。
④ 服："服"字原脱，据《四时纂要》卷五补。

屋北[1]六十日，阴燥为末，以方寸匕水服之，旦先食服。十日见鬼，六十日使鬼取金银宝物，作屋舍，随意所欲，八十日见千里，百日身飞行，登风履云，肠化为筋，久服成仙矣。《云笈七签》

仲冬，勿以炎火炙腹背，勿食猬肉，伤人神魂；勿食焙肉，宜减咸增苦，以助其神气；勿食螺蚌蟹鳖等物，损人志气，长尸虫；勿食经夏黍米中脯腊，食之成水癖疾。同上

仲冬，肾气正王，心肺衰，宜助肺安神，补理脾胃，无乖其时。勿暴温暖，切慎东南贼邪之风，犯之令人多汗，面肿，腰脊强痛，四肢不通。同上

十一月之节，可以饵补药，不可以饵大热之药，宜早食，宜进宿熟之肉。《千金月令》

共工氏有不才子，以冬至日死，为疫鬼，畏赤小豆。故冬至日以赤小豆粥压之。《四时纂要》

冬至日，钻燧取火，可去温病。《续汉书·礼仪志》

冬至日，阳气归内，腹中热，物入胃易消化。《养生要集》

冬至日，勿多言，一阳方生，不可大用。《琐碎录》

每冬至日，于北壁下厚铺草而卧，云受元气。《千金方》

冬至日，取胡芦盛葱汁、根茎，埋于庭中，到夏至发之，尽为水，以渍金、玉、银、青石各三分，自消矣。曝令干如饴，可休粮，久服神仙，名曰神仙消金玉浆，又曰金浆。《三[2]洞要录》

仲冬之月，日短至，阴阳争，诸生荡，君子斋戒，处心掩身，身欲宁，去声色，禁嗜欲，安形性，事欲静，以待阴阳之所定。《礼记》

十二月

十二月一日，宜沐浴。《云笈七签》

十二月二日，宜浴，去灾。《四时纂要》

十二月三日，宜斋戒，烧香念仙。《云笈七签》

十二月七日，拔白，永不生。《四时纂要》

十二月八日，沐浴，转除罪障。《荆楚岁时记》

十二月十三日，夜半时沐浴，令人得玉女侍房。《云笈七签》

① 北：原作“其”，据《云笈七签》卷八十二改。
② 三：原作“二”，据文义改。

十二月十五日，沐浴，去灾。《四时纂要》

十二月二十三日，沐，吉。同上

十二月二十四日，床底点灯，谓之照虚耗也。《梦叶录》

十二月，勿食牛肉，伤人神气。《千金方》

十二月，勿食生薤，令人多涕唾。同上。又按：《云笈七签》云：季冬勿食生薤，增痰饮疾。

十二月，勿食蟹鳖，损人神气。又六甲[1]食之，害人心神。同上

十二月，勿食鰕蚌着甲之物。同上

十二月，勿食獐肉，动气。《本草》

十二月，勿食脾，乃是季月，土旺在脾故也。《千金方》

冬季之月土王时，勿食生葵菜，令人饮食不化，发宿病。同上

冬季月末一十八日，省甘增咸，以养肾气。同上

季冬，去冻就温，勿泄皮肤大汗，以助胃气，勿甚温暖，勿犯大雪，是月肺脏气微，肾脏方王，可减咸增苦，以养其神。宜小宣，不欲全补。是月众阳俱息，水气独行，慎邪风，勿伤筋骨，勿妄针刺，以其血涩，津液不行。《云笈七签》

季冬，勿食猪豚肉，伤人神气；勿食霜死之果菜，失人颜色；勿食自死肉，伤人神魂；勿食生椒，伤人血脉。同上

十二月癸丑日，造门，令盗贼不敢来。《墨子秘录》

十二月上亥日，取猪肪脂内新瓦器中，埋亥地百日，主痈疽，名膒脂[2]，方家用之。又一斤脂，着鸡子白十四枚，更良。《本草》

宣帝时阴子方者，腊日晨炊，而灶神形见，子方再拜，以黄羊祀之。自是以后，暴至巨富。故后当以腊日祠灶。《搜神记》

岁暮腊，埋圆石于宅隅，杂以桃核七枚，则无鬼疫。《淮南万毕术》

腊夜，持椒三七粒，卧井旁，勿与人言，投于井中，除温疫。《养生要术》

腊日，挂猪耳于堂梁上，令人致富。《四时纂要》

腊日，收猪脂，勿令经水，新器盛，埋亥地百日，治痈疽。此月收亦得。同上。又按《孙真人食忌》云：腊月猪肪脂，可煎膏用之。

腊日，取皂角烧为末，遇时疫，早起以井花水调一钱服之，必效差。同上

腊月，勿歌舞，犯者必凶。《千金方》

---

① 六甲：此指孕妇。

② 膒脂：存放已久的油脂。

腊月，空心用蒸饼卷板猪脂食之，不生疮疥，久服身体光滑。《琐碎录》

腊月，取猪脂四两悬于厕上，入夏一家即无蝇子。同上

腊日，取活鼠以油煎为膏，汤火疮灭瘢疵，极良。《本草图经》

腊后遇除日，取鼠头烧灰，于子地上埋之，永无鼠耗。《琐碎录》

腊月，好合药饵，经久不暍。《四时纂要》

腊月水日，晒荐席，能去蚤虱。《琐碎录》

腊月，收雄狐胆，若有人卒暴亡，未移时者，温水微研，灌入喉即活。常须预备救人，移时即无及矣。《续传信方》

腊月，好合茵陈圆疗瘴气、时疫，温黄等。若岭表行[①]，此药常须随身。其方用茵陈四两、大黄五两、豉[②]心五合（熬令香）、恒山三两、栀子人三两（熬）、芒硝三两、杏人三两（去皮尖，熟研后入之）、鳖甲二两[③]（炙去膜，酒及醋涂炙）、巴豆一两（去皮心熬，别研入之）。右九味捣筛，蜜和为圆。初得时气，三日旦，饮服五圆，如梧桐子大。如人行十里，或利或汗或吐，或不吐不汗利等，更服一圆，五里久不觉，即以热饮促之。老小以意酌度。凡黄病、痰癖、时气、伤寒、痎疟、小儿热欲发痫，服之无不差。疗瘴神效。赤白痢亦效。春初一服，一年不病。忌人苋、芦笋、猪肉。收瓶中，以蜡固瓶口，置高处，逐时减出。可三二年一合。《四时纂要》

腊月，取青鱼胆阴干，如患喉闭及骨鲠，即以胆少许，口中含，咽津即愈。《齐人千金月令》

十二月暮日，掘宅四角，各埋一大石，为镇宅，主灾异不起。《本草》

十二月三十日，取枸杞菜煮作汤沐浴，令人光泽，不病不老。此[④]出《云笈七签》。又按《四时纂要》云：三十日浴，吉，去灾也。

十二月晦日前两日，通晦[⑤]三日，斋戒烧香，静念[⑥]，仙家重之。《四时纂要》

十二月晦日，日中悬屠苏沉井中，令至泥，正月朔日平晓出药，置

① 行：《四时纂要》卷五“行”下有“往”字。

② 豉：原作“吱”，据《四时纂要》卷五改。

③ 二两：《四时纂要》卷五作“三两”。

④ 此，原作“四”，音误，据文义改。

⑤ 晦，《四时纂要》卷五“晦”下有“日”字。

⑥ 念，《四时纂要》卷五“念”下有“经文”二字。

酒中煎数沸，于东向户中饮之。屠苏之饮，先从小起，多少自在。一人饮一家无疫，一家饮一甲无疫。饮药酒得三朝，还滓置井中，能仍岁饮，可世无病。当家内外有井，皆悉着药，辟温气也。其方用大黄十六铢、白术十八铢、桔梗十五铢（去芦头）、蜀椒十五铢（去目）、桂心十八铢（去皮）、乌头六铢（炮去皮脐）、芦笋[①]十二铢。右七味，㕮咀，绛袋盛之。出《和剂局方》。一方又有防风一两，去芦头。

岁暮日，合家发投井中，咒曰：敕使某甲家口眷，竟年不患伤寒，辟却五瘟鬼。《墨子秘录》

岁除夜，积柴于庭燎之，辟灾而助阳气。《四时纂要》

岁除夜，空房中集众，烧皂角，令烟不出眼泪出为限，亦辟疫气。《吕公岁时杂记》

除夜，戒怒骂婢妾，破坏器皿，仍不可大醉也。《琐碎录》

岁除夜，集家中所不用药焚之中庭，以辟疫气。《吕公岁时杂记》

除夜，神佛前及厅堂房圂，皆明灯至晓，主家宅光明。《琐碎录》

岁夜，于富家田内取土泥灶，主招财。同上

岁除夜四更，取麻子、小豆各二七粒，家人发少许，投井中，终岁不遭伤寒、瘟疫。《鱼龙河圆》

除夜五更，使一人堂中向空扇，一人问云："扇甚底？"答云："扇蚊子。"凡七问乃已。则无蚊虫也。《琐碎录》

养生月览下

① 芦笋，《四时纂要》卷五作"虎杖"。

养生类纂

（宋）周守忠　撰

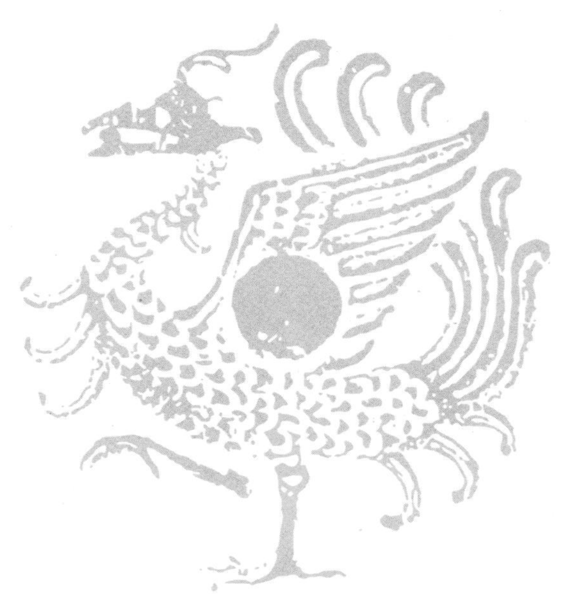

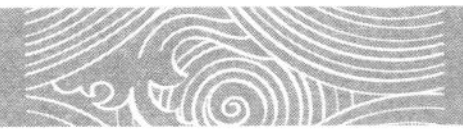

重刊养生延寿诸书引

昔榕庵周守忠[①]编集养生延寿诸书，其示人之意至详尽矣。年远书亡，世无传者，学道之士良可叹焉。迨我国初，藩府虽有刻本，奈何字迹微若粟粒，中间多所模糊，不便于览者。每欲易书重刻，以事繁剧辄止，间得乡贡进士[②]沈澄文渊者，慨然肯为亲书，不弥月果得录出见示。余喜其字画疏朗，遂以所录本僦[③]工锓梓以传用，为四方好事君子修德造道万一之助云。

时成化甲午孟秋[④]文林郎[⑤]乡贡进士
知钱唐[⑥]县事樵阳[⑦]谢颎谨识

① 周守忠：字榕庵，钱塘（今浙江杭州）人，生卒年代失考，约生活于十二世纪末至十三世纪初。

② 乡贡进士：地方州县官吏依据私学养成的世人，经乡试、府试两级选拔，合格者被举荐参加礼部贡院举行的进士考试，而未能擢第者则称为乡贡进士。

③ 僦：雇用。

④ 成化甲午孟秋：明宪宗朱见深成化十年（公元1474年）农历七月。

⑤ 文林郎：散官名，正七品文官。

⑥ 钱唐：钱塘旧称。

⑦ 樵阳：邵阳别名。明·嘉靖《邵武府志》卷二："郡有樵岚山，樵水出焉。治在其阳，故曰邵阳，又曰樵川，又曰樵阳也。"

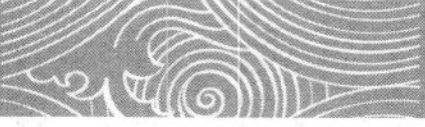

养生类纂目录

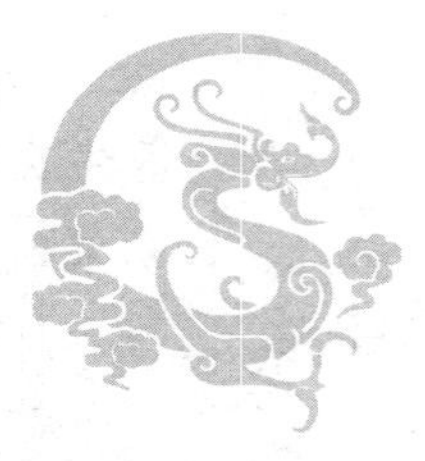

养生类纂卷第一

榕庵周守忠　纂集

乡贡进士钱塘县知县樵阳谢颎校正重刊

养生部一

总序养生上

夫人禀二仪[①]之气，成四大[②]之形，愚智贵贱则别，好养贪生不异。贫迫者力微而不达，富贵者侮傲而难恃，性愚者未悟于全生，识智者或先于名利，自非至真之士，何能保养生之理哉！其有轻薄之伦，亦有矫情冒俗，口诵其事，行已违之。设能行者，不逾晦朔[③]，即希长寿，此亦难矣。是以达人知富贵之骄傲，故屈迹而下人；知名利之败身，故割情而去欲；知酒色之伤命，故量事而撙节[④]；知喜怒之损性，故豁情以宽心；知思虑之销神，故损情而内守；知语烦之侵气，故闭口而忘言；知哀乐之损寿，故抑之而不有；知情欲之窃命，故忍之而不为。若加之寒温适时，起居有节，滋味无爽，调息有方，精气补于泥丸[⑤]，魂魄守藏，和神保气，吐故纳新，嗜欲无以干其心，邪淫不能惑其性，此则持身之上品，安有不延年者哉！《云笈七签》

形者气之聚也，气虚则形羸；神者精之成也，精虚则神悴。形者人也，为万物之最灵；神者生也，是天地之大德。最灵者是[⑥]万物之首，大

① 仪：指天地。

② 四大：佛教认为人体是由地、水、火、风四种元素组成，称作四大。此代指身体。

③ 晦朔：指早晚。

④ 撙节：指抑制、约束。

⑤ 泥丸：道教语，脑神的别名。

⑥ 是：“是”字原脱，据《云笈七签》卷九十《七部要语》补。

德者为天地之宗。万物以停育[①]为先，天地以清净是务。故君子养其形而爱其神，敬其身。而重其生，莫不禀于自然，从于自在，不过劳其形，不妄役其神。同上

夫人只知养形，不知养神；不知爱神，只知爱身 。不知形者载神之车也，神去即人死，车败则马奔，自然之至理也。同上

五色重而天下爽，珠玉贵而天下劳，币帛通而天下倾。是故五色者，陷目之锥；五音者，塞耳之椎；五味者，截舌之斧。同上

谯国[②]华佗[③]善养性。弟子广陵吴普、彭城樊阿，授[④]术于佗。佗尝语普曰：人体欲得劳动，但不当使极耳。人身常摇动则谷气消，血脉流通，病不生。譬犹户枢不朽是也。同上

人所以得全生命者，以元气属阳，阳为荣；以血脉属阴，阴为卫。荣卫常流，所以常生矣。亦曰荣卫，荣卫即荣华气脉，如树木芳荣也。荣卫脏腑，爱护神气，得以经营，保于生路。又云清者为荣，浊者为卫，荣行脉中，卫行脉外，昼行于身，夜行于脏，一百刻[⑤]五十周，至平旦大会两手寸、关、尺。阴阳相贯常流，如循其环，始终不绝。绝则人死，流则人生，故当运用调理，爱惜保重，使荣卫周流，神气不竭，可与天地同寿矣。《元气论》

树衰培土，阳衰阴补，含育元气，慎莫失度。注云：无情莫若木，木至衰朽，即尘土培之，尚得再荣。又见以嫩枝接续老树，亦得长生，却为芳嫩。用意推理，阳衰阴补，是亦宜尔。衰阳以少阴补而不失，取其元气、津液引于我身，即颜复童矣。童女少女，正气未散，元和绻[⑥]一，遇之修炼，其功百倍，切忌自己元气流奔也。出罗公远《三峯歌》

人之情性为利欲之所败，如冰雪之曝日，草木之沾霜，皆不移时而消坏矣。冰雪以不消为体，而盛暑移其真；草木以不凋为质，而大寒夺其

① 停育：化育、养育。
② 谯国：今安徽省亳州市。
③ 佗：原作“陀”，据《云笈七签》卷三十二《杂修摄部》改。与《后汉书·华佗传》合。下同。
④ 授：通“受”。
⑤ 一百刻：古代计时方法，即把昼夜分成均衡的一百刻。
⑥ 绻：连。

性。人有久视[①]之命，而嗜欲灭其寿。若能导引尽理，则长罔极[②]。《保圣纂要》

神者魂也，降之于天，鬼者魄也，经之于地。是以神能服气，形能食味，气清则神爽，形劳则魄浊。服气者绵绵而不死，身飞于天；食味者混混而徂，形归于地，理之自然也。同上

专精养神，不为物杂，谓之清；反神服气，安而不动，谓之静。制念以定志，静身以安神，保气以存精，思虑兼忘，冥想内视，则身神并一。身神并一，则近真矣。《仙经》

有者因无而生，形者须神而立，故有为无之宫，形者神之宅，莫不全宅以安生，修身以养神。若气散归空，游魂[③]为变。火之于烛，烛靡则火不居；水之于堤，堤坏则水不存。魂劳神散，气竭命终矣。同上

我命在我，不在于天，但愚人不能知此道为生命之要。所以致百病风邪者，皆由恣意极情，不知自惜，故虚损生也。譬如枯朽之木，遇风即折；将崩之岸，值水先颓，今若不能服药，但知爱精节情，亦得一二百年寿也。同上

夫禀气含灵，惟人为贵。人所贵者，盖贵于生。生者神之本，形者神之具。神大用则竭，形大劳则毙。若能游心虚静，息虑无为，候元气于子候，时道引[④]于闲室，摄养无亏，兼饵良药，则百年耆[⑤]寿，是[⑥]常分也。如恣意以耽声色，役智而图富贵，得丧萦于怀抱，躁挠未能自遣，不拘礼度，饮食无节，如斯之流，宁免夭伤之患也。《养性[⑦]延年录》序

人生而命有长短者，非自然也，皆由将身不谨，饮食过差，淫泆[⑧]无度，忤逆阴阳，魂神不守，精竭命衰，百病萌生，故不终其寿。《养生延命录》

五谷充饥体而不能益寿，百药疗疾延年而不能甘口。充饥甘口者，俗人之所珍；苦口延年者，道士之所宝。同上

---

① 久视：即长生不老之意。

② 罔极：无极，无穷尽。

③ 游魂：游荡的魂魄，形容将死之状。

④ 道引：即导引。

⑤ 耆：原作“嗜”，据《养性延命录·序》改。

⑥ 是：原作“足”，据《养性延命录·序》改。

⑦ 性：原作“生”，据文义改。

⑧ 淫泆：放荡。

百病横夭多由饮食，饮食之患过于声色，声色可绝之逾年[①]，饮食不可废之一日，为益亦多，为患亦切[②]。同上

体欲常劳，食欲常少，劳无过极，少无过虚。去肥浓，节咸酸，减思虑，损喜怒，除驰逐，慎房室，武帝[③]行之有效。同上

人受气，虽不知方术，但养之得理，常寿一百二十岁。不得此者，皆伤之也。少复晓道，可得二百四十岁。复微加药物，可得四百八十岁。同上

养寿之法，但莫伤之而已。夫冬温夏凉，不失四时之和，所以适身也。重衣厚褥，体不堪苦，以致风寒之疾；厚味脯腊，醉饱厌饫[④]，以致聚结之疾；美色妖丽，嫔[⑤]妾盈房，以致虚损之祸。淫声哀音，怡心悦耳，以致荒耽之惑；驰骋游观，戈猎原野，以致荒狂之失；谋得战胜，兼弱取乱，以致骄逸之败。盖圣贤或失其理也，然养生之具，譬如水火，不可失适，反为害耳。同上

喜怒损志，哀戚损性，荣华惑德，阴阳竭精，皆学道之大忌，仙法之所疾也。虽还精胎息，仅而补之，内虚已彻，犹非本真。《真诰》

善摄生者，卧起有四时之早晚，兴居有至和之常制，调利[⑥]筋骨有偃仰之方，祛疾[⑦]闲邪有吞吐之术，流行营卫有补泻之法，节宣劳逸有与夺之要。忍怒以养阴气，抑喜以养阳气。然后先将草木以救亏缺[⑧]，后[⑨]服金丹以定不穷，养性之道尽于此矣。《禁忌篇》

食能排邪而安脏腑，悦神[⑩]爽志以资血气。摄生者，气正则味顺，味顺则神气清，神气清则合真之灵全，灵全则五邪百病不能干也。故曰：水浊鱼瘦，气昏人病。夫神者生之本，形[⑪]者生之具，神[⑫]大用则神劳，形[⑬]

① 年：原作“虽”，据《养性延命录》卷上改。
② 亦切：此二字原脱，据《养性延命录》卷上补。
③ 帝：原作“氏”，据《养性延命录》卷上改。
④ 厌饫：吃饱，吃腻。
⑤ 嫔：原作“宾”，据《养性延命录》卷上改。
⑥ 调利：此二字原脱，据《千金要方》卷二十七补。
⑦ 祛疾：此二字原脱，据《千金要方》卷二十七补。
⑧ 缺：原作“欽”，据《千金要方》卷二十七改。
⑨ 后：“后”字原脱，据《千金要方》卷二十七补。
⑩ 悦神：原作“神能”，据《千金要方》卷二十六改。
⑪ 形：原作“本”，据《养性延命录》卷上改。
⑫ 神：“神”字原脱，据《养性延命录》卷上补。
⑬ 形：“形”字原脱，据《养性延命录》卷上补。

大劳则神疲也。《摄生月令》

食谷者智惠[①]聪明，食石者肥泽不老，谓炼五色食也。食芝者，延年不死；食元气者，地不能埋，天不能杀。是故食药者，与天地相配，日月并列。《神农经》

少不勤行，壮不竞时，长而安贫，老而寡欲，闲心劳形，养生之方也。《列子》

或疑者云：始同起于无外，终受气于阴阳，载形魄于天地，资生长于食息，而有愚有智，有强有弱，有寿有夭，天[②]耶？人耶？解者曰：夫形生愚智，天也；强弱寿夭，人也。天道自然，人道自已。始而胎气充实，生而乳食有余，长而滋味不足，壮而声色有节者，强而寿。始而胎气虚耗，生而乳食不足，长而滋味有余，壮而声色自放者，弱而夭。生长全足，加之导养，年未可量。《大有经》

夫神者生之本；形者生之具也。神大用则竭，形大劳则毙。神形早衰，欲与天地长久，非所闻也。故人所以生者神也，神之所托者形也。神形离别则死，死者不可复生，离着不可复返，故乃圣人重之。夫养生之道，有都领大归，未能具其会者，但思每与俗反，则暗践胜辙，获过半之功矣。有心之徒，可不察欤？《太史公司马论》

世人不终耆寿咸多夭殁者，皆由不自爱惜。忿争尽意，邀名射利，聚毒攻神，内伤骨髓，外乏筋肉，血气将无，经脉便壅，内里空疏，惟招众疾。正气日衰，邪气日盛矣。不异举沧波[③]以注[④]爝火[⑤]，颓华岳而断涓流。语其易也，甚于兹矣。《名医叙病论》

昼无事者夜不梦。张道人年百数十，甚翘壮[⑥]也。云：养性之道，莫久行，久坐，久卧，久视[⑦]，久听，莫强食饮，莫大沉[⑧]醉，莫大愁忧，莫大哀[⑨]思，此所谓能中和。能中和者，必久寿也。《慎子》

---

① 惠：通“慧”。

② 天：原作“夭”，据《养性延命录》卷上改。

③ 沧波：指湖海之水。

④ 注：原作“炷”，据《养性延命录》卷上改。

⑤ 爝火：小火。

⑥ 翘壮：指身体强壮。

⑦ 久视：此二字原脱，据《养性延命录》卷上补。

⑧ 沉：“沉”字原脱，据《养性延命录》卷上补。

⑨ 哀：原作“夜”，据《养性延命录》卷上改。

人生大期，百年为限。节护之者，可至千岁。如膏之用，小炷与大耳。众人大言而我小语，众人多烦而我少记，众人悖暴而我不怒，不以人事累意，不修君臣之义，淡然无为，神气自满，以为不死之药，天下莫我知也。无谓幽冥，天知人情；无谓暗昧，神见人形；心言小语，鬼闻人声；犯禁满千，地收人形。人为阳善，正人报之；人为阴善，鬼神报之。人为阳恶，正人治之；人为阴恶，鬼神治之。故天不欺人依以影，地不欺人依以响。《养生延命录》

气者身之根也。鱼离水必死，人失道岂存？是以保生者务修于气，爱[①]气者务保于精，精气两存，是名保真。《延陵君修养大略》

修身之法、保身之道，因气养精，因精养神，神不离身，乃常健。《太上老君说内经丹》

眼多视则贪资，口多言则犯难，身多动则淫贼，心多饰则奢侈，未有用此四多而天下成治者也。《仙传拾遗》

五色令人目忙，五音令人耳聋，五味令人口爽[②]，驰骋田猎令人心发狂，难得之货令人行妨，是以圣人为腹不为目[③]，故去彼取此。《老子》

道者气也，宝气得道长存。神[④]者精也，宝精则神明长生。精者血[⑤]脉之川流，守骨之灵。神精去则骨枯，骨枯则死矣。是以为道者，务宝其精。《太平御览》

至道之精，窈窈冥冥；至道之极，昏昏默默。无视无听，抱神以静，形将自正，必静必清，无劳汝形，无摇汝精，乃可以长生。目[⑥]无所见，耳无所闻，心无所知，汝神将守形，形乃长生。《庄子》

圣人休休[⑦]焉，则平易矣。平易则恬淡矣。平易恬淡则忧患不能入，邪气不能袭，故其德全而神不亏。同上

养志者忘形，养形者忘利，致道者忘心矣。同上

目欲视[⑧]色，耳欲听声，口欲察味，志气欲盈人。上寿百岁，中寿

① 爱：原作“嗳”，据《云笈七签》卷五十九改。
② 口爽：指口舌失去辨味的能力。
③ 目：原作“自”，据《道德经》第十二章改。
④ 神：原作“秘”，据《太平御览》卷七百二十改。
⑤ 血：原作“川”，据《太平御览》卷七百二十改。
⑥ 目：原作“自”，据《庄子·在宥》改。
⑦ 休休：形容宽容、气魄大。
⑧ 视：原作“听”，据《庄子·盗跖》改。

八十，下寿六十。除病瘦死丧忧患，其中开口笑者，一月之中不过四五日而已矣。天与地无穷，人死者有时。操有时之具，而托于无穷之间，忽然无异骐骥[①]之驰过隙也。不能悦其志意，养其寿命者，皆非通道者也。同上

凝心虚形，内观洞房[②]，抱玄念神，专守真一[③]者，则头发不白，秃者更须。未有以百思缠胸，寒热破神，营此官务，当此风尘，口言凶吉之会，身排得失之门，众忧若是，万虑若此，虽有真心为不笃。抱道不行，握宝不用，而自然望头不白者，亦希闻也。《真诰》

眼者身之镜，耳者体之牖。视多则镜昏，听众则牖闭。面者神之庭，发者齿之华。心悲则面焦，脑减则发素。所以精元内丧，丹精损竭也。精者体之神明、身之宝，劳多则精散，营竟则明消，所以老随气落，耄已及之。同上

虚妄者德之病，华衒[④]者身之灾，滞者失之首，耻者体之钥。遣此四难，然后始可以问道耳。同上

为道当令三关恒调，是根精固骨之道也。三关者，口为天关，足为地关，手为人关，谓之三关。三关调则五脏安，五脏安则举身无病。同上

夫可久于其道者，养生也。常可与久游者，纳气也。气全则生存，然后能养至。养至则合真，然后能久登生、气之二域。望养全之寂寂，万物玄黄，尽假寄耳，岂可不勤之哉？气全则辟鬼邪，养生则辟百害，入军不逢甲兵，山行不触虎兕[⑤]，此之谓矣。同上

衰年体羸，多为风寒所乘，当深颐养，晏此无事。上味玄元[⑥]，栖守绛津[⑦]，体寂至达，心研内观，屏波方累，荡濯他念，乃始近其门户耳。苦忧累多端，人事未省，虽复憩灵空洞，存心淡泊缠绵，亦弗能达也。渔阳田豫曰：人以老驰车轮者，譬犹钟鸣漏尽而夜行不休，是罪人也。以此喻老，嗜好行来，屑屑[⑧]与年少为党耳。若今能誓不复行者，则立愈矣。如其不尔，则疹与年阶，可与心共议耶？同上

---

① 骐骥：千里马的别称。
② 洞房：指道家内丹功的穴位，位于眉心直上，却入二寸。
③ 真一：保持自然本性。
④ 华衒：炫耀卖弄。
⑤ 兕：犀牛。
⑥ 玄元：指先天之真气。
⑦ 绛津：指人心绛宫。
⑧ 屑屑：特意。

礼年七十悬车[①]。悬车者以年薄虞渊[②]，如日之亥[③]，体气就损，神候方落，不可复劳形躯于风尘，役方寸于外物矣。同上

夫学道，惟欲默然养神，闭气使极，吐气使微。又不得言语[④]，大呼唤，令人神气劳损，如此以学，皆非养生也。同上

夫学生[⑤]之道，当先治病，不使体[⑥]有虚邪，及血少脑减，津液秽滞也。不先治病，虽服食行气，无益于身。同上

心欲安静，虑欲深远，心安静则神策生，虑深远则计谋成。心不欲躁，虑不欲浅，心躁则精神滑，虑浅则百事倾。

全汝形，抱汝生，无使汝思虑营营，若此[⑦]绪年，或可以及此。言出《亢仓子》。注云：营营，运动不息也。绪，终也。全形抱生，不运思虑，虚心冥寂，道自居之，若此绪[⑧]年可及此言也。

水之性清，土者扣之，故不得清。人之性寿，物者扣之，故不得寿。扣，乱也。人性寿者，为外物所乱，使不终天年。物也者所以养性也，今代之盛者多以性养物，则不知轻重也。是故圣人之于声色滋味也，利于性则圣之，害于性则捐之，此全性之道也。同上

导筋骨则形全，剪情欲则神全，靖言语则福全。同上

夫香美脆味、厚酒肥肉，甘口而疾形；曼理皓齿，悦情而损精。故云：泰甚去泰，身乃无害。《韩非子》

水之性欲清，沙石秽之；人之性欲平，嗜欲害之。唯圣人能遗物[⑨]反己。《文子》

夫喜怒者道之哀[⑩]也，忧悲者德之失也，好憎者心之过也，嗜欲者[⑪]生之累也。人大怒破阴，大喜坠阳，薄气发暗，惊怖为狂，忧悲焦心，疾乃

① 悬车：指致仕。
② 虞渊：传说为日没处。
③ 亥：亥时，夜间九点至十一点。
④ 言语：疑“言”上脱“多”字。
⑤ 学生：学习养生。
⑥ 体：原作“休”，据《真诰》卷十改。
⑦ 此：原作“比”，据《洞灵真经·全道》改。
⑧ 绪：“绪”字原空缺，据《亢仓子注》补。
⑨ 遗物：谓超脱于世物之外。
⑩ 哀：《通玄真经》卷一作“邪”。
⑪ 者：“者”字原脱，据《通玄真经》卷一补。

成积[1]。人能除此五者，即合于神明。神明者得其内，得其内者五脏宁，思虑平，耳目聪明，筋骨劲强。同上

学道之人，聊且均调喜怒之情。虽有喜勿至荡动湛然之性，虽有怒勿至结滞浩然之气。出《耄智余书》

遣妄情如刀之伐树，非一斧可倒；求真理如食之充肠，非一口可饱。修道积功，大率如此。同上

灌园所以养蔬也，驱禽所以养果也。养生之士岂不如养蔬、养果之人乎？较其理之轻重何如哉。同上

养生类纂卷第一

---

① 积：原作"疾"，据《通玄真经》卷一改。

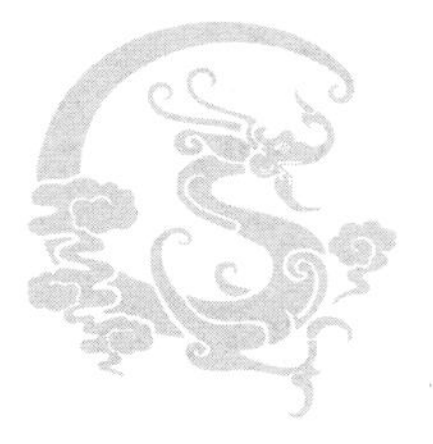

养生类纂卷第二

榕庵周守忠　纂集

乡贡进士钱塘县知县樵阳谢颎校正重刊

养生部二

总序养生中

养生大要：一曰啬[①]神，二曰爱气，三曰养形，四曰导引，五曰言语，六曰饮食，七曰房室，八曰反俗，九曰医药，十曰禁忌，过此以往，义可略焉。《养生集》序

人不欲使乐，乐人不寿。但当莫强为力所不任，举重引强，掘地苦作，倦而不息，以致筋骨疲竭耳。然劳苦[②]胜于逸乐也，能从朝至暮，常有所为，使之不息乃快，但觉极当息，息复为之，此与导引无异也。夫流水不腐，户枢不朽者，以其劳动数故也。饱食不用坐与卧，欲得行步务作以散之，不尔，使人得积聚不消之疾，及手足痹蹶，面目黧皱，必损年寿也。《养生延命录》

先除欲以养情，后禁食以存命，是知食胎气，饮灵元，不死之道。返童还年，此盖圣人之所重也。《太清中黄真经》

我命在我，保精爱气，寿无极也。《仙经》

无劳尔形，无摇尔精，归心静默，可以长生。同上

一阴一阳谓之道，三元二合[③]谓之丹，溯流补脑谓之还，精化为气谓之转。一转一易一益，每转延一纪[④]之寿，九转延一百八岁。同上

---

① 啬：爱惜。

② 苦：原作“若”，据《养性延命录》卷上改。

③ 三元二合：三元指精气神，二合指身心相合。

④ 一纪：十二年。

阴阳之道，精液为宝，谨而守之，后天[1]而老。同上

子欲长生，当由所生之门。游处得中，进退得所，动静以法，去留以度，可以延命而愈疾矣。同上

以金理金，是为真金；以人理人，是为真人。人常失道，非道失人；人常去生，非生去人。要常养生，勿失生道，长使道与生相保，神与生相保，则形神俱久矣。同上

故性命之限，诚有极也；嗜欲之性，固无穷也。以有极之性命，逐无穷之嗜欲，亦自毙之甚[2]矣。《元气论》

德以[3]形为车，道以气为马，魂以精为根，魄以气为户。形劳则德散，气越则道叛，精销魂损[4]，气勤魄微。是以静形爱气，全精宝视，道德凝[5]密，魂魄固守。《云笈七签》

夫[6]长生久视，未有不由爱精保气能致之。阴丹内御之道，世莫得知，虽务于气，而不解绝情欲，亦未免殃矣。《幼[7]真先生服内元气诀法》

天地以生成为德，有生所甚重者身也。身以安乐为本，安乐所以致者，以保养为本。世之人必本其本，则本必固。本既固，疾病何由而生？夭横何由而至？此摄生之道，无逮于此。夫草木无知，犹假灌溉。矧人为万物之灵，岂不资以保养？然保养之义，其理万计，约而言之，其术有三：一养神，二惜气，三堤疾。忘情去智，恬惔虚无，离事全真，内外无寄。如是则神不内耗，境不外惑，真一不杂，神自宁矣，此养神也。抱一元之本根，固归真之精气，三焦定位，六贼忘形，识界既空，大同斯契，则气自定矣，此惜气也。饮食适时，温凉合度，出处无犯于八邪，寤寐不可以勉强，则身自安矣，此堤疾也。三者甚易行，然人自以谓难行而不肯行，如此虽有长生之法，人罕敦尚，遂至永谢。是以疾病交攻，天和[8]顿失，圣人悯之。《本草衍义总论》

夫安乐之道，在能保养者得之，况招来和气之药少，攻决之药多，不

---

① 后天：谓后于天，极言长寿。

② 甚：原作“而”，据《元气论》改。

③ 以：原作“之”，据《云笈七签》卷五十八引《胎息精微论》改。

④ 损：原作“散”，据《云笈七签》卷五十八引《胎息精微论》改。

⑤ 凝：原作“疑”，据《云笈七签》卷五十八引《胎息精微论》改。按“疑”通“凝”。

⑥ 夫：原作“天”，据《云笈七签》卷六十引《幼真先生服内元气诀法》改。

⑦ 幼：原作“切”，据《云笈七签》卷六十改。

⑧ 天和：指人体之元气。

可不察也。是知人之生须假保养，无犯和气，以资生命，才失将护，便致病生，苟或处治乖方，旋见颠越。防患须在闲日，故曰安不忘危，存不忘亡，此圣人之预戒也。同上

摄养之道，莫若守中，守中则无过与不及之害。《经》曰：春秋冬夏，四时阴阳，生病起于过用。盖不适其性而强云为，逐强处即病生。五脏受气，盖有常分，用之过耗，是以病生。善养生者，既无过耗之弊，又能保守真元，何患乎外邪所中也？故善服药不若善保养，不善保养不若善服药。世有不善保养又不善服药，仓卒病生，而归咎于神天。噫！是亦未常思也。可不谨欤？同上

夫未闻道者放逸其心，逆于生乐，以精神徇智巧，以忧畏徇得失，以劳苦徇礼节，以身世徇财利，四徇不置，心为之病矣。极力劳形，躁[①]暴气逆，当风纵酒，食嗜辛咸，肝为之病矣。饮食生冷，温凉失度，久坐久卧，大饱大饥，脾为之[②]病矣。呼叫过常，辩争陪答，冒犯寒暄，恣食咸苦，肺为之病矣。久坐湿地，强力入水，纵欲劳形，三田[③]漏溢，肾为之病矣。五病既作，故未老而羸，未羸而病，病至则重，重则必毙。呜呼！是皆弗思而自取之也。卫生之士，须谨此五者，可致终身无苦。经曰：不治已病治未病。正为此矣。同上

夫善养生者养内，不善养生者养外。养外者实外，以充快悦泽、贪欲恣情为务，殊不知外实则内虚也。善养内者实内，使脏腑安和，三焦各守其位，饮食常适其宜。故庄周曰：人之可畏者，衽席[④]饮食之间，而不知为之戒者，过也。若能常如是畏谨，疾病何缘而起？寿考[⑤]焉得不长？贤者造形而悟，愚者临病不知，诚可畏也。同上

夫人之生以气血为本。人之病未有不先伤其气[⑥]血者。世有童男童女，积想在心，思虑过当，多致劳损。男则神色先散，女则月水先闭。何以致然？盖愁忧思虑则伤心，心伤则血逆竭，血逆竭故神色先散，而月水先闭也。火既受病，不能荣养其子，故不嗜食；脾既虚则金气亏，故发

① 躁：原作“噪”，据《图经衍义本草·衍义总论》改。
② 为之：原作“之为”，据《图经衍义本草·衍义总论》乙正。下“肺”“肾”仿此。
③ 三田：道家术语。眉间为上丹田，膻中为中丹田，脐下为下丹田。
④ 衽席：卧席，借指房事。
⑤ 寿考：寿命。
⑥ 气：原作“无”，据《图经衍义本草·衍义总论》改。

嗽；嗽既作，水气绝，故血肢[①]干，木气不充，故多怒，鬓发焦，筋痿。俟五脏传遍，故卒不能死，然后死矣。同上

黄帝问岐伯曰：余闻上古之人，春秋皆度百岁而动作不衰。今时之人，年至半百而动作皆衰者，时世异耶？人将失之耶？岐伯对曰：上古之人，其知道者[②]，法于阴阳，和于术数。食饮有节，起居有常，不妄作劳，故能形与神俱，而尽终其天年，度百岁乃去。今时之人不然也。以酒为浆，以妄为常，醉以入房，以欲竭其精，以好散其真，不知持满，不时御神，务快其心，逆于生乐，起居无节，故半百而衰也。《黄帝素问》

天[③]有四时五行，以生长收藏，以生寒、暑、燥、湿、风。人有五藏，化为五气，以生喜、怒、悲、忧、恐。故喜怒伤气，寒暑伤形。暴怒伤阴，暴喜伤阳。厥气上行，满脉去形；喜怒不节，寒暑过度，生乃不固。故重阴必阳，重阳必阴。故曰：冬伤于寒，春必病温；春伤于风，夏必泻泄[④]；夏伤于暑，秋必病[⑤]疟；秋伤于湿，冬必咳嗽。同上

王充年渐七十，乃作养生之书，凡十六篇，养气自守，闭明塞聪，爱精自补，服药导引，庶几获道。《会稽典录》

太上养神，其次养形。神清意平，百节皆宁，养生之本也。肥肌肤，充腹肠，开嗜欲，养生之末也。《文子》

神不注于外则身全，全之谓得，得者得身也。《韩子》

凡生之长也，顺之也；使生不顺者，欲也。故圣人必先适欲。适，节也。室大则多阴，台高则多阳。多阴则蹶，多阳则痿。蹶者，逆寒疾也。痿，躄不能行。此阴阳不适之患也。是故先王不处大室，不为高台，味不众珍，衣不燀热[⑥]。燀热[⑦]则理塞，脉则闭结，理塞则气不达；味众珍则胃充，胃充则中大鞔[⑧]；中大鞔则气不达，以此求长生，其可得乎？《吕氏春秋》

天生阴阳寒暑燥湿，四时之化，万物之变，莫不为利，莫不为害。圣人察之以便生，故精神安乎形而年寿长焉。长也者，非短而续之者也，毕

---

① 血肢：《图经衍义本草·衍义总论》作“四肢”。
② 其知道者：懂得养生之道的人。
③ 天：原作“夫”，据《素问·阴阳应象大论》改。
④ 泻泄：《图经衍义本草·衍义总论》作“飧泄”。
⑤ 病：《素问·阴阳应象大论》作“痎”。
⑥ 衣不燀热：原作“春不燀热”，据《吕氏春秋·孟春纪》改。
⑦ 燀热：“热”字原脱，据《吕氏春秋·孟春纪》补。
⑧ 鞔：通“懑”，闷胀。

其数也。毕数之务，在去乎害。何谓去害？大甘、大酸、大苦、大辛、大咸，五者充形则生害矣。大喜、大怒、大忧、大恐、大哀，五者接神则生害矣。大寒、大热、大燥、大湿、大风、大雾，六者动精则生害矣。诸言大者，皆谓过制。故凡养生，莫若知本，则疾无由至矣。同上

劳者，劳于神气；伤者，伤于形容。饥饱过度则伤脾，思虑过度[①]则伤心，色欲过度则伤肾，起居过常则伤肝，喜怒悲愁过度则伤肺。又风寒暑湿则伤于外，饥饱劳役则败于内。昼感之则病荣，夜感之则病卫。荣卫[②]经行，内外交运，而各从其昼夜。始劳于一，一起为二，二[③]传于三，三通于四，四干于[④]五，五复犯一，一至于五，邪乃深藏。真气自[⑤]失，使人肌肉消，神气弱，饮食减，行步难，及[⑥]其如此，则虽有命亦不能生也。《华佗中藏经》

夫人禀天地阴阳而生者，盖天有六气[⑦]，人有三阴三阳[⑧]而上奉之；地有五行，人以五脏五腑而下应之。于是资生皮肉、筋骨、精髓、血脉、四肢、九窍、毛发、齿牙、唇舌，总而成体。外则气血循环，流注经络，喜伤六淫。内则精神魂魄志意思，喜伤七情。六淫者，寒暑燥湿风热是。七情者，喜怒忧思悲恐惊。若持护得宜，怡然安泰；役冒非理，百疴生焉。《三因极一方论》

物之最灵唯其人也。身者，乃神化之本。精于人也，若水浮航；炁于人也，如风扬尘；神于人也，似野马[⑨]聚空。水涸则航止，风息则尘静，野马散而大空长存[⑩]。精能固物，炁能盛物，精炁神三者，心可不动其变化也。外忘其形，内养其神，是谓登真[⑪]之路。嗜欲纵乎心，孰能久去？哀乐伤乎志，孰能久忘？思虑役乎神，孰能久无？利禄劳乎身，孰能久舍？五味败乎

---

① 度："度"字原脱，据《华佗中藏经》卷上第十九补。
② 荣卫：此二字原脱，据《华佗中藏经》卷上第十九补。
③ 二："二"字原脱，据《华佗中藏经》卷上第十九补。
④ 于：原作"其"，据《华佗中藏经》卷上第十九改。
⑤ 自：原作"因"，据《华佗中藏经》卷上第十九改。
⑥ 及：原作"反"，据《华佗中藏经》卷上第十九改。
⑦ 六气：自然气候变化的六种现象，即阴、阳、风、雨、晦、明。
⑧ 三阴三阳：三阴即太阴、少阴、厥阴；三阳即太阳、阳明、少阳。
⑨ 野马：指尘埃。
⑩ 存：原作"有"，据《崔公入药镜》改。
⑪ 登真：犹登仙，成仙。

精，孰能久节？酒醴乱乎情，孰能久绝？食佳肴，饮旨酒，顾以姝丽[①]，听以淫声，虽精气强而反祸于身，耳目快而致乱于神，有百端之败道，无[②]一芥而希真，安有养身之验耳。夫学道者，外则意不逐物移，内则意不随心乱，湛然保于虚寂，造乎清净之域，譬如起屋之劳，假一息之形炁尚苏，神归其清，而况契于道保真丹所哉！《崔真人天元入药镜》

彭祖曰：养寿之道，但莫伤之而已。夫冬温夏凉，不失四时之和，所以适身也。美色淑姿，幽闲娱乐，不致思欲之祸，所以通神也。车服威仪，知足无求，所以一志也。八音五色，以悦视听，所以导心也。凡此皆以养寿，而不能斟酌之者，反以速患。古之至人，恐下才[③]之子不识事宜，流遁[④]不还，故绝其源。故有上士别床、中士异被，服药百裹，不如独卧。五音使人耳聋，五味令人口爽，苟能节宣其宜适，抑扬其通塞者，不减年算而得其益。凡此之类，譬犹水火，用之过当，反为害也。不知其经脉损伤、血气不足，内理[⑤]空疏，髓脑不实，体已先病。故为外物所犯，因风寒酒色以发之耳，若本充实，岂有病也！夫远思强记伤人，忧愁悲哀伤人，喜乐过差伤人，忿怒不解伤人，汲汲所愿伤人，阴阳不顺伤人。有所伤者甚众，而独戒于房中，岂不惑哉？男女相成，犹天地相生也。所以[⑥]导养神气，使人不失[⑦]其和。天地得交接之道，故无终竟之限。人失交接之道，故有残伤之期。能避众伤之事，得阴阳之术，则不死之道也。天地昼分而夜合，一岁三百六十交，而精气和合，故能生产万物而不穷。人能则之，可以长存。次有服气，得其道则邪气不得入，治身之本要。其余吐纳导引之术，及念体中万神有含影守形之事，皆非真道。人能爱精养体，服气炼形，则万神自守其真。不然者，则荣卫枯悴，万神自[⑧]逝，非思念所留者也。《神仙传》

上元夫人谓汉武帝曰：汝好道乎？勤而不获，实有由也。汝胎性[⑨]暴，胎性淫，胎性奢，胎性酷，胎性贼。暴则使气奔而攻神，是故神扰而

---

① 姝丽：美人。
② 无：原作“夫”，据《崔公入药镜》改。
③ 下才：才能低下。
④ 流遁：耽乐放纵。
⑤ 内理：犹言“腠理”。
⑥ 以：原作“有”，据《神仙传》卷一改。
⑦ 失：原作“识”，据《神仙传》卷一改。
⑧ 自：原作“目”，据《神仙传》卷一改。
⑨ 胎性：本性。

竭；淫则使精漏而魂疲，是故精竭而魂消；奢则使真杂而魄秽，是故命逝而灵臭；酷则使丧仁而自攻[①]，是故失仁而服[②]乱；贼则使心斗而口干，是故内战而外绝。此五事皆是截身之刀锯，刳命[③]之斧斤矣。虽复志好长生，不能遣兹五难，亦何为损性而自劳乎？去诸淫，养汝神，放诸奢，处至俭，勤斋戒，节饮食，绝五谷，去臭腥，鸣天鼓[④]，饮玉浆，荡华池，叩金梁[⑤]，按而行之，当有冀耳。《汉武内传》

夫道者，藏精于内，栖神于心，静漠恬淡，悦穆胸中，廓然无形，寂然无声。《文子》

静漠恬淡，所以养生也；和愉虚无，所以据德也。外不乱内，即性得其宜；静不动和，即德安其位。养生以经世，抱德以终年，可谓能体道矣。同上

能尊生，虽富贵不以养伤身，虽贫贱不以利累形。同上

神养于气，气会于神，神气不散，是谓修真。《三茅真君诀》

喜怒损性，哀乐伤神。性损则害生，故养性以全炁，保神以安身，气全体平，心安神逸，此全生之诀也。《元始太玄经》

晋道成，自号崇真子，其论长生养性之旨曰：其要在于存三抱元守[⑥]一。三者，精气神，其名曰三宝。抱元者，抱守元阳真气也，守一，神灵也。神在心，心有性，属阳，是为南方丙丁之火也。肾者，能生元阳，为真气，其泄为精，是为北方壬癸之水。水为命，命系于阴也，此之谓性命焉。三一[⑦]之道，在于存想，入下丹田，抱守元阳，逾三五年，自然神定气和。神既定，则释其四大而无执焉。坦然修颐其真，功满行毕，其道成矣。《集仙传》

元牝[⑧]既立，犹瓜有蒂，暗注母气，母呼即呼，母吸即吸，绵绵十月，气足形圆。心是气之主，气是形之根，形是气之宅，神是形之真。神用气养，气因神住，神行则气行，神住则气住，此经要眇[⑨]之义也。《达摩胎息经》

---

① 自攻：原作“攻目”，据《汉武帝内传》改。

② 服：原作“眼”，据《汉武帝内传》改。

③ 刳命：夺命。刳，杀。

④ 鸣天鼓：两手掩耳，即以第二指压中指上，用第二指弹脑后两骨做响声。

⑤ 叩金梁：即叩齿。

⑥ 元守：此二字原脱，据《古今医统大全》卷九十九补。

⑦ 三一：道家语。指由精、神、气三者混而为一之道。

⑧ 元牝：即“玄牝”，指口鼻。

⑨ 要眇：亦作“要妙”，精神微妙之意。

药各有性。人参久犹有毒，药不可服也。人之身自有真药，但患不能调摄耳。《集仙传》

阳精魂立，阴精魄成，两精相搏[①]而成神明。神以形用，形以神生，神去则形毙。神可全，形可延，神以道金，形以术延耳。同上

骨肉以精血为根，灵识以元气为本，神气乃性命之本也。神为气之子，气为神之母，子母不可以斯须[②]离也。元气湛然止于丹田，则变化成矣。神能御气，气能留形。出息微微，入息绵绵，深根固蒂，长生久视之道也。故曰：天门[③]常[④]开，地户[⑤]密闭，呼至于根，吸彻于蒂，子谓之神母[⑥]谓之气，如鸡抱卵，似鱼在水[⑦]，法就圣胎，自然蝉蜕。同上

水丘子曰：人四大假合杂乎芒芴[⑧]之间，变而有气，气变而有形，形以心为君，心者神之所舍也。神从志，无志则从意，志致一之谓精，唯天下至精能合天下志[⑨]神，精与神一而不离，则变化在我矣，此长生久视之道也，顾不可以心凑泊焉。但情不附物，物自不能凝耳。同上

炼精者炼元精，非淫泆所感之精。炼气者炼元气，非口鼻呼吸之气。炼神者炼元神，非心意念虑之神。故此神、气、精者，与天地同其根，与万物同其体，得之则生，失之则死，以阳火炼之，则化成阳气，以阴符养之，则化成阴精。故曰：见之不可用，用之不可见。《群仙珠玉》

发宜多梳，齿宜多叩，液宜常咽，气宜精炼，手宜在面，此五者，所谓子欲不死，修昆仑[⑩]耳。《黄庭内经》

养耳力者常饱，养目力者常瞑，养臂指者常屈信[⑪]，养股趾者常步履。《褚氏遗书》

养生类纂卷第二

---

① 搏：原作“传”，据《古今医统大全》卷九十九改。
② 斯须：须臾，片刻。
③ 天门：指口。
④ 常：原作“长”，据《古今医统大全》卷九十九改。
⑤ 地户：指鼻。
⑥ 母：原作“丹”，据《长生诠经》改。
⑦ 似鱼在水：原作“如鱼生水”，据《长生诠经》改。
⑧ 芒芴：犹恍惚。形容不可辨识。
⑨ 志：疑当作“至”。
⑩ 昆仑：人体最高处，喻人的头面部。
⑪ 屈信：即“屈伸”。

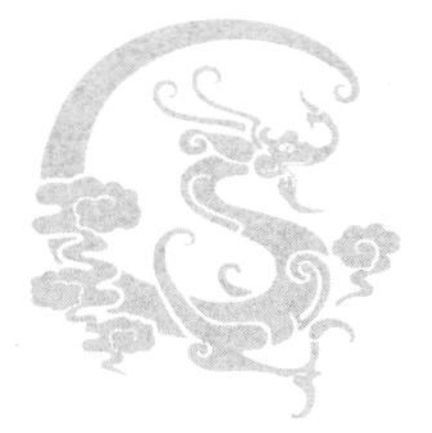

养生类纂卷第三

榕庵周守忠　纂集

乡贡进士钱塘县知县樵阳谢颎校正重刊

养生部三

总序养生下

精者神之本，气者神之主，形者气之宅，故神大用则衰[①]，精大用则竭，气大劳则绝。是以人之生者神也，形之托者气也。若气衰则神耗，而欲长生者，未之闻也。夫有者因无而生焉，形须神而立焉。有者无之馆也，形者神之宅也。倘不全宅以安生，修身以养神，则不免气散归空，游魂为变。仿之于烛，烛虚则火不居焉。譬之于堤，堤坏则水不存矣。身劳则神散，气劳则命终，形疲则神毙，神毙则精灵游矣。已逝者无返期，既朽者无生理。故神者魂也，魄者阴也，神能复气，形能食味，气清则神爽，形劳则气浊。服气者千百不死，故身飞于天；食谷者千百皆死，故形归于地。人之死也，魂飞于天，魄落于泉，水火分散，各归本源。生则同体，死则相捐，飞沉各异，禀之自然，何者？譬如根之木，以火焚之，烟则上升，灰则下沉，亦自然之理也。夫神明者，生死之本也；精气者，万物之体也，全其形则生，养其精气神，则性命长生矣。《保神气精论》

一人之身，一国之象，胸臆之设，犹宫室也；支体[②]之位，犹郊境也；骨节之分，犹百川也；腠理[③]之间，犹四衢[④]也。神犹君也，血犹臣也，气犹民也，故志人能理其身，亦犹明君能治其国。夫爱其民所以安其

---

① 衰：原作“竭”，据《胎息精微论》改。

② 支体：即肢体。支，通“肢”。

③ 腠理：指皮下肌肉之间的空隙。

④ 四衢：四通八达的大路。

国，爱其气所以全其身。民弊即国亡，气衰即身谢。是以志人上士，当施医于未病之间，不追修于既败之后。故知国难保而易丧，气难清而易浊，审机权可以安社稷，制嗜欲可以保性命。若能摄生者，当先除六害，然后可以延驻[①]。何名六害？一曰薄名利，二曰禁声色，三曰廉货财，四曰损滋味，五曰屏虚妄，六曰除嫉妒。六者若存，则养生之道徒设耳，盖未见其有益也，虽心希妙理，口念真经，咀嚼英华[②]，呼吸景象，不能补其促[③]矣。诚者所以保和全真，当少思、少念、少笑、少言、少喜、少怒、少乐、少愁、少恶、少好、少事、少机。夫多思则神散，多念则心劳，多笑则脏腑上翻，多言则气海[④]虚脱，多喜则膀胱纳客风，多怒则腠理奔浮血，多乐则心神邪荡，多愁则头面焦枯，多好则智气溃溢，多恶则精爽奔腾，多事则筋脉干急，多机则智虑沉迷。兹乃伐人之生甚于斤斧，蚀人之性猛于豺狼。无久行，无久坐，无久立，无久卧，无久视，无久听。不饥强食则脾劳，不渴强饮则胃胀。体欲少劳，食欲常少，劳则勿过，少勿令虚。冬则朝勿虚，夏则夜勿饱。早起不在鸡鸣前，晚起不过日出后。心内澄则真人守其位，气内定则邪物去其身。行欺诈则神悲，行争竞则神沮。轻侮于人当减算，杀害于物必伤年。行一善则魂神欢，构一恶则魄神喜，魂神欲人生，魄神欲人死。常欲宽泰自居，恬淡自守，则神形安静，灾病不生。仙录必书其名，死籍必消其咎，养生之理尽在此矣。至于炼琼丹而补脑，化金液[⑤]以留神，此上真之妙道，非食谷啖血越分而修之。万人之中，得者殊少，深可诫焉。出《老子养生要诀》

养生有五难：名利不灭，此一难也；喜怒不除，此二难也；声色不去，此三难也；滋味不绝，此四难也；神虑精散，此五难也。五者必存，虽心希难老，口诵至言，咀嚼英华，呼吸太阳，不能不夭其年也。五者无于胸中，则信顺日深，玄德[⑥]日全，不祈喜而自福，不求寿而自延，此养生大理所归也。《嵇康养生论》

圣人一度循轨，不变其宜，不易其常，放准修绳，曲因其当。夫喜

① 延驻：延年、驻颜。道教所谓长生不老。

② 英华：草木之精华。

③ 促：急速。

④ 气海：人体部位名，宗气所聚处。膻中为上气海，丹田为下气海。

⑤ 金液：古代方士炼的一种丹液，谓服之可成仙。

⑥ 玄德：指潜蓄而不著于外的德性。

怒者，道之邪也；忧悲者，德之失也；好憎者，心之过也；嗜欲者，性之累也。人大怒伤阴，大喜坠阳，薄气[①]发喑，惊怖为狂。忧悲多患，痛乃成积，好憎繁多，祸乃相随。故心不忧乐，德之至也；通而不变，静之至也；嗜欲不载，虚之至也；无所爱憎，平之至也；不与物散，粹之至也。能此五者，则通于神明。通于神明者，得其内者也。《淮南子》

夫孔窍者，精神之户牖也，而气志者，五脏之使佐也。耳目淫于声色之乐，则五脏摇动而不定也。五脏摇动而不定，则血气滔荡而不休[②]。血气滔荡而不休，则精神驰骋于外而不守矣。精神驰骋于外而不守，则祸福[③]之至虽如丘山，无由识之矣。使耳目精明玄达而无诱慕，气志虚静恬愉而省嗜欲，五脏定宁充盈而不泄，精神内守形骸而不外越，则望于往世之前，而视于来事之后，犹未足为也，岂有祸福之间哉？故曰：其出弥远，其知弥少，以言夫精神之不可使外淫也。故五色乱目，使目不明；五声哗耳，使耳不聪；五味乱口，使口爽伤；趣舍[④]滑心，使行飞扬。此四者，天下之所养性也，然皆人累也。故曰：嗜欲者使人之气越；而好憎者使人之心劳，弗疾去则志气日耗。夫人之所以不能终其寿命而中道夭于刑戮者，何也？以其生生之厚[⑤]。夫惟能无以生为[⑥]者，则所以修得生也。同上

夫悲乐者，德之邪也；而喜怒者，道之过也；好憎者，心之暴也。故曰：其生也天行，其死也物化；静则与阴俱闭，动则与阳俱开；精神澹然无极，不与物散而天下自服。故心者形之主也，而神者心之宝也。形劳而不依则蹶，精用而不已则竭，是故圣人贵而尊之，不敢越也。同上

君子行正气，小人行邪气。内便于性，外合于义，修理而动，不系于物者，正气也。重[⑦]于滋味，淫于声色，发于喜怒，不顾后患者，邪气也。邪与正相伤，欲与性相害，不可两立，一植一废，故圣人损欲而从事于性。同上

凡治身养性，节寝处，适饮食，和喜怒，便动静，使[⑧]在己者得，而

① 薄气：谓阴气相搏。
② 休："休"下原衍"气"字，据《淮南子·精神训》删。
③ 祸福：偏义副词，此指祸。
④ 趣舍：取舍。"趣"通"取"。
⑤ 生生之厚：指对生命的过分贪求。
⑥ 无以生为：即不以生命作为代价。
⑦ 重：原作"推"，据《淮南子·诠言训》改。
⑧ 使：原作"内"，据《淮南子·诠言训》改。

邪气日而不生，岂若忧瘕疵之与痤疽之发，而预备之哉？同上

凡夫之徒，不知益之为益，乃又不知损之为损也。夫[①]损易知而速焉，益难知而迟焉，而尚不寤其易，亦安能识其难哉？夫损之者，如灯火之消脂，莫之见也，而忽尽矣。益者，如禾苗之播殖，莫之觉也，而忽茂矣。故治身养性，务谨其细，不可以小益为不平而不修，不可以小损为无伤而不防。凡聚小所以就大，损一所以至亿也。若能爱之[②]于微、成之于著者，则当乎知道矣。《抱朴子》

养生以不伤为本，此要言也。且才所不逮而困思之，伤也；力所不胜而强举之，伤也；悲哀憔悴，伤也；喜乐过差，伤也；汲汲[③]所欲，伤也；戚戚[④]所患，伤也；久谈言笑，伤也；寝息失时，伤也；挽弓引弩，伤也；沉醉呕吐，伤也；饱食即卧，伤也；跳走喘乏，伤也；欢呼哭泣，伤也；阴阳不交，伤也。积伤至尽则早亡，早亡非道也。是以养性之方，唾不及远，行不疾步，耳不极听，目不极[⑤]视，坐不至久，卧不及疲，先寒而衣，先热而解。不欲极饥而食，食不可过饱；不欲极渴而饮，饮不可过多。凡食多则结积聚，饮过则成痰癖[⑥]也。不欲甚劳甚逸，不欲起晚，不欲汗流，不欲多睡，不欲奔车走马，不欲极目远望，不欲多啖生冷，不欲饮酒当风，不欲数数沐浴，不欲广志远愿，不欲规造异巧。冬不欲极温，夏不欲穷凉。不欲露卧星下，不欲眠中见扇。大寒大热、大风大雾，皆不欲冒之。五味入口，不欲偏多，故酸多伤脾，苦多伤肺，辛多伤肝，咸多伤心，甘多伤肾，此五行自然之理也。凡言伤者，亦不便觉也，谓久则损寿耳。同上

古之知道者，筑垒以防邪，疏源以毓真。深居静处，不为物撄；动息出入而与神气俱。魂魄守戒，谨窒其兑；专一不分，真气乃存；上下灌注，气乃流通，如水之流，如日月之行而不休。阴营其脏，阳[⑦]固其腑，流源浀浀[⑧]，满而不溢，冲而不盈，夫长之谓久生。《日华子》

---

① 夫：原作“大”，据《抱朴子·极言》改。
② 之：“之”字原脱，据《抱朴子·极言》补。
③ 汲汲：急切追求。
④ 戚戚：悲伤貌。
⑤ 极：原作“及”，据《抱朴子·极言》改。
⑥ 痰癖：中医病名。指水饮久停化痰，流移胁肋之间，以致有时胁痛的病症。
⑦ 阳：原作“伤”，据《古今医统大全》卷九十九改。
⑧ 浀浀：水流貌。

里语[①]有之：人在世间日失一日，如牵牛羊以诣屠所，每进一步而去死转近。此譬虽丑，而实理也。达人所以不愁死者，非不欲求生[②]，亦固不知所以免死之术，而空自煎愁，无益于事。故云：乐天知命，故不忧耳，非不欲久生也。且夫深入九泉之下，长夜罔极，始为蝼蚁之粮，终与尘壤合体，令怛然[③]心热，不觉咄嗟[④]。若心有求生之志，何可不弃置不急之事，以修玄妙之业哉？《抱朴子》

世人不察，唯五谷是嗜，声色是耽。目惑玄黄，耳务淫哇[⑤]。滋味煎其腑脏，醴醪煮其肠胃，香芬腐其骨髓，喜怒悖其正气，思虑消其精神，哀乐殃其平粹。夫以蕞尔[⑥]之躯，攻之者非一途，易竭之身，而内外受敌，身非木石，其能久乎？《嵇康养生论》

大凡著生，先调元气。身有四气，人多不明。四气之中，各主生死。一曰乾元之气。化为精，精反为气。精者连于神，精益则神明，精固则神畅，神畅则生健。若精散则神疲，精竭则神去，神去则死。二曰坤元之气。化为血，血复为气，气血者通于内外[⑦]，血壮则体丰，血固则颜盛，颜盛则生合。若血衰即发变，血败则脑空，脑空则死。三曰庶气。庶气者一元交气，气化为津，津复为气。气运于生，生托于气，阴阳动息，滋润形骸，气通则生，气乏则死。四曰众气。众气者，谷气也。谷济于生，终误于命，食谷气虽生，蕴谷气还死。精能附血，气能附生，当使循环，即身永固。乾元之阳，阳居阴位，脐下气海是也。坤元之阴，阴居阳位，脑中血海是也。生者属阳，阳贯五脏，喘息之气是也。死者属阴，阴纳五味，秽恶之气是也。气海之气，以壮精神，以填骨髓。血海之气，以补肌肤，以流血脉。喘息之气，以通六腑，以扶四肢。秽恶之气，以乱身神，以腐五脏。《普生论》

形者，生之气[⑧]也；心者，形之主也；神者，心之宝也。故神静而心和，心和而形全。神躁则心荡，心荡则形伤。将全其形，先在理神。故恬

① 里语：犹里谚。俗语千里词。
② 生："生"字原脱，据《古今医统大全》卷九十九补。
③ 怛然：惊恐貌。
④ 咄嗟：叹息。
⑤ 淫哇：淫邪之声。
⑥ 蕞尔：形容小的样子。
⑦ 外："外"字原脱，据《古今医统大全》卷九十九补。
⑧ 气：《刘子·清神》作"器"。

和养神，则自安于内；清虚栖心，则不诱于外。神恬心清，则形无累矣。虚室生白，人心若空，虚则纯白不浊，吉祥至矣。人不照于烁[1]金而照于莹镜者，以莹能明也；不鉴于流波而鉴于静水者，以静能清也。镜水以清明之性，故能形[2]物之形。由此观之，神照则垢灭，形静则[3]神清；垢灭则内欲永尽，神清则外累不入。今清歌奏而心乐，悲声发而心哀。夫七窍者，精神之户牖也。志气者，五脏之使候也。耳目诱于声色，鼻口之于芳味，四体之于安适，其情一也。七窍徇于好恶[4]，则精神驰骛而不守。志气系于趣舍，则五脏滔荡而不安。嗜欲连绵[5]于外，心腑壅塞于内，曼衍于荒淫之波，留连于是非之境，而不败德伤生者，盖亦寡矣。是以圣人清目而不视，聪[6]耳而不听，闭口而不言，弃心而不虑。贵身而忘贱，故尊势不能动；乐道而忘贫，故厚利不能倾。容身而处[7]，怡情而游，一气浩然，纯白于衷。故形不养而神自全，心不劳而道自至也。《刘子》

身之有欲，如树之有蝎。树抱蝎则还自凿，身[8]抱欲而反自害。故蝎盛则木折，欲炽则[9]身亡。将收情欲，先敛五关。五关者，情欲之路，嗜欲之府也。目爱彩色，命曰伐性之斤[10]；耳乐淫声，命曰攻心之鼓；口贪滋味，命曰腐肠之药；鼻悦芳馨，命曰熏喉之咽；身安舆驷，命曰召蹶之机。此五者，所以养生，亦以伤生。耳目之于声色，鼻口之于芳味，肌体之于安适，其情一[11]也。然亦以之死，亦以之生，或为贤智，或为痴愚，由于处之异也。同上

养生类纂卷第三

① 烁：原作“昧”，据《刘子·清神》改。
② 形：《古今医统大全》卷九十九作“照”。
③ 则：原作“而”，据《刘子·清神》改。
④ 七窍徇于好恶：此六字原脱，据《刘子·清神》补。
⑤ 连绵：原作“之归”，据《刘子·清神》改。
⑥ 聪：《刘子·清神》作“静”。
⑦ 而处：原作一“以”字，据《刘子·清神》改。
⑧ 身：原作“人”，据《刘子·防欲》改。
⑨ 则：原作“而”，据《刘子·防欲》改。
⑩ 斤：砍伐树木的工具。
⑪ 一：“一”字原脱，据《刘子·防欲》补。

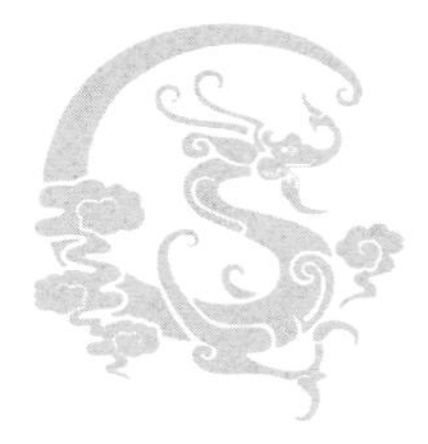

养生类纂卷第四

榕庵周守忠　纂集
乡贡进士钱塘县知县樵阳谢颎校正重刊

天文部

天　日月　星　云汉　风雨　虹霓　雾　露　雪　雹　雷　热寒

天

勿指天地以证鄙怀[①]。《太上感应篇》

勿怨天。同上

日月

勿怒目视日月，令人失明。《千金要方》

久视日月，令人损目。《琐碎录》

勿辄[②]指三光[③]，久视日月。《感应篇》

日月当前莫作漩[④]。《袁天罡[⑤]阴阳禁忌历》

凡行坐立，勿背日，吉。《千金要方》

对三光濡溺[⑥]，则折人年寿。《西山记》

对月贪欢成疾。《华佗中藏经》

---

① 鄙怀：自己的心愿。
② 辄：常常，总是。
③ 三光：日、月、星。
④ 漩：此字费解，疑"作漩"为隐语，指暴露身体之类。
⑤ 罡：原作"刚"，据文义改。下同。
⑥ 濡溺：沉浸。按此二字于此不协，或作"便溺"，或"溺"上衍"濡"字。"溺"即"尿"。

凡小儿勿令指月，两耳后生疮欲断，名月食疮，捣虾蟆末傅[①]即差[②]。《云笈七签》

星

久视星辰，令人损目。《琐碎录》

勿唾流星。《感应篇》

夜观星斗，认取北斗中星者，则一生无眼疾也。《琐碎录》

俗传，识大人星，不患疟。同上

云汉[③]

久视云汉，令人损目。《琐碎录》

风雨

大风大雨不可出入。《琐碎录》

当风取凉，冒雨而行，成疾。《华佗中藏经》

凡在家及外行，卒逢大飘风暴雨，皆是诸龙鬼神行动经过所致。宜入室闭户，烧香静坐，安心以避之，待过后乃出，不尔损人。或当时虽未若，于后不佳矣。《千金要方》

勿呵风骂雨《感应篇》

梅雨水洗疮疖，灭瘢，入酱令易热，沾衣便腐，以梅叶汤洗之则脱。《本草》

虹霓

勿指虹霓。《感应篇》

蟒蝀[④]在东，莫之敢指。《毛诗》

雾

王尔、张衡、马均者，昔俱冒雾行，一人无恙，一人病，一人死。无恙者饮酒，病者食，死者空腹。《博物志》

且行大雾中，宜饮酒，酒势辟恶也。《本草》

阴雾中不可远行。《千金要方》

凡重雾三日，必大雨，雨未降，雾不可冒行。《帝王世纪》

---

① 傅：通“敷”。

② 差：同“瘥”，痊愈。

③ 云汉：银河。

④ 蟒蝀：彩虹的别名。

露

柏叶上露，主明目。《本草》

百花上露，令人好颜色。同上

百草头秋露水，愈百疾，令人身轻不饥，肌肉悦泽。同上

繁露水，是秋露水繁浓时也，作盘以收之，煎令稠，可食之，延年不饥。同上

凌霄花上露水，损人目。《酉阳杂俎》

霜

冬霜寒无毒，团食者主解酒热、伤寒、鼻塞、酒后诸热面赤者。《本草》

雪

大雪中跣足[①]，不可便以热汤洗，或饮热酒，足指随堕。《琐碎录》

腊月雪水，调寒食面为糊，表[②]背书画不生蠹。同上

雹

雹主酱味不已，当时取一二升酱瓮中，即如本味。《本草》

雷

君子之居恒当户，寝恒东首[③]。若有疾风迅雷甚雨[④]，则必变，虽夜必兴[⑤]，衣[⑥]服冠而坐。出《礼记》，注云：谓敬天之怒也。《论语》云：远雷风烈必变。

雷鸣勿仰卧。《琐碎录》

雷初鸣，打床荐[⑦]则去壁虱。同上

雷不盖酱，俗说令人腹中雷鸣。《风俗通》

卒逢震雷，宜入室闭户，烧香静坐，安心以避之。《千金要方》

热寒

凡人触寒来，勿面临火上，成痫、起风眩头痛。《云笈七签》

---

① 跣足：光脚。

② 表：通“裱”。

③ 之居恒当户，寝恒东首：此九字原脱，据《礼记·玉藻》补。

④ 甚雨：此二字原脱，据《礼记·玉藻》补。

⑤ 兴：起。

⑥ 衣：穿。

⑦ 荐：草席。

勿大温[1]，消骨髓；勿大寒，伤肌[2]肉。同上

寒暖失节，伤人。同上

勿触冷开口。《千金要方》

触寒来者，寒未解食热食，成刺风。同上

先寒而衣，先热而解。《抱朴子》

大寒大热，不可出入[3]。《琐碎录》

伏热者，不可饮水；冲寒者，不得饮汤。同上

渎寒而寝，成疾。《华佗中藏经》

养生类纂卷第四

① 温：原作“湿”，据《养性延命录》卷上改。

② 肌：原作“饥”，据《养性延命录》卷上改。

③ 出入：偏义复词，此指“出”。

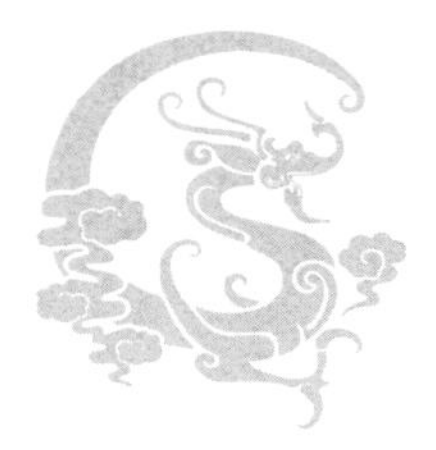

养生类纂卷第五

榕庵周守忠　纂集

乡贡进士钱塘县知县樵阳谢颎校正重刊

地理部

地　山　江河　水　冰

地

等闲刀画地，多招不祥事。《玄宗皇帝杂忌》

掘地二尺以下，即有土气，慎之为佳。《千金要方》

卧伏地，大凶。同上

山

行山中，见小人乘车马，长七八寸者，肉芝[1]也。捉取服之即仙矣。《抱朴子》

入名山必斋五十日，牵白犬，抱白鸡，以白盐一升，山神大喜，芝草、异药、宝玉为出。未到山百步，呼曰“林兵”，此山之[2]主者名，知之却百邪。《地镜》

入山，山精老魅多来试之，或作人形，当悬明镜九寸于背后，以辟众恶。又百鬼老物，虽能变形，而不能使镜中形影变也，见其形在镜中，则消亡退步，不敢为害也。《云笈七签》

诸山有孔云入，采宝者唯三月九月，余月山闭气交死也。《千金要方》

入山之日， 未至山百步，先却行百步，反是乃登山，山精不犯人，众邪伏走， 百毒藏匿。《神仙传》

---

① 肉芝：肉灵芝，又称太岁。

② 之：原作“王”，据《太平御览》卷三十八改。

如入山林，默念“仪方[①]”，不见蛇、狼；念“仪康[②]”，不见虎。《琐碎录》

入深山，将后裾折三指插于腰，蛇虫不敢近也。同上

江河

渡江河者，朱书“禹”字佩之，免风涛，保安吉。《琐碎录》

渡江不恐惧法，旋取净笔，研墨写“土”字，或以手画之亦可。同上。又《袁天罡阴阳禁忌历》云：过水手中书“土”字，自然渡浪不能翻。

水

凡遇山水坞中出泉者，不可久居，当食作瘿病。《千金要方》

深阴地冷水不可饮，必作痎疟。同上

凡山水有沙虱处，勿在中浴，害人。欲渡者，随驴马后急渡，不伤人。同上

凡水有水弩[③]处，射人影即死。欲渡水者，以物打水，其水弩即散，急渡不伤人。同上

远行触热，涂[④]中逢河，勿洗面，生乌皯[⑤]。同上

深山大泽，中不可度[⑥]，恐寒气逼人真气。《西山记》

陂[⑦]湖水，误饮小鱼入腹，即成鱼瘕病。《巢氏病源》

井水沸，不可食之，害人。《本草》

屋漏水，误食必成恶疾。同上

冢井水有毒，人中之者立死。欲入冢井者，当先试之，法以鸡毛投井中，毛直而下者，无毒。毛回旋而舞，似不下者，有毒。以热醋数斗，投井穴中，则可入矣。同上

甑气水[⑧]，主长毛发，以物于炊饭时承取沐头，令发长密黑润。不能多得，朝朝梳小儿头，渐渐觉有益好。同上

---

① 仪方：辟邪字样，端午节倒贴于柱上，以避蛇虫。无详考。

② 仪康：仪狄、杜康二字的并称。二人以酿酒著名。

③ 水弩：即射工，传说中的一种水中毒虫，以其在水中含沙射人，又名域。

④ 涂：同“途”，《千金方》卷二十七作“途”。

⑤ 乌皯：脸上黑斑。

⑥ 度：同“渡”。

⑦ 陂：池塘。

⑧ 甑气水：即蒸糯米时甑篷四边滴下的气水。

取日月不照自然水一升，与鲂鱼目三七对，同和涂面，见鬼可指物无隐矣。《墨子秘录》

以磨刀水洗手面，生癣，名刀癣。《巢氏病源》

狗舐之水，用洗手面，生癣，白点微痒是也。同上

盆盛水饮牛，用其余水洗手面，生癣，名牛癣。同上

凡新汲水，必有尘垢，先净洗一青石，置瓮中，然后下水尘垢，皆聚于石上，水不复浊。三两日一洗瓮石，依前安石。若江水、井水已浊，便要吃时，研杏仁少许浇瓮中，以杖搅十数匝，移时水自清。《林泉备用》

冰

冰大寒，暑夏盛热食此，与气候相反，恐入腹冷热相激，却致诸疾也。《本草》

凡夏用冰，正[①]可隐映[②]饮食，令气冷，不可打碎食之，虽复当时暂快，久皆成疾。《食谱》

养生类纂卷第五

① 正：仅；只。

② 映：原作“快”，据《本草纲目》卷五引陈藏器改。

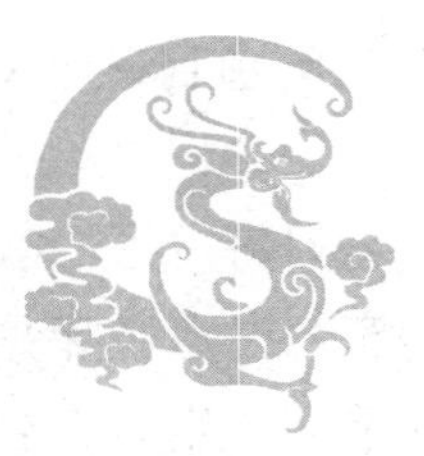

养生类纂卷第六

榕庵周守忠　纂集

乡贡进士钱塘县知县樵阳谢颎校正重刊

人事部一

身体

五脏神喜香斋，则气清神悦，百病不生。《琐碎录》

勿令发覆面，不祥。《千金要方》

勿举足向火。同上

误食耳垢，令人病耳聋，置之怀袖[①]间治忘。《琐碎录》

极热扇手心，五体[②]俱凉。同上

若要安，三里不要干[③]。患风疾人，宜灸三里者。五脏六腑也，沟渠也，常欲宣通，即无风疾。同上

凡五色皆损目，唯皂糊屏风，可养目力。同上

肝恶风，心恶热，肺恶寒，脾恶湿[④]，肾恶渗。同上

乱头发不可顿壁缝，房内招祟。《琐碎录》

头发不可在鱼鲊[⑤]中，杀人。同上

老翁须一大把，酒、水各一碗煎服之，治瘰疬。同上

① 袖：原作“神”，据《寿养丛书》本改。

② 五体：指四肢及头。此指全身。

③ 不要干：指灸疮不干，即反复灸的意思，谓足三里穴是治疗、保健的重要穴位。

④ 湿：原作“温”，据《寿养丛书》本改。

⑤ 鲊：腌制的鱼。

眼不点不昏，耳不斡[1]不聋。同上

头边放火炉，久而发脑痈疮疖。同上

张苍常服人乳，故年百岁余，肥白如瓠。《本草》

收自己乱头发，洗净，干。每一两入椒五十粒，泥固封入炉，大火一煅，如黑糟，细研。酒服一钱匕[2]，髭发长黑。同上

刘君安烧自己发，合头垢等分，合服如大豆许三丸，名曰还精，令头不白。《服气积义》

取七岁男齿、女发，与自己头垢合烧，服之一岁，则不知老，常为之，使老有少容也。《刘根别传》

有饮油五斤以来，方始快[3]意，长得吃得安，不尔则病。此是发入胃，被气血裹了化为虫。治用雄黄半两为末，水调服，虫自出。如虫出活者，置于油中，逡巡[4]间自耗。《夏子益治奇疾方》

去鼻中毛，神道往来，则为庐宅，昼夜绵绵无休息也。《黄庭经注》。又《云笈七签》除鼻中毛所谓通神路也。

误食头发，成发瘕病。《巢氏病源》

爪，筋之穷，不数截，筋不替。《云笈七签》

凡梳头发及爪皆埋[5]之，勿投水火，正尔抛掷。一则敬父母之遗体，二则有鸟[6]曰鸺鹠[7]，夜入人家，取其爪发，则伤魂。同上

甲寅日可割指甲，甲[8]午日可割脚甲，此日[9]三尸[10]游处，故以割除以制尸魄也。同上。又云：凡寅日去手爪甲，午日去足爪甲，名之斩三尸。

涕唾

不可对北涕唾。《感应篇》

饮玉泉者，令人延年，除百病。玉泉者，口中唾也。鸡鸣、平旦、

---

① 斡：旋转。

② 匕：原作“上”，据《证类本草》卷十五改。

③ 快：原作“快”，形误，据文义改。

④ 逡巡：顷刻。

⑤ 埋：原作“理”，据《云笈七签》卷四十七改。

⑥ 鸟：原作“乌”，据《云笈七签》卷四十七改。

⑦ 鸺鹠：原作“鹄鹎”，据《云笈七签》卷四十七改。鸺鹎，猫头鹰的别称。

⑧ 甲：“甲”字原脱，据《云笈七签》卷四十五补。

⑨ 日：“日”字原脱，据《云笈七签》卷四十五补。

⑩ 三尸：道教术语，指三尸神。上尸好华饰，中尸好滋味，下尸好淫欲。

晡时、黄昏、夜半，一日一夕，凡七漱玉泉饮之，每饮辄满口，咽之，延年。《云笈七[1]签》

勿向西北唾，犯魁罡神，凶。《千金要方》

咳唾，唾不用远，或肺病，令人手足重及背痛咳嗽。同上

远唾不如近唾，近唾不如不唾。《琐碎录》

远唾损气，多唾损神。同上

勿咳唾失肌汁。《云笈七签》

多唾令人心烦。同上

俗人但知贪于五味，不知有元气可饮。圣人知五味之毒焉，故不贪；知元气可服，故闭口不言，精气息应也。唾不咽，则气海不润，气海不润则津液乏。是以服元气，饮醴泉，乃延年之本也。同上

若能竟日不唾涕者，亦可含一枣，咽津液也。《王母内传》。又《云笈七签》曰：人能终日不涕唾，常含枣核，咽之，令人受气生津液也。取津液，非咽核。

亥子日不可唾，亡精失气，减损年命。《神仙传》

汗

大汗急傅粉，着汗湿衣，令人得疮，大小便不利。《养生要集》

饮食饱甚，汗出于胃。饱甚胃满，故汗出于胃也。惊而夺精，汗出于心。惊夺心精，神气浮越，阳内薄之，故汗出于心也。持重远行，汗出于肾。骨劳气越，肾复过疲，故持重远行，汗出于肾也。疾走[2]恐惧，汗出于肝。暴役于筋，肝气罢极，故疾走恐惧，汗出于肝也。摇体劳苦，汗出于脾。摇体劳苦，谓动作施力，非疾走远行也。然动作用力，则谷精四布，脾化水谷，故汗出于脾也。出《黄帝素问》

劳伤汗出成疾。《华佗中藏经》

汗出毛孔开，勿令人扇凉，亦为外风所中。《四时养生论》

人汗入诸肉，食之作丁疮。《本草》。又《巢氏病源》云：人汗入诸肉，食作痈疖。

多汗损血。《琐碎录》

背汗倚壁，成遁注[3]病。《巢氏病源》谓：劳气遁注经络，四肢沉，腹内痛也。

大汗勿偏脱衣。喜偏风，半身不遂。同上

① 笈七：此二字原误倒，据文义改。

② 走：原作“老”，据《素问·经脉别论》改。

③ 遁注：指病邪停滞。

嚏

向日取嚏法：欲得延年，洗面精心[①]，至日更洗漱也。日出三丈，正面向日，口吐死气，服日[②]后便为之。死气四时吐之也。鼻噏日精，须鼻得嚏便止，是为气通。若不得嚏，以软物通导之，使必得嚏也。以补精复胎，长生之方也。向日正心，欲得使心正，常以日出三丈，取嚏讫仍为之。错手着两肩上，左[③]手在上，以日当心，开衣出心，令正当之。常能行之，佳。《云笈七签》

食后，以小纸捻打喷嚏数次，气通则目自明，痰自化。《琐碎录》

便溺

不可对北溺。《感应篇》

忍尿不便，膝冷成痹。《千金要方》

忍大便不出，成气痔。同上

小便勿弩[④]，令两足及膝冷。同上

丈夫饥，欲坐小便，若饱则立小便，慎之无病。同上

大便不用呼气及强弩。令人腰疼目涩，宜任之，佳。同上

夜间小便时，仰面开眼，至老眼不昏。《琐碎录》

忍小便，成淋疾。《琐碎录》

久忍小便，成冷痹。《云笈七签》

凡人求道，勿犯五逆，有犯者，凶。大小便向南一逆，向北二逆，向日三逆，向月四逆，仰视天及星辰五逆。同上

行

行不得语，令人失气。《千金要方》

凡欲行来，常存魁罡[⑤]在头上，所向皆吉。同上

行及乘马，不用回顾，则神去。同上

夜行用手掠脑后发，长精神，鬼魅不敢近。《琐碎录》

夜行损筋。同上

夜行常琢齿，琢齿亦无正限数也。然鬼邪畏琢齿声，是故不得犯人。《真诰》

---

① 心：原作“神”，据《云笈七签》二十四改。

② 服日：气功术语，即以意念采服日精，属存思类历法。

③ 左：原作“在”，据《云笈七签》二十四改。

④ 弩：同“努”。下同。

⑤ 魁罡：四柱神杀之一。

行不多言，恐神散而损气。《西山记》

夜行及冥卧心中恐者，存日月还入于明堂中，须臾百邪自灭，山居恒尔，此为佳。同上

夜归，左手或右手，以中指书手心，作“我是鬼”三字，再握固，则不恐惧。《琐碎录》

久行伤筋，劳于肝也。《黄帝素问》

立

久立伤骨，劳于肾也。《黄帝素问》

久立则肾病。《华佗中藏经》

久立低湿成疾。同上

坐立莫于灯心后，使人无事被牵连。《袁天罡阴阳禁忌历》

坐

久坐伤肉，劳于脾也。《黄帝素问》

坐卧于冢墓之间，精神自散。《西山记》

勿跂[①]床悬脚，成血痹，两足重，腰疼。《千金要方》

饱食终日久坐，损寿。同上

勿竖膝坐而交臂膝上，不祥。《云笈七签》

勿北向坐思，惟不祥起。同上

枯木大树之下不可息，防阴气触人阳神。同上

坐卧莫当风，频于暖处浴。《孙真人枕中歌》

暑月日晒处，虽冷石不可便坐，热则令人生疮，冷则成小肠气。《琐碎录》

早起

清旦常言好事，勿恶言，闻恶事即向所来方三唾之，吉。又勿嗔怒，勿叱咤咄呼，勿嗟叹，勿唱奈何，名曰请祸。《千金要方》

凡鸡鸣时，叩齿三十六遍讫，舐[②]唇嗽口，舌撩上齿，咽之三过，杀虫补虚劳，令人强壮。《琐碎录》

早起先以左足下床，则一日平宁。同上

---

① 跂：抬起脚后跟站立。

② 舐：原作“纸”，据《寿养丛书》本改，与《病源·虚劳候合》。

早起以左、右手摩肾，次摩脚心，则无脚气诸疾。或[①]以热手摩面上，则令人悦色。以手背揉眼，则明目。同上[②]

煨生姜，早晨含少许，生胃气，辟山瘴邪气。同上

每日下床先左脚，念“乾元亨利贞”，下右脚念“日月保长生”，如此各念三遍，则终日吉。同上

晨兴，以钟乳粉入白粥中拌和食之，极益人。同上

早起不可用刷牙子，恐根浮兼牙疏易摇，久之患牙疼。盖刷牙子皆是马尾为之，极有所损。今时出牙者，尽用马尾灰。盖马尾能腐齿龈。同上

早起东向坐，以两手相摩令热，以手摩额上至顶上，满二九止，名曰存泥丸。《太平御览》

清旦初起，以两手叉两耳[③]，极上下之，二七止，令人不聋。次缩鼻闭气，右手从头上引左耳，二七止。次引两发鬓举之，令人血气流通，头不白。又摩手令热，以摩身体，从上至下，名干浴，令人胜风寒，时气、寒热、头疼百病皆除之。同上

凡人旦起常言善事，天与之福。《云笈七签》

夜起

夜起裸行[④]不祥。《云笈七签》

夜起坐，以手攀脚底，则无筋转之疾。《琐碎录》

愁泣

勿久泣，神悲蹙。《云笈七签》

大愁气不通。同上

多愁则心慑。《小有经》

学生之法，不可泣泪及多唾泄，此皆为损液漏精，使喉脑大竭，是以真人道士常吐纳咽沫，以和六液。《真诰》

不可对灶哭。《感应篇》

哭者亦趣死之音，哀者乃朽骨之大患，恐吾子未悟之，相为忧耳。同上

哭泣悲来，新哭讫，不用即食，久成气病。《巢氏病源》

---

① 或：原作“成”，据《寿养丛书》本改。

② 同上：此二字原脱，据文例补。

③ 叉两耳：原作“叉两手”，据《太平御览》卷七百三十改。

④ 行：原作“形”，据《寿养丛书》本改。

不可泣哭，便喉涩大渴。同上

愤懑伤神，神[1]通于舌，损心则謇吃。同上

怒叫

勿朔旦号怒。《感应篇》

勿对北恶骂。同上

勿向灶骂詈，不祥。《千金要方》

勿卒呼，惊魂魄。勿恚怒，神不乐。《云笈七签》

多怒则百脉不定。《小有经》

喜笑

大乐气飞扬。《云笈七签》

多笑则伤脏，多乐则意溢，多喜则忘错昏乱。《小有经》

恣乐伤魂魄，通于目，损于肝，则目暗。《巢氏病源》

笑多则肾转腰痛。同上

歌舞

不可晦腊[2]歌舞。《感应篇》

不可对灶吟咏。同上

凡欲眠，勿歌咏，不祥。《云笈七签》

慎勿上床卧歌，凶。同上

语言

凡言语读诵，常想声在气海中。《千金要方》

食上[3]不得语，语而食者，常患胸背痛。同上

寝卧不得多言笑，言五脏如钟磬，不悬则不可发声。同上

行不得语，若欲语须住乃语，行语则令人失气也。同上

眠勿大语，损人气力。同上

走不得大语。《琐碎录》

多语则气争。《云笈七签》

不得与女人语笑同处，致尸鬼惑乱精神。《太一真君》

---

① 神："神"字原脱，据《病源·謇吃候》补。

② 晦腊："晦"是指每月的最后一天。"腊"是指正月初一之天腊、五月初五之地腊，七月初七之道德腊，十月初一三民岁腊，十二月初八之王侯腊。

③ 食上：即吃饭的时候。

食不语，寝不言。《论语》

思念

勿念内，志恍惚。《云笈七签》

多思则神怠，多念则神散。《小有经》

不可北向思，惟不祥起。《云笈七签》

思虑伤心，心伤则吐、衄血，发则发焦。《巢氏病源》

睡卧枕附

久卧伤气。劳于肺也。《黄帝素问》

不可当风卧，不可令人扇之，皆卧得病也。《千金要方》

凡人卧，春夏向东，秋冬向西，头勿北卧，及墙北亦勿安床。同上

凡欲眠，勿歌咏，不祥。同上

上床坐，先脱左足，卧勿当舍脊下。卧讫，勿留灯烛，令魂魄及六神[①]不安，多愁怨。人头边勿安火炉，日久引火气，头重目赤，睛及鼻干。同上

夜卧当耳勿有孔，吹人即耳聋。同上

夏不用[②]露面卧，令人面皮厚，喜成癣，或作面风。同上

冬夜勿覆其头，得长寿。同上

凡人眠，勿以脚悬踏高处，久成肾水，损房，足冷。同上

不得昼眠，令人失气。同上

卧勿大语，损人气力。同上

暮卧常习闭口，口开即失气，且邪恶从口入，久成消渴及失血色。同上

屈膝侧卧，益人气力，胜正偃卧。按孔子不尸卧[③]，故曰睡不厌蹴[④]，觉不厌舒。同上

凡人舒睡，则有鬼痛魔邪。同上

凡眠，先卧心，后卧眼，一夜当作五度反复，常逐[⑤]更转。同上

勿湿头卧，使人头风、眩闷、发秃、面黑、齿痛、耳聋、头生白屑。同上

---

① 六神：心、肺、肝、肾、脾、胆各有其神主宰，称为六神。

② 用：原作“困”，据《千金要方》卷二十七改。

③ 尸卧：谓如尸体一般仰卧。

④ 蹴：屈膝。

⑤ 逐：原作“遂”，据《千金要方》卷二十七改。“逐”，随着。

凡睡觉，勿饮水更眠，令人作水癖。《巢氏病源》

夜卧或侧或仰，一足伸屈不并，则无梦泄之患也。《琐碎录》

临卧用黄柏皮蜜炙含少许，一生不患咽喉。同上

雷鸣勿仰卧。同上

人睡着不可将笔画面，其人神魂外游，回视不认尸，有至死者。同上

卧处不可以首近火，必有目疾。亦不可当风，必患头风等疾。背受风则嗽，胸无禁。同上

多睡令人目盲。《云笈七签》

丈夫勿头北向卧，令人神不安，多愁忘。同上

凡人卧，不用隐膊下，令人六神不安。同上

凡卧欲得数侧，语笑欲令至少，莫令声高。同上

慎勿上床卧歌，凶。同上

暮卧，先读《黄庭内景玉经》一遍乃卧，使人魂魄自然制炼，常行此法二十八年亦成仙矣。《正一修真旨要》

饱食便卧，损寿也。同上

人若睡，必须侧[①]卧踡跼，阴魄全也。亦觉，即须展两脚及[②]两手，令气通遍浑身，阳气布也。《云笈七签》

寝无伏。出《礼记》。又《云笈七签》云：始卧伏卧床，凶。

夜卧，自胫以下，常须覆薄被。不如此则风毒潜入，血气不行，直至觉来，顽痹[③]、瘫缓、软脚、偏风，因兹交至。《四时养生论》

睡不张口，恐气泄而损神。《西山记》

卧湿当风，则真气自弱。同上

夜卧，当耳勿得有孔，风入耳中，喜令口喎。《巢氏病源》

饱食仰卧，久成气疾，病头风。同上

人见十步直墙，勿顺墙而卧，风利吹人，必发癫痫及体重。同上

汗出不可露卧及浴，使人身振、寒热、风疹。同上

麻黄末五分，日中面向南杵之，水调方寸匕[④]，日可三服，不睡。若要睡，用糯米粥、葵菜汤解之，依旧。此炼丹守炉之秘法也。《墨子秘录》

---

① 侧：原作“则”，据《云笈七签》卷五十九改。

② 及：原作“又”，据《云笈七签》卷五十九改。

③ 顽痹：指皮肤、肌肉麻木不知痛痒或手足酸疼等症。

④ 匕：原作“七”，据文义改。

煮通草茗饮之，不睡矣。同上

将麝香一剂安于枕中，能除邪辟恶。《狐刚子粉图》

决明子置之枕中最明眼。《琐碎录》

不可用菊花为枕，久之令人脑冷。同上

神枕法：昔太山下有老翁者，失其名字。汉武东巡，见老翁锄于道，背上有白光高数尺，帝怪而问之："有道术否？"老翁对曰："臣昔年八十五时，衰老垂死，头白齿落，有道士者教臣服枣，饮水绝谷，并作神枕法，中有三十二物。其三十二物中二十四物善，以当二十四气；其八物毒，以应八风。臣行之转少，白发返黑，坠齿复生，日行三百里。臣今年一百八十矣，不能弃世入山，顾恋孙子，复还食谷，又已一十余年，犹得神枕之力，往不复老。"武帝视老翁颜状，当如五十许人[①]，验问其邻，皆云信然。帝乃从受其方作枕，而不能随其绝谷饮水也。方用五月五日、七月七日取山林柏以为枕，长一尺二寸，高四寸，空中容一斗二升，以柏心赤者为盖，厚二分，盖致之令密，又当使可开用也。又钻盖上，为三行，行四十孔，凡一百二十孔，令容粟米大，其用药芎䓖、当归、白芷、辛夷、杜衡、白术、藁本、木兰、蜀椒、桂、干姜、防风、人参、桔梗、白薇、荆实、肉苁蓉、飞廉、柏实、薏苡子、款冬花、白衡、秦椒、蘪芜。凡二十四物，以应二十四气。加毒者八物应八风，乌头、附子、藜芦、皂荚、䒗草、礜石、半夏、细辛。右三十二物各一两，皆㕮咀，以毒药上安之满枕中，用布囊以衣枕。百日面有光泽。一年体中所疾及有风疾，一一皆愈差，而身尽香。四年白发变黑，齿落更生，耳目聪明。神方验秘，不传非其人也。藁本是老芎䓖母也。武帝以问东方朔。答曰："昔女廉以此方传玉青，玉青以传广成子，广成子以传黄帝。近者谷城道士淳于公枕此药枕耳，百余岁而头发不白。夫痛之来，皆从阳脉。今枕药枕，风邪不得侵入矣。又虽以布囊衣枕，犹当复以帷衾重包之，须欲卧枕时，乃脱去之耳。"诏赐老翁匹帛。老翁不受，曰："陛下好善，故进之耳。"帝止。《云笈七签》

益眼者，无如磁石以为盆枕，可老而不昏。宁王宫中用之。《丰宁传》

梦

夜梦恶不须说，旦以水面东噀[②]之，咒曰：恶梦着草木，好梦成宝

① 人：《寿养丛书》本作"又"，属下读。

② 噀：口喷水。

玉。即无咎矣。《千金要方》

说梦者凶。《千金翼方》

善梦可说，恶梦默之，则使人延命矣。此出《云笈七签》。又《千金要方》云：梦之善恶皆勿说为吉。

夜停烛而寝，招恶梦。《琐碎录》

枕麝香一具于颈间，辟水注之来，绝恶梦矣。《真诰》

魇

人卧不寤，皆是魂魄外游，为他邪所执录，欲还未得，致成魇[1]也。忌火照，火照则神魂遂不复入，乃至于死。而人有于灯光前魇者，是本由明出，是以不忌火也。《巢氏病源》

人魇勿燃明唤之，魇死不疑，暗唤唯好。得远唤，亦不得迫而急唤，亦喜失魂魄也。同上

夜卧，以鞋一覆一仰，亦无魇恶梦。《琐碎录》

枕北而寝，多魇。同上

夜魇之人，急取梁尘吹鼻中，即醒。同上

取雄黄一块，带之不魇。《墨子秘录》

人忽不寤，勿以灯照之，杀人。但痛啮拇指甲际而唾其面则活。取韭捣汁吹鼻中，薤汁亦得，冬月用韭根汁灌于口中。葛洪《肘后方》

养生类纂卷第六

① 魇：梦魇，俗成鬼压床。指睡眠中因梦惊吓而喊叫，或觉得什么东西压在身上不能动。

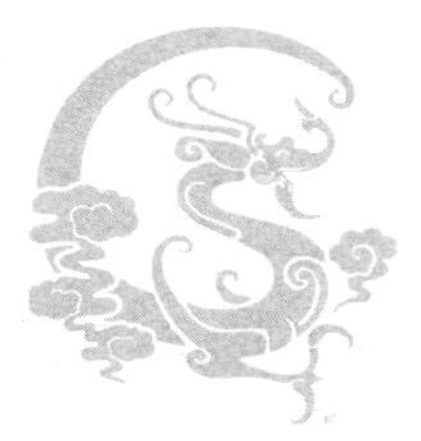

养生类纂卷第七

榕庵周守忠　纂集
乡贡进士钱塘县知县樵阳谢颎校正重刊

人事部二

沐浴　洗面　叩齿　栉发梳附　漱口　濯足　交合

沐浴

沐浴未干而熟睡，成疾。《华佗中藏经》

浴冷水则生肾痹之疾。同上

新沐发讫，勿当风，勿湿萦髻，勿湿头卧，使人头风眩闷，发秃面黑，齿痛耳聋，头生白屑。《千金要方》

夜沐发，不食即卧，令人心虚，饶汗多梦。同上

热泔洗头，冷水濯之，作头风。同上

饮水沐头，作头风。同上

冬浴，不必汗出霢霂[①]。同上

时行病，新汗方解，勿冷水洗浴，损心。同上

凡居家不欲数沐浴，若沐浴必须密室，不能大热，亦不得大寒，皆生百疾。同上

沐浴后不得触风寒。同上

饥忌浴，饱忌沐。沐讫，须进少许食饮乃出。同上

常以晦日[②]浴，朔日[③]沐吉。同上

① 汗出霢霂：汗出如雨状。霢霂，小雨。

② 晦日：阴历每月最后一日。

③ 朔日：阴历初一。

沐浴忌三伏、二社[①]、四杀日[②]，宜择申酉亥子日，大吉也。《琐碎录》

人能一生断沐，未无[③]眼疾。同上

洗头不可冷水，成头风疾。同上

浴出不可和衫裙寝熟，恐成外肾疼，腰背拳曲。同上

有目疾，切忌酒后澡浴，令人目盲。同上

饱食沐发作头风。《巢氏病源》

汗出不可露卧及浴，使人身振、寒热、风疹。同上

沐与浴同日，凶。《千金翼方》。又云：夫妻同日沐浴，凶。

旧说眼疾不可浴，浴则病甚，至有失明者。白彦良云，未壮[④]之前，岁岁患赤眼，一道人劝，但能断沐头则不复病此。彦良不沐，今七十余，更无眼疾。《方勺泊宅编》

向午后阴气起，不可沐发，令人心虚，饶汗多梦及头风也。《云笈七签》

汗出不宜洗身，令人五脏干，少津液。同上

沐浴无常，不吉。同上

新沐浴讫，不得露头当风，不幸得大风刺风疾。同上

五香沐浴者，青木香也。青木华叶五节，五五相结，故辟恶气，检魂魄，制鬼烟，致灵迹，以其有五五之节，所以为益于人耳。此香多生沧浪[⑤]之东，东方之神，人名之为青木之香焉。同上

沐浴用五种香汤：一者白芷，能去三尸；二者桃皮，能辟邪气；三者柏叶，能降真仙；四者零陵，能集灵圣；五者青木香，能消秽召真。《沐浴身心经》

上元[⑥]斋者，用云水三斛、青木香四两、真檀七两、玄参二两，四种合煮一沸[⑦]，清澄适寒温，先沐后浴。此难办者，用桃皮、竹叶剉之，水一二斛，随多少煮一沸，令有香气，辟恶除不祥。沐浴室令香净，勿近圊圂，勿逼井灶，勿傍堂坛，勿用秽地。《洞神经》

甑气水沐发，令发长密黑润。《本草》

---

① 二社：指春社日和秋社日。
② 四杀日：即天罡四杀日，指对四种命格的人不利的日时。
③ 未无：疑当作“无未”，没有。
④ 壮：原作“牡”，据《寿养丛书》本改。
⑤ 沧浪：古水名。多指汉水支流。
⑥ 上元：俗以农历正月十五日为上元节，也叫元宵节。
⑦ 沸：原作“拂”，据《寿养丛书》本改。

沐用旬，浴用五。夫五则五气流传，浴之荣卫通畅，旬则数满复还，真气在脑，沐之则耳目聪明。若频频浴者，血凝而气散，虽肌[①]体光泽，而气自损，故有痈疽之疾者，气不胜血，神不胜形也。若频频沐者，气壅于脑，滞于中，令人体重形疲，久而经络不能通畅。故古人以阳养阳，阳不耗散；以阴炼阳，阳必损弱。《西山记》

数澡洗，每至甲子当沐。不尔，当以几月旦，使人通灵。浴不患数，患人不能耳。荡炼尸臭而真气来入。《正一平经》

沐浴不数，魄之性也，违魄反真，是炼其浊秽，魄自亡矣。《真诰》

洗面

旦起勿开目洗面，令人目涩失明饶泪。《千金要方》

盛热中自日中来，不得用冷水沃面，恐成目疾也。《琐碎录》

叩齿

叩齿之法：左相叩名曰打天钟，右相叩名曰槌天磬，中央上下相叩名曰鸣天鼓。若卒遇凶恶不祥，当打天钟三十六遍。若经凶恶辟邪威神大咒，当槌天磬三十六遍。若存思念道，致真招灵，当鸣天鼓。当以正中四齿相叩，闭口缓颊，使声虚而深响也。《九真高上宝书神明经》

夜行常琢齿，琢齿亦无正限数也，煞鬼邪。鬼常畏琢齿声，是故不得犯人也。若兼之以漱液祝说亦善。昔鲍助者都不学道，亦不知法术，年四十余忽得面风气，口目不正。炁入口，而两齿上下惟相切拍甚有声响，如此昼夜不止，得寿百二十七岁。《真诰》

齿，骨之穷。朝夕[②]琢齿，齿不龋[③]。《云笈七签》

齿宜数叩。《黄庭内经》

朝暮叩齿，以会身神。《黄庭外经注》

栉发梳附

栉头理发，欲得过多，通流血气，散风湿也。数易栉更番用之也。亦不可频解发也，栉之使多而不使痛，亦可令侍者栉取多也。于是血液不滞，发根常坚。《真诰》

发宜多栉。《黄庭内经》

---

① 肌：原作“饥”，据《寿养丛书》本改。

② 夕：原作“久”，据《云笈七签》卷三十二改。

③ 龋：原作“齵”，据《云笈七签》卷三十二改。

发是血之余，一日一度梳。《琐碎录》

发，血之穷，千过梳发，发不白。《云笈七签》

玳瑁梳能去风屑。《琐碎录》

孙思邈以交加木造百齿梳用之，养生要法也。《樵人直说》

漱口

食毕当漱口数过，令人牙齿不败，口香。《千金要方》

热食讫，以酢[①]浆漱口者，令人口气常臭，作䘌[②]齿病。同上

汗出不宜洗身、漱口，令人五脏干，少津液。《云笈七签》

热汤不可漱口，损牙。《琐碎录》

进士刘遁遇异人曰：世人奉养，往往倒置，早漱口不若将困而漱，去齿间所积，牙亦坚固。同上

濯足

濯足而卧，四肢无冷疾。《琐碎录》

足是人之底，一夜一次洗。同上

凡脚汗勿入水，作骨痹，亦作遁疾。《云笈七签》

井华水和粉洗足，不病恶疮。《巢氏病源》

交合

凡夏至后丙丁日，冬至后庚辛日，皆不可合阴阳，大凶。《千金要方》

凡大月十七日、小月十六日，此名毁败日，不可交合，犯之伤血脉。同上

大喜大悲，男女热病未差，女子月血新产者，不可合阴阳。热疾新差，交者死。同上

老子曰：凡人生多疾病者，是风日之子；生而早死者，是晦日之子；在胎而伤者，是朔日之子；生而母子俱死者，是雷霆霹雳日之子；能行步有知而死者，是下旬之子；兵血死者，是月水尽之子，又是月蚀之子；能胎不成者，是弦望之子；命不长者，是大醉之子；不痴必狂者，是大劳之子；生而不成者，是平晓之子；意多恐悸者，是日出之子；好为盗贼贪欲

---

① 酢：酢，同“醋”，《千金要方》卷二十七作“醋”，“醋”上有“冷”字。

② 䘌：原作“蜃”，据《千金要方》卷二十七改。

者，是禺中[①]之子；性行不良者，是日中之子；命能不全者，是日昳[②]之子；好诈反妄者，是晡时之子；不盲[③]必聋者，是人定[④]之子。天地闭气不通，其子死。夜半合阴阳，生子上寿贤明；夜半后合会，生子中寿，聪明智惠；鸡鸣合会，生子下寿，克父母。此乃天地之常理也。同上

天老曰：人禀五常形貌，而尊卑贵贱不等，皆由父母合会禀气寿也。得合八星阴阳各得其时者，上也，即富贵之极。得合八星阴阳不得其时者，中也，得中宫。不合八星阴阳得其时者，下也，得下宫。不合此宿，不得其时者，则为凡人矣。合宿交会者，非惟生子富贵，亦利身，大吉。八星：室、参、井、鬼、柳、张、房、心。一云：凡宿也，是月宿所在星，可以合阴阳。同上

醉饱交接，小者面皯，咳嗽，大者伤绝脏脉，损命。《千金要方》

多食生葫行房，伤肝气，令人面无色。同上

御女之法，能一月再泄，一岁二十四泄，皆得二百岁，有颜色，无疾病，若加以药，则可长生。同上

患赤目须忌房事，不然令人患内障。同上

人年二十者，四日一泄；三十者，八日一泄；四十者，十六日一泄；五十者，二十日一泄；六十者，闭精勿泄。若体力犹壮者，一月一泄。凡人气力自有强盛过人者，亦不可强忍，久而不泄，致生痈疽。若年过六十而有数旬不得交合，意中平平者，自可闭固也。同上

凡人习交合之时，常以鼻多内气，口微吐气，自然益矣。交会毕蒸热是得气也。以菖蒲末三分，白梁粉傅摩令燥，既使强盛，又湿疮不生也。同上

凡欲施泻者，当闭口张目，闭气握固，两手左右上下，缩鼻取气，又缩下部及吸腹，小偃脊膂，急以左手中两指抑屏翳穴，长吐气，并琢齿千遍，则精上补脑，使人长生。若精妄出，则损神也。同上

交会者，当避丙丁日，及弦望晦朔、大风大雨大雾、大寒大暑、雷电霹雳、天地晦冥、日月薄蚀[⑤]、虹霓地动，若御女者，则损人神，不吉。

---

① 禺中：又作“隅中”将近午时。

② 日昳：太阳偏西的时候。“昳”原作“映”，据《千金翼方》卷十二改。

③ 盲：原作“音”，据《千金翼方》卷十二改。

④ 人定：夜深人静的时候。

⑤ 日月薄蚀：即日食和月食。“薄”同“追”，“蚀”亦作“食”。

损男百倍，令女得病，有子必颠痴顽愚，喑哑聋聩，挛跛盲[①]眇，多病短寿，不孝不仁。又避日月星辰，火光之下，神庙佛寺之中，井灶圊厕之侧，冢墓尸柩之傍，皆悉不可。夫交合如法，则有福德大智善人降托胎中，仍令性行调顺，所作和合，家道日隆，祥瑞竞集。若不如法，则有薄福愚痴恶人来托胎中，仍令父母性行凶险，所作不成，家道日否[②]，殃咎屡至。夫祸福之应，有如影响[③]。此乃必然之理，可不再思之。同上

妇人不必颜色妍丽，但得少年未经生乳，多肥肉，益也。若细发、目精黑白分明，体柔骨软，肌肤细滑，言语声音和调，四肢骨节皆欲足肉而骨不大，亦益也。

妇人蓬头蝇面，槌项结喉，雄声大口，高鼻露齿，目精[④]浑浊，口颔有毛，骨节高大，发黄少肉，与之交会，皆贼命损寿也。同上

每月二十八日，人神在阴，切忌欲事，甚于甲子、庚申，十五日，人神在遍身，尤当戒之。同上

善摄生者，凡觉阳事转盛，必谨而抑之，不可纵心竭意，以自贼也。若一度制得，则一度火灭，一度增油。若不能制，纵情施泻，即是膏火将灭，更去其油，可不深自防？同上

房事忌五月五日、六日、七日、十五日、十六日、十七日、二十五日、二十六日、二十七日，为九毒日，犯之者不过三年。《琐碎录》

房事忌庚申、甲子、本命生日，犯之者各减二年之寿，朔日减一纪[⑤]，望日减十年，三元日减五年，四立、二分、二至、社日，各减四年，三伏与晦日，各减一年。又切忌当此日辰，不可构婚姻之礼。同上

新沐浴及醉饱，远行归还，大疲倦，并不可行房室之事，生病，切慎之。《云笈七签》

夫妻昼合不祥。同上

终身之忌，卧幕燃烛行房。同上

历节疼痛，因醉犯房而得之。《华佗中藏经》

人有所怒，血气未定，因以交合，令人发痈疽。《黄帝杂禁忌法》

---

① 盲：原作"肓"，据《千金方》卷二十七改。

② 否：困穷，不顺。

③ 影响：影子和回声。形容感应迅速。

④ 精：通"睛"。

⑤ 一纪：十二年。

不可忍小便交合，令人淋，茎中痛，面失血色。同上

远行疲乏来入房，为五劳虚损。同上

妇人月事未绝，而与交合，令人成病得白驳[1]。同上

夫学生之夫，必夷心养神，服食治[2]病，使脑宫填满，玄精不倾，然后可以存神服霞，呼吸二景耳。若数行交接，漏泄施泻者，则气秽身亡，精灵枯竭，虽复玄梃玉箓，金书太极者，将亦不可解于非生乎。在昔先师常诫于斯事云：学生之人，一接则倾一年药势，二接则倾二年药势，过三以往，则所倾之药都亡于身矣。是以真仙之士，常慎于此，以为生生之大忌。《真诰》

凡甲子庚申之日，是尸鬼竞乱，精神躁秽之日也，不可与夫妻同席及言语面会，当清斋不寝，警备其日，遣诸可欲。同上

醉而交接，或致恶疮。《巢氏病源》

醉饱莫行房，五脏皆反覆。《孙真人枕中歌》

精液流泉去鼻香。注云：阴阳交接，漏液失精，食饮无味，鼻失芳香，若交接不停，鼻必失气，口不得味也。《黄庭外经》

雷电交合之子，必病癫狂。故曰：有不戒其容止者，生子不备也。《玄女中房经》

凡月二日、三日、五日、九日、二十日，此生日也，交会令人无疾病。《千金翼方》

养生类纂卷第七

---

① 白驳：白癜风。

② 治：原作“活”，据《真诰》卷十改。

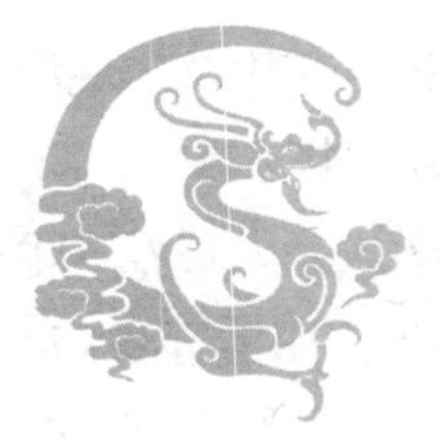

养生类纂卷第八

榕庵周守忠　纂集

乡贡进士钱塘县知县樵阳谢颎校正重刊

人事部三

老人　小儿

老人

老人之食，大抵宜其温热熟软，忌其粘硬生冷。每日晨朝，宜以醇酒，先进平补下元药一服，女人则平补血海药一服，无燥热者良。寻以猪羊肾煮[①]一杯压之，五味、葱薤、鹑膂等粥皆可。至辰时，服人参平胃[②]散一服。然后次第以顺四时温软饮食进之。食后，引行一二百步，令运动消散。临卧时，进化痰利膈人参半夏圆一服。尊年[③]之人，不可顿饱，但频频与食，使脾胃易化，谷气长存。若顿令饱食，则多伤满，老人肠胃虚薄，不能消纳，故成疾患。为人子者，深宜体悉，此养老之大要也。日止可进前药三服，不可多饵。如无疾患，亦不须服药，但只调停饮食，自然无恙矣。《奉亲养老书》

老人药饵止是扶持之法，只可用温平顺气，进食补虚、中和之药治之，不可用市肆赎买、他人惠送、不知方味及狼虎之药与之服饵，切宜审详。同上

老人骨肉疏冷，风寒易中，若窄衣贴身，暖气着体，自然气血流利，四肢和畅。虽遇盛夏，亦不可袒露。其颈后连项，常用紫软夹帛，自颈后

① 猪羊肾煮：《寿亲养老新书》卷一作“猪羊肾粟米粥”，义长。

② 胃：原作“气”，据《寿亲养老新书》卷一改。

③ 尊年：犹高龄。

巾[①]帻中垂下着肉，入衣领中，至背甲[②]间，以护腠理。尊年人肌肉瘦怯，腠理开疏，若风伤腠中，便成大患。深宜慎之。同上

天葵数穷，则精血耗竭，神气浮弱，返同小儿全假将护以助衰晚。若遇水火兵寇非横惊怖之事，必先扶持老人于安稳处避之，不可喧忙惊动。尊年之人一遭大惊，便至冒昧，因生余疾。凡丧葬凶祸不可吊，疾病危困不可令问，寝寐饮食不可令惊，悲哀忧愁不可令人预报，秽恶臭败不可令闻，生冷粘硬毒物不可令食，弊漏卑湿不可令居，卒风暴寒不可令冒，烦燠[③]大热不可令中，动作行步不可令劳，暮夜之食不可令[④]饱，阴雾晦冥不可令饥，假借鞍马不可令乘，偏僻药饵不可令服，废宅欹[⑤]宇不可令入，坟园冢墓不可令游，危险之地不可令登，渊急之水不可令渡，暗昧之室不可令孤，凶祸远报不可令知，轻薄婢使不可令亲，家缘冗事不可令管。皆宜忌之，以保长年。同上

冷馔米食水团，兼粽粘冷肥僻之物，多伤脾胃，难得消化，大不益老人。同上

凡老人有患，宜先以食治。食治未愈，然后命药。此养老人之大法也。同上

高年之人，多有宿疾，春气所攻，则精神昏倦，宿患发动。又复经冬已来，拥炉熏衾，啖炙饮热，至春成积，多所发泄。致体热头昏，膈壅涎嗽[⑥]，四肢劳倦，腰脚不任，皆天所发之疾也，常宜体候。若稍觉微疾，不可复行疏利，恐伤脏腑，别生余疾。但只用消风和气、凉膈化痰之药消解。同上

春时遇天气顿暖，不可顿减绵衣。缘老人气弱骨疏，怯风冷易伤，才透春时，但多令夹衣，遇暖之时一重重渐减，即不致暴伤也。同上

夏月老人尤宜保扶，若檐下故道，穿隙破窗，皆不可纳凉，此为贼风，中人暴毒。宜居虚堂净室，水次木阴，洁净之处，自有清凉。每日清晨进温平暖气汤散一服，饮食温软，不令太饱，但时复进之。渴用饮粟米

① 巾：原作“中”，据《寿养丛书》本改。
② 甲：原作“脾”，据《寿养丛书》本改。
③ 燠：热。
④ 令：“令”字原脱，据《寿养丛书》本补。
⑤ 欹：倾斜。
⑥ 嗽：原作“漱”，据《寿养丛书》本改。

温饮，豆蔻熟水。生冷肥腻，尤宜戒之。缘老人气弱，当夏之时，纳阴在内，以阴弱之腹，当冷肥之物，则多成滑泄，一伤真气，卒难补复。若是气弱老人，夏至已后，宜服不燥热平补肾气暖药三二十服，以助元气，若苁蓉丸、八味丸之类。同上

新登五谷老人不宜食，动一切宿疾。同上

冬月最宜养老密室。温净衾服，鲜重调其饮食，适其寒温。大寒之日，山药酒肉时进一杯，以扶衰弱，以御寒气。不可远出，触冒严风。缘老人血气虚怯，真阳气少，若感寒邪，便成疾患，多为嗽逆、麻痹、昏眩之疾。炙煿燥毒之物尤切戒之。若食炙煿燥热之物，故多有壅噎、痰嗽、咽目之疾。亦不宜澡沐，阳气内蕴之时，若加汤火所逼，须出大汗。高年人阳气发泄，骨肉疏薄，易为伤动，多感外疾。惟早眠晚起，以避[1]霜威，朝宜饮少醇酒，然后进粥，临卧宜服微凉膈化痰药一服。同上

老不瞖风，非不瞖风也，只当调气尔；少不瞖劳，非不瞖劳也，只当调脾尔。《琐碎录》

六十岁人得暇时日，以盐实脐心，上安蒜一片灸之，热则易之，久大得力。同上

男子六十闭房户，所以辅衰，故重性命也。《白虎通》

人年四十以上，常服炼乳散不绝，可以不老。又饵云母，足以愈疾延年，又勿服泻药，常饵补药，大佳。《千金要方》

人年五十以去，皆大便不利或常苦下痢，有斯二疾，常须预防，若秘涩则宜数食葵菜等冷滑之物。如其下痢，宜与姜韭温热之菜，老人于四时之中，常宜温食，不得轻之。《千金翼方》

养老之要，耳无妄听，口无妄言，身无妄动，心无妄念，此皆有益于老人也。又当爱情，每有诵念，无令耳闻，此为要妙耳。同上

老人之道，常念善无念恶，常念生无念杀，常念信无念欺。无作博戏强用气力，无举重，无疾行，无喜怒，无极视，无极听，无大用意，无大思虑，无吁嗟，无叫唤，无吟吃，无歌啸，无啐啼，无悲愁，无哀动，无庆吊，无接对宾客，无预局席。能如此者，可无病，长寿斯必不惑也。同上

老人常避大风、大雨、大寒、大暑、大雾、霜、霰、雪、旋风、恶气，能不触冒者，是大吉祥也。同上

老人所居之室必须大周密，无致风隙也。同上

---

① 避：原作“达”，据《寿养丛书》本改。

夫善养老者，非其书勿读，非其声勿听，非其务勿行，非其食勿食。非其食者，所谓猪豚、鸡鱼、蒜鲙、生肉、生菜、白酒、大酢、大咸也，常学淡食。至于[1]黄米、小豆，此等非老者所宜食。常宜轻清甜淡之物，大小麦面、粳米等为佳。人忌强用力咬啮坚硬脯肉，反致折齿破断之弊。常不饥不饱、不寒不热，善。行住[2]坐卧、言谈语笑、寝食造次之间能行不妄失者，则可延年益寿矣。同上

养生之道，食必忌杂。杂则五味相扰，食之作患。是以食啖鲜肴，务令简少。饮食当令节俭，若贪味伤多，老人肠胃皮薄，多则不消。膨脝[3]短气，必致霍乱。夏至已后，秋分已前，勿进肥浓羹臛[4]酥油酪等，则无他矣。夫老人所以多疾者，皆由[5]少时春夏取凉过多，饮食太冷，故其鱼鲙、生菜、生肉、腥冷物多损于人，宜常断之。唯乳酪酥蜜，常宜温而食之，此大利益老年。虽然，卒多食之，亦令人腹胀泄痢。同上

老人须知服食将息，调身按摩，摇动肢节，导引行气，不得杀生取肉以自养也。同上

小儿

儿之始生宜净洗，则燥血不留于折路之间，可得皮肤光泽，然后剪脐。脐之道，乃物生之蒂也，剪之宜长一尺有二，用粗线缚之。宜紧剪之，不长多生脐风，缚之不紧，阴门虚肿，兼脐难落。出《造道集》。又按《千金翼方》：凡初生断儿脐，当令长六寸，脐长则伤肌，脐短则伤脏。不以时断脐，若脐汁不尽者，即自生寒冷儿脐也。

小儿初生，急以绵裹指拭尽口中恶血，不急拭，啼声一出，即入腹，成百病矣。亦未须与乳，且先与拍破黄连，浸汤取浓汁，调朱砂细末抹儿口中，打尽腹中旧屎，方可与乳。儿若多睡，听之，勿强与乳，则自然长而少病。《小儿保生药方》

婴儿若洗浴，讫断脐带，须隔衣物咬断，将暖气呵七遍为佳。《小儿医方妙选》

婴儿初生第一日，才断脐，绷讫，看儿形，若面红润色赤，啼声响快

① 于：《千金翼方》卷十二作“如”。
② 住：原作“作”，据《千金翼方》卷十二改。
③ 膨脝：亦作“膨亨”，腹部膨大貌。
④ 臛：肉羹。
⑤ 由：原作“肉”，据《千金翼方》卷十二改。

者，宜用汞粉半钱，旋旋令儿吮之，良久有脐粪便下为佳。次用甘草法：用好原州甘草中指一节许，拍碎，以水二蚬壳煎一蚬壳，以绵缠蘸，令儿吮之，若吐出恶汁为佳。若服一蚬壳不吐，即不须更服。不问婴儿虚实寒热，皆须服之。次宜用朱蜜法：好朱砂一大豆许，细研水飞，炼赤蜜蚬壳，看稀稠和成膏。每用一豆大，乳汁化下，时时滴口中，三日内，止三粒。临时更看形色，若面色多青白，啼声不响，即不须服。次用牛黄法：真牛黄一块许，用好蜜炼熟和成膏。每服一豆大，乳汁化，时时滴口[①]中。形色不实者不宜多服，若婴儿胎热，或身作黄色，宜多服。同上

浴新生儿用猪胆一枚，煎汤在盆中，取胆汁投于汤中，适寒温以浴。儿终身不患疮，切不得汤中入生水。《小儿精要方》

凡儿初生，洗拭绷后，炙甘草三五寸，搥碎，浓煎汤，以新绵珠子楠与吃，日夜五七番，取尽恶血即止，方与乳吃。若春夏不须下之，任其自然下，即必虚，自非病不可下之。同上

小儿始生，即当举之，举之迟晚，则令中寒，腹中雷鸣，先浴之，乃断脐。断脐当令长至足趼，短则中寒，令腹中不调，常下痢。若先断脐后浴之，则令脐[②]中水，中水则发腹痛。《千金翼方》

儿新生不可令衣过厚热[③]，令儿伤皮肤肌肉，血脉发杂疮及黄。同上

凡小儿始生，肌肤未成，不可暖衣，暖衣则令筋骨缓弱，宜时见[④]风日。若不见风日，则令肌肤脆软，便易中伤，皆当以故絮衣之，勿用新绵也，天和暖无风之时，令母将儿于日中嬉戏，数令见风，日久血凝气刚，肌肉牢[⑤]密，堪耐风寒，不致疾病。若常藏在帏帐中，重[⑥]衣温暖，譬如屋下之草，不见风日，软脆不堪当风寒。同上

儿衣先以清水洗之，勿令沙土草污，又以清酒洗之，仍内[⑦]钱一文在衣中，盛于新瓶内，以青帛裹之，其瓶口上仍用密盖头，且置便宜处，待满三日，然后依月吉地，向阳高燥之处，入地三尺埋之，瓶上土厚一尺七

① 滴口：此二字原缺，据《寿养丛书》本补。
② 脐：原作“腹”，据《千金翼方》卷十一改。
③ 热：原作“熟”，据《千金翼方》卷十一改。
④ 见：“见”字原脱，据《千金翼方》卷十一补。
⑤ 牢：原作“窄”，据《千金翼方》卷十一改。
⑥ 重：原作“钱”，据《千金翼方》卷十一改。
⑦ 内：同“纳”。

寸，唯须牢筑，令儿长寿有智惠[①]。若藏衣不谨，为猪狗所食者，令儿癫狂；虫蚁食者，令儿病恶疮；大[②]鸟食之，令儿兵死；近社庙傍者，令儿见鬼；近深水洿[③]池，令儿溺死；近故灶傍，令儿惊惕；近井傍者，令儿病聋盲；弃道路街巷者，令儿绝嗣无子；当门户者，令儿声不出耳聋；着水流下者，令儿青盲；弃于火里者，令儿生烂疮；着林木头者，令儿自绞死。如此之忌，皆须慎之。《外台秘要方》

藏衣天德月空法：正月天德在丁，月空在丙壬；二月天德在坤，月空在甲庚；三月天德在壬，月空在丙壬：四月天德在辛，月空在甲庚；五月天德在乾，月空在丙壬；六月天德在甲，月空在甲庚；七月天德在癸，月空在丙壬；八月天德在艮，月空在甲庚；九月天德在丙，月空在丙壬；十月天德在乙，月空在甲庚；十一月天德在巽，月空在丙壬；十二月天德在庚，月空在甲庚。凡藏儿衣皆依此法，天德月空处埋之。若有遇反[④]支者，宜以衣内新瓶盛，密封塞口挂于宅外福德之上，向阳高燥之处。待过月，然后依法埋藏之，大吉。同上

甲寅旬日[⑤]，十日不得埋藏儿衣，以瓶盛密封，安置空处，度十日即埋藏之。同上

崔氏初生浴儿良日，此谓初生浴儿，以后重浴亦吉。寅卯酉日大吉，壬午丁未癸巳日凶。同上

浴儿虎头骨汤，主辟除恶气，兼令儿不惊，不患诸疮疥。方用：虎头骨五六两，无头身骨亦得，碎，苦参四两，白芷三两，三味切，以水一斗煮为汤，内猪胆汁少许，适寒温以浴儿，良。同上

凡寻常浴儿，汤熟添少许清浆水、一捻盐，浴儿浴讫以粉摩儿，既不畏风，又引散诸气。同上

凡浴小儿，汤极须令冷热调和，冷热失所令儿惊，即成疾。凡小儿冬寒不可久浴，浴久[⑥]必伤风寒；夏不可久，久则伤热，水温不妨。凡浴时当护儿背项，风邪自此而入，使之发热成痫。浴儿之初，以猪胆一枚，取

① 惠：通“慧”。
② 大：《寿养丛书》本作“犬”。
③ 洿：通“污”。
④ 反：原作“及”，据《外台秘要方》卷三十五改。
⑤ 日：原作“中”，据《外台秘要方》卷三十五改。
⑥ 久：“久”字原脱，据《寿养丛书》本补。

汁投于汤内，可免疮疥之疾。凡儿生下三日，用桃李根，吹咀，水煮沸，去滓，浴儿良，去不祥，亦免疮痍之患。《婴儿妙诀》

夏中盛热时。乳母浴后或儿啼不可与奶，能令成胃毒，秋成赤白痢。凡浴后可令定息，良久，熟揉乳之，故无患也。《颅囟经》

凡乳儿不可过饱，满而必溢[①]，则成呕吐。乳或来猛，取出挼后再乳。凡初乳时，须常捏去宿乳，然后与之。儿若卧，乳常以臂枕之，令乳与头平，令儿不噎。母欲寐，即夺其乳，睡着不知[②]饱足，而成呕吐。父母交合之间，儿卧于侧，或惊哭，不可乳食儿。盖气乱未定，则害儿也。《千金论》

儿啼未定，气息未调，乳母勿遽以乳饮之，故不得下，停滞胸隔，而成呕吐，此患有之可不为戒。《巢所论》

初生婴儿乳哺得法，乳者奶也，哺者食也。乳后不得与食，哺后不得与乳。小儿脾胃怯弱，乳食相并，难以克化，幼则成呕，周岁已上而成乳癖，结于腹中，作疼故也。大则成癖，小则成积疳气，自此始也。《隐微方》

凡儿生三日之外，当与少哺。姚和众云：以粟米煮粥饮，研如乳汁，每日与半蚬壳许，以助谷神，导达肠胃。孙真人云：以粳米饮，七日外与三大豆许，慎不可杂与药吃。巢氏云：儿生满三十日后，当哺少物，如二枣核许；至五十日，如樱桃许；至百晬[③]，如大枣许。若乳少当以意增之，不可多与，恐不能胜，则生病矣。若乳多不消哺食者，亦须少少与之，以壮[④]肠胃。儿大稍稍增之，当有常剂。《圣济经》亦云：儿生三日用饮，过三日用哺。哺之以赖谷气也。哺之多少，量日为则。如是则五脏得养，而胃气壮矣。其饮乳食哺不能无痰癖，常宜有节。若微不进，当细审之。恐脾胃虚弱，致气怯尔。若全无谷气，令儿病，则多内耗。三十日后，虽哺勿多，若不嗜食勿强与，强与不消，复成疾病。哺乳不进者，腹中皆有痰癖也，当以四物紫霜丸微下之，节哺乳数日，便自愈也。同上

婴儿初举三日用饮，三日之后用哺，量日以为则，勿令太过与不及。哺之道，所以助谷，然后五脏得所养矣。《造道集》

---

① 溢：原作“液”，据《寿养丛书》本改。

② 知：原作“足”，据《寿养丛书》本改。

③ 百晬：婴儿满一百天。

④ 壮：原作“肚”，据《寿养丛书》本改。

婴儿之出月，必欲入[①]褓褓。褓褓之道，必须得[②]宜。如春夏之月，乃万物生长之时，宜放令地卧，使之不逆生长之气；如秋冬之月，乃万物收藏之时，宜就温和之处，使之不逆收藏之气。然后血凝气刚，百病无自而入矣。同上

婴儿又当消息，无令汗出。汗出则致虚损，便受风寒。昼夜寤寐，皆当慎之。《小儿医方妙选》

婴儿所以少病痫者，其母怀娠时须时劳役，运动骨血则气强胎养盛矣。若少运动，血气微，胎气弱，则儿软弱易伤，故多病痫。同上

婴儿皆须着帽项衣，取燥菊花为枕令儿枕之，最佳。同上

婴儿春夏间有疾，不可乱有动下，使不焦虑，上焦热变成大病矣。同上

婴儿又看舌下，若连舌有膜如石榴子，若啼不出，声不转，速以指爪摘断之，或用苇刀子割之，微有血出即活。同上

婴儿若舌下血出多者，烧乱发同猪脂涂之。同上

初生儿韭根汁灌之，即吐出恶水，令无病。《本草》

又一晬[③]之内儿衣皆须用故绵帛为之，善。儿衣绵帛特忌厚热。《外台秘要方》

天下有女鸟，一名姑获，又名钓星鬼。喜风雨夜过飞鸣徘徊，是鸟淳雌无雄，不产，喜落毛羽于中庭，置入儿衣中，便使儿作痫，必死，即化为其儿也。是以小儿生至十岁，衣裳不可露，七八月尤忌之。同上

凡小儿莫抱于檐下，澡浴当风解衣，及近神佛之前，驴马之畔，各房异户之亲，诸色物器并不可触犯也，切宜忌之。《婴童宝鉴集》

子未期勿衣新绵丝，为蒸[④]郁太暖而伤于内。春勿覆顶裹足，致阳气不出，故多发热。同上

每日频就无风处，看儿上腭并两颊内有白疱如膜起者，速以指甲刮破，更生更去之。更看舌下生重舌，皆由儿在胎中，母吃炙煿肥腻，饮酒服热药所致。《产乳庆育集》

小儿若能调和奶食，并看承爱护如法，则别无疾病，亦不须令儿常服汤药，此宜审之。同上

---

① 入：原作“人”，据《证治准绳·幼科》改。

② 得：原作“有”，据《证治准绳·幼科》改。

③ 又一晬：原作一“脺”字，据《外台秘要方》卷三十五改。一晬，一周岁。

④ 蒸：原作“烝”字，据文义改。

不得油腻手绷裹及抱儿，又不得火炙襁褓便与儿着，令孩子染热病。大寒以火炙衣被，且抛向地上良久，熟挼之冷暖得所，即与绷之无妨。《小儿精要方论》

小儿未满月内，所驱使人亦不得令有犯，到于儿前，恶气触儿，儿得疾难疗。同上

小儿额上写八十字，此乃旃檀王[①]押字，鬼祟见则回避。《琐碎录》

小儿退齿，上龈者置床下，下龈者抛屋上，云使齿速生。同上

小儿勿立灯擎后，令长大多招诬谤。勿啜白汤，令招恐。同上

小儿疮痂以榕粉日傅之，则易差而无痕。《汗漫录》

小儿勿令指月，两耳后生疮欲断，名月食疮。捣虾蟆末，傅，即差。出《云笈七签》。按《肘后方》云：此疮以五月虾蟆屑膏和涂之。

小儿不可食羊胎及鸡鸭卵、鱼子之类，长成多忘。出《琐碎录》。又云小儿勿食鱼子，令人长愚笨至不能数一二。又《食疗本草》云：小儿不可食鸭卵，脚软不行爱倒。

儿患疳，即不得食羊肉及鱼。《小儿精要方论》

小儿不得与鲟鱼食，结癥瘕及嗽。《食疗本草》

小儿食鸡肉，生蛔虫。《本草》。又《婴童宝鉴集》云：未二岁勿食鸡肉子，腹中生虫。

小儿食黄瓜，滑中、生疳虫。同上

栗子饲孩儿令齿不生。同上。又《婴童宝鉴集》云：多食栗令肾气弱，行重。

蕺菜小儿食之，三岁不行。同上

小儿不可食黍米饭，亦不可食蕨，立无力。《婴童宝鉴集》。又《本草》云：黍米不得与小儿，食之令不能行，缓筋骨，绝血脉也。

小儿不可食越瓜，发动故疾。同上

小儿不可食芡，令不能行。同上

小儿不可食荞麦，令发落。同上

小儿不可食凫茈，令脐下痛。同上

凡小儿匍匐已后逢物便吃，父母喜之，或饮食之间必须以口物饲之，此非爱惜之法，乃成害之一端。殊不知小儿脾胃嫩弱，肠胃脆软，不禁杂物，未能克化，今之患食癖疳积，肚疼面黄，肚大胫小，好覆冷地者，得患皆由此也。《婴儿妙诀总要方》

① 旃檀王：即旃檀功德佛。

小儿盗汗者，因餐冷汤过度，或熟水淘饭，大能损脾，土为水之所伤也，则不能制其津液，故成汗自出也。同上

小儿骨弱至七八岁不能行立者，只服八味圆一料自愈，功在泽泻耳。《是斋百一选方》

小儿不可令就瓢及瓶中饮水，令人语言多讷。《琐碎录》

小儿不可温着衣服，恐召怨。同上

羊肝生共椒食之，大损小儿。《千金要方》

取伯劳[①]踏枝鞭小儿，令速语。《本草》

小女子不可令食鱼屯，食之则拙。《琐碎录》

抱婴儿勿哭泣，泪入儿眼令眼枯。同上

勿抱婴儿，仙家大忌。《云笈七签》

勿抱小儿，损志伤神。《太一真君五诫》

入夏常以绛囊盛杏仁七粒与小孩儿佩带之，闻雷震自然不惧也。《林泉备用》

社坛余胙[②]酒，治孩儿语迟。《本草》

拔剑倚门而不惊。《淮南万毕术》

儿生不作声者，此由难产少气故也。可取儿脐带向身却捋[③]之，令气入腹，仍呵之至百度，啼声自发。又以葱白徐徐鞭之，即啼。出《外台秘要方》。又按《千金翼方》：取暖水一杯灌浴之，须臾即作声。

儿初生宜用父故衣裹之，若生女宜以母故衣，勿用新帛，令儿长寿。《外台秘要方》

小儿初生候浴，水未得，且以绵絮包裹，抱大人怀中暖之，及浴了亦当如此。虽暑月亦未可遽去绵絮，须渐渐去。乍出母腹，不可令冒寒气也。预煎下沸汤，以瓶收之，临时旋暖，不犯生水，则儿不生疮，如此一月为佳。《小儿保生要方》

养生类纂卷第八

① 伯劳：即伯劳鸟。

② 胙：古代祭祀用的肉。

③ 捋：原作“将”，据《外台秘要方》卷三十五改。

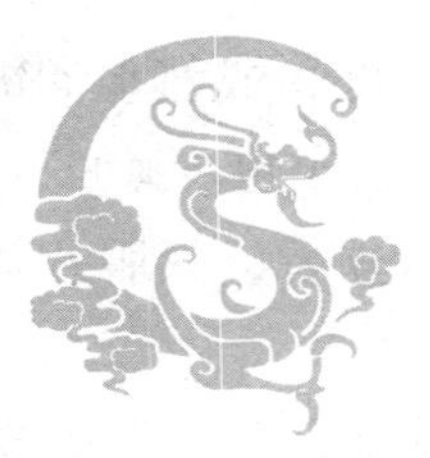

养生类纂卷第九

榕庵周守忠　纂集

乡贡进士钱塘县知县樵阳谢颎校正重刊

人事部四

乳母　妊妇

乳母

乳母者，其血气为乳汁者。五情善恶，悉血气所生。其乳儿者，皆须性情和[①]善，形色不恶，相貌稍通者。若求全备，不可得也。但取不狐臭、瘿瘘、气嗽、瘑疥、痴癃、白秃、疬伤、䐜唇、耳聋、齆鼻、癫痫，无此等疾，便可饮儿。切须慎耳。《外台秘要方》

凡乳母乳儿，当先以手极挼散其热，勿令乳汁奔出，令儿咽[②]辄夺其乳，令得息，已复乳之，如是十反五反，视儿饥饱节度，知一日之中，几乳而足，以为常。又常捉去宿乳。《千金翼方》

儿若卧，乳母当臂枕之，令乳与儿头平乃乳之，如此，令儿不噎。母欲寐，则夺其乳，恐填口鼻，又不知饥饱也。同上

凡乳儿不欲太饱，饱则令吐。凡候儿吐者，是乳太饱也，当以空乳乳之即消。夏若不去热乳，令儿呕逆。冬若不去寒乳，令儿欬痢。母新房，以乳儿，令儿羸瘦，交胫[③]不能行。同上

母患热以乳儿，令儿变黄，不能食。同上

母怒以乳儿，令儿喜惊，发气疝，又令儿上气癫狂。母新吐下，以乳儿，令儿虚羸。同上

---

① 和：原作“知”，据《外台秘要方》卷三十五改。

② 咽：《千金要方》卷五作“噎”。

③ 交胫：俗称罗圈眼。

母醉以乳儿，令儿身热腹满。同上

不得与奶母大假酸咸饮食，仍忌才冲寒或冲热来便喂儿奶，如此则必成奶癖，或惊疳、泻痢之疾。《产乳庆育集》

夜间喂奶，须奶母起身坐地，抱儿喂之。同上

奶母不可频吃酒，恐儿作痰嗽、惊热、昏眩疾。同上

每侵早[①]欲饮乳，皆须捏去宿乳。《小儿精要方论》

凡为乳母者，皆有节度，如不禁忌，即令孩子百病生，如是摄调，可致孩子无疾长寿。是以春夏切不得冲热哺儿，子必发热疳并呕逆。秋冬切勿以冷乳孩子，必令腹胀羸瘦。同上

乳母有娠，不得乳孩子，必患胎黄及瘠疳。同上

乳母有风痰，不得乳孩子，必患癫痫风病。同上

乳母伤饱，不得乳孩子，必致多热喘急。同上

乳母有灾不得谨卓[②]者，切须防备。倘新有所犯，气息未定便即乳儿者，必能害儿，令不能行。同上

小儿睡，怕乳母鼻风吹及囟门[③]，久成风疾。《琐碎录》

婴儿生后而满月，即目瞳子成，能笑识人。乳母不得令生人抱之，及不令见非常之物。婴儿百晬任脉生，能反复，乳母当存节喜怒，适其寒温；婴儿半晬尻骨已成，乳母当教儿学坐；婴儿二百日外掌骨成，乳母教儿地上匍匐；婴儿三百日髌骨成，乳母教儿独立；婴儿周晬膝骨已成，乳母教儿行步。右件并是定法，盖世之人不能如法存节，往往抱儿过时，损伤筋骨，切宜谨之为吉。《小儿医方妙选》

婴儿乳母须每日三时摸儿项后风池，若壮热者，即须熨之，使微汗即愈。谚云：戒养小儿，慎护风池。风池在颈项筋两转之边，有病乃治之。疾微慎不欲妄针灸，亦不用辄吐下。所以然者，针灸伤儿经络，亦不可吐下，膈伤腑脏故也。同上

婴儿暑中常令在稍凉处，乳母勿禁新水，即不宜多。同上

凡浴儿，乳母当护儿背项，风邪自此宜入，使之发热成痫。《婴儿妙诀秘[④]要方》

---

① 侵早：拂晓。

② 谨卓：谨慎卓特。

③ 门：原作“明”，据文义改。

④ 秘：此字漫漶，据文义拟补。

儿啼未定，气息未调，乳母勿遽以乳饮之，停膈而成呕吐。同上

初生婴儿乳哺得法。乳者奶也，哺者食也。乳后不得与食，哺后不得与乳。小儿脾胃怯弱，乳食相并，难以克化，幼则成呕，周岁已上而成乳癖、食癖结于腹中，作疼故也。大则成癖，小则成积痞气，自此始也。同上

乳母忧愁思虑，或有忿怨之气乳儿者，乳随气而上，不能克化，故呕也。凡有此候，先解乳母，释其忿怒，然后服五膈宽中散，食后捏去败乳。服药过口即仰卧一时霎，令药行入乳脉。儿服沉香降气汤，乳母亦可服。同上

小儿脏腑娇嫩，易虚易实，本自无病，或因乳食不节，胃满而逆，或因乳母解脱取凉，风冷入乳，或乳母贪饮而又餐冷，冷气入乳，令乳变败。儿若吃之，随入儿腹，即成霍乱，或成吊肠啼叫，泄泻不止，此皆非儿之病也，乃乳母不适寒温，不能调护，使之其病。同上

乳母多食辛辣之物，令小儿成龟胸[①]之疾。亦曰[②]：肺热胀满，攻于胸膈，即成龟胸。出《钱氏小儿药证直诀》。又《圣惠方》论小儿龟背[③]：由儿令坐稍早，又客风吹着脊骨而入于髓，故背高如龟。

乳母常食粥，仍欲乳儿，先捻去少许即佳。《肘后方》

乳母扁豆茎一升，炙令熟乃切之，人参三两，以水三升煎取一大升，去滓，取汁，煮粟米粥与乳母食之，良。常盖覆乳，勿令冷，佳。同上

乳汁勿投于地，虫蚁食之，令乳无汁，可沃东壁上，佳。《经效产宝》

乳母触冒风冷及饮食生冷等物，冷气入乳，儿若饮之，亦成霍乱。《巢氏病源》

妊妇

妊娠一月，名始胚，饮食[④]精熟，酸美受御，宜食大麦，无食腥辛，是谓才正。一月之时，血行否涩，不为力事，寝必[⑤]安静，无令恐畏。妊娠二月，名始膏，无食辛臊[⑥]，居必静处，男子勿劳，百节皆痛，是为胎

① 龟胸：即鸡胸。

② 曰：原作“目”，据《寿养丛书》本改。

③ 龟背：即驼背。

④ 食：“食”字原脱，据《千金要方》卷二补。

⑤ 必：原作“心”，据《千金要方》卷二改。

⑥ 臊：原作“澡”，据《千金要方》卷二改。

始结。二月之时，儿[1]精成于胞里，慎护惊动也。妊娠三月，名始胎，当此之时，未有定仪，见物而化，欲生男者操弓矢，欲生女者弄珠玑，欲子美好数视璧玉，欲子贤良端坐清虚，是谓外象而内感者也。无悲哀思虑惊动。妊娠四月，始受水精，以成血脉，食宜稻粳，羹宜鱼雁，是谓盛血气，以通耳目，而行经络。四月之时，儿六腑顺成，当静形体，和心志，节饮食。妊娠五月，始受火精，以成其气，卧必晏起，沐浴浣衣，深其居处，厚其衣裳。朝吸[2]天光，以避[3]寒殃。其食稻麦，其羹牛羊，和以茱萸，调以五味，是谓养气，以定五脏。五月之时，儿四肢皆成，无大饥，无甚饱，无食干燥，无自炙热，无大劳倦。妊娠六月，始受金精，以成其筋，身欲微劳，无得静处，出游于野，数观走犬，及视走马。食宜鸷鸟猛兽之肉，是谓变腠理纳筋，以养其力，以坚背膂。六月之时，儿口目皆成，调五味，食甘美，无大饱。妊娠七月，始受木精，以成其骨，劳身摇肢，无使定止，动作屈伸，以运血气。居处必燥，饮食避寒，常食稻粳，以密腠理，是谓养骨而坚齿。七月之时，儿皮毛已成，无太言，无号哭，无薄衣，无洗浴，无寒饮。妊娠八月，始受土精，以成肤革，和心静息，无使气极，是谓密腠理而光泽颜色。八月之时，儿九窍皆成，无食燥物，无辄[4]失食，无忍大起。妊娠九月，始受石精，以成皮毛。六腑百节[5]，莫不毕备。饮醴食甘，缓带自持[6]而待之，是谓养毛发，致才力。九月之时，儿脉续缕皆成，无处湿[7]冷，无着炙衣。妊娠十月，五脏俱备，六腑齐通，纳天地气于丹田，故使关节人神皆备，但俟时而生。宜服滑胎药，入月即服。《徐之才逐月养胎方》

凡受胎三月，逐物变化，禀质未定，故妊娠三月，欲得观犀象猛兽、珠玉宝物，欲得见贤人君子、盛德大师，观礼乐钟鼓俎豆、军旅陈设，焚烧名香，口诵诗书，古今箴诫[8]，居处简静，割不正不食，席不正不坐，弹琴瑟，调心神，和情性，节嗜欲。庶事清净，生子皆良，善寿忠孝，仁

① 儿：原作“鬼”，据《千金要方》卷二改。
② 吸：原作“礼”，据《千金要方》卷二改。
③ 避：原作“被”，据《千金要方》卷二改。
④ 辄：任意。
⑤ 六腑百节：“五脏六腑，四肢百节”之缩语，“腑”原作“脏”，据《千金要方》卷二改。
⑥ 持：原作“时”，据《千金要方》卷二改。
⑦ 湿：原作“温”，据《千金要方》卷二改。
⑧ 诫：原作“诫”，据《千金要方》卷二改。

义聪惠，无疾，斯盖文王胎教者也。《千金要方》

儿在胎日月未满，阴阳未备，腑脏骨节皆未成足，故自初迄于将产，饮食居处皆有禁忌。同上

妊娠七月后，先服枳壳散瘦胎。产前腹痛服四物汤，胞胎下血加胶、艾煎，入月切忌饮酒，恐产时心神昏乱。《集验方》

凡妇人妊娠之后以至临月，脏腑塞，关节不利，切不可多睡，须时时行步。不宜食粘硬难化之物，不可多饮酒，不可乱服汤药，亦不可妄行针灸。须宽心，减思虑，不得负重或登高涉险。若偶然胎不安腰痛者，须服安胎药一二服，得安即止。入月一日，贴产图并借地法于妊娠房内正北壁[1]上，仍依位设床帐，厚铺裀褥，周密使无孔窍。夏月亦铺厚荐，用好油单薄席、纱帐以备之，常焚香令洁净。《产乳庆育集》

有孕妇人性宜宽悯，无妄愁忧，目勿邪视，耳勿倾听，安坐稳行，防诸不测。如此爱护，方保临产无虞。《正俗方》

妊娠之人，有宿挟瘾疹，因而有娠，或有娠之时，节适乖理，致生疾病，并令腑脏衰损，气力虚羸，令胎不长。故须服药去其疾病，益其气血，以扶养胎也。《巢氏病源》

妇人妊身不欲见丑恶物，食当避异常味，不可见兔[2]，令儿缺唇。《琐碎录》

妊娠食鲤鱼及鸡子，令子多疳。《经效产宝》

妊娠食鸡子及干鲤鱼，令子多疮。《外台秘要方》

妊娠食鸡肉、糯米，令子多寸白虫。同上

妊娠食雀肉并豆酱，令子满面皯黯黑子。同上

妊娠食山羊肉，令子多病。同上。又《食疗本草》云：妊娠人，勿多食羊。

妊娠食兔犬肉，令子无音声并缺唇。同上

妊娠食驴马肉，延月。同上

妊娠食椹并鸭子，令人倒出，心寒。同上

妊娠食骡肉，难产。同上

妊娠食雀肉、饮酒，令子心淫情乱，不畏羞耻。同上

妊娠勿向非常之地大小便，必半产杀人。同上

妊娠勿食羊肝，令子多厄。同上

① 壁：原作“璧”，据文义改。

② 兔：原作“免”，据文义改。

妊娠勿食鳖，令儿短项。同上

奸娠食冰浆，绝产。同上。又《本草》云：冰浆至冷，妇人怀妊不可食之。

妊娠食豆酱合藿，则胎堕。《产乳庆育集》

妊娠食生姜，令儿多指。同上

妊娠食田鸡、鳝鱼，令儿病哑。同上

妊娠食鲤鱼鲊脍、鸡子，令儿成疳多疮。同上

麋脂及梅李子，若妊娠妇人食之，令子青盲。《金匮要略方》

妊娠不得食浆水粥，令儿骨瘦不成人。《杨氏方》

妊娠食雀脑，令子雀目①。《本草》

妇人有妊勿服犀角，能消胎气。同上

怀孕人不可食茨菰。同上

妊娠人不得食螃蟹，令儿横生。《杨氏产乳方》

妊娠用大黄、黄芩、大青、石膏，皆能养护胎气，故用处甚多，本条不忌。今具妊娠所忌者药如下②：雄黄、雌黄、水银、粉锡、朴硝、飞生虫、溲疏、大戟、巴豆、野葛、牛黄、藜芦、牡丹、牛膝、桂心、皂角、蔄茹、踯躅、鬼箭、槐子、薏苡、瞿麦、附子、天雄、乌头、乌喙、侧子、蜈蚣、地胆、斑猫、芫青、亭长、水蛭、虻虫、蟅虫、蝼蛄、蛴螬、蝟皮、蜥蜴、蛇蜕、蟹爪、芒硝、榄根、茵草、牵牛、半夏、虎掌、鬼臼、代赭、蚱蝉、麝香、桃人、荛花、狼牙、生鼠。《论产生生新书》

怀孕妇人佩萱草花，生男子也。《风土记》：萱草，一名鹿葱，一名忘忧，一名宜男。《本草》

养生类纂卷第九

① 雀目：即夜盲。

② 下：原作“右”，据文义改。

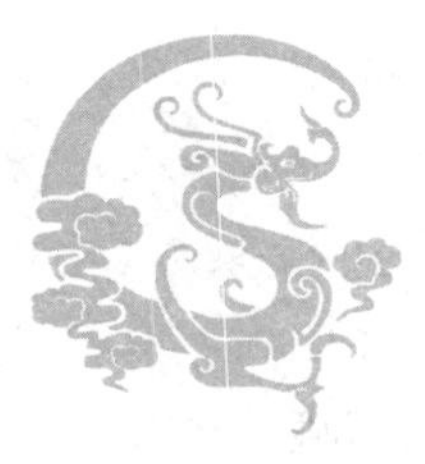

养生类纂卷第十

榕庵周守忠　纂集

乡贡进士钱塘县知县樵阳谢颎校正重刊

人事部五

产妇　病忌

产妇

人处三才[1]之间，禀五行之气，阳施阴化，故令有子。然五行虽复相生，而刚柔刑杀，互相害克。至于将产，则有日游[2]、反支[3]禁忌，若触犯之，或横致诸病。故产时坐卧取[4]处，须顺四时五行之气，故谓之产法也。《巢氏病源》

诸临产若触犯日游、反[5]支诸所禁忌，则令血气不调理而致运也。其运之状，心烦闷，气欲绝是也，故须预以法术防之。同上

凡产妇入月，切忌饮酒、叫怒，产时心神昏乱。《论产生生新书》

凡生产自有时节。产母初觉腹痛，痛不甚者名曰弄痛，且宜任意坐卧，勉强熟忍时吃软饭，如吃软饭不得，只吃粥及蜜汤，须时时强吃，免致临产气力虚羸。当弄痛时，先服琥珀汤一二服，若是产时，则痛渐密。若未当产时，则自然安帖。若腹痛渐甚，更且熟忍，直至连腰引痛，眼中火生，此是儿转。按《产乳庆育集》云：眼中如火生者，此是胎离肾经，儿逼产门也。方服滑胎榆白皮散一二服。又按《产乳庆育集》云：大凡生产，自有时候，不可强服

① 三才：天、地、人。

② 日游：指日游神，旧历书所载凶神名。

③ 反支：古术数星命之说，以反支日为禁忌之日。

④ 取：元刻本《诸病源候论》卷四十三作“产”。

⑤ 反：原作“及”，据《诸病源候论》卷四十三改。

催生滑胎之药也。服药之法，切勿太早，须当其时，又傍人不得逼迫，且须令人扶策徐徐而行之。若行步稍难，即凭物立，须臾扶策再行，直至腹痛连腰相引作阵痛频，即服催生符丹药一服。更且勉强扶行，痛阵转甚，难以行立，认是产时将至，即服催生符毕，然后安详上草。上草之时，切勿太早，则子在腹中难以转侧。及胞浆先破，及至产门子道干涩，皆致难产。务要产妇惜力，或心中热闷，取白蜜一匙，新汲水调下，若未解，即吞生鸡子一个。又须子细体候直，待儿欲生，头面端正，逼迫产门，然后上草，令人抱腰也。同上

欲生产之时，取新汲水半升或半盏，顿服之。新产下亦宜便服，此凉心经，血不上抢也。同上。又按《千金要方》云：儿始落，与新汲水五咽，忌与暖汤物。

抱腰之人，不得倾斜，则儿得顺，其理自然易产也。同上

有卧产者，亦须待卧定背平着席，体不伛曲，则子不失其道。苟不能依此，必致难产。同上

夫难产有六。凡妊娠六七月，胎已成形而尚不知禁忌，恣情交合，败精瘀血聚于胞中，是致子大母小，临产必难一也。何以知之？生下儿头上白膜一片，炽腻如胶，俗强名之曰戴白。生儿身有青有黑，俗强名之曰宿志，此皆入月交合所致也。如此则不特母病，其子亦生浸淫、赤烂疮，动逾岁月不差，可不戒哉。其次临产惊觉太早，大小挥霍，或信筮卜，说鬼祟，致令产妇心惊神恐，忧恼气乱。又为闲杂妇人、丧孝秽浊之人冲触，若不预为止绝，临产必难二也。凡临产，必腹作痛。坐婆疏率，不候其时，便令试水。及其儿转，便令坐草，坐草太早，儿转亦难，未当产时痛阵断续，风飒产门，产道干涩，临产必难三也。坐草既早，试水频并，胞浆先破，肠涩，临产必难四也。乃至用力太过，抱腰不稳，产母困睡，坐立倾侧，胎死腹中，其为难产五也。儿虽已生，胞衣不下，败血入胞，胀满冲心，闷绝不醒，其为难产六也。同上

才得分娩[①]，切忌问是男是女，看血下多少，随证服压乌梅煎。良久吃粥，服四顺理中圆，便令人从心下按至脐腹，日五七次。若有疾，随证服药粥相间，频频服饵，且宜闭目而坐，背后倚物，左右看承。常令直立两膝，虽时眠睡，频令唤觉，过一复时方得上床，亦须立膝。高支床头，厚铺裀褥，遮围四向，窒塞孔隙，以御贼风。三日内服四物汤，恶露尽，

① 娩：原作“俛”，据文意改。

脐下块散止。一腊[1]之内，常闻醋烟，以防运[2]闷。一腊之后，渐加滋味，或以羊肉及雌鸡煮取浓汁作糜粥，直至百晬。常服羊肉当归汤、当归建中汤、四顺理中圆，日各一两服，以养脏腑，补血脉。两腊之后，方得食糜烂肉食。满月之内，尤忌任意饮食，触冒风寒，恣情喜怒，梳头用力，高声作劳工巧之类，及上厕便溺。如此节养将摄，以至百晬，始得气血和调，脏腑平复。设不依此，即致产后余疾。《集验方》

产妇虽是秽恶，然将痛之时，及未产已产，并不得令死丧污秽家人来视之，则生难。若已产者，则伤儿也。《千金要方》

妇女产乳，忌反支月，若值此月，当在牛皮上若灰上，勿令水血恶物着地，则杀人。及浣濯衣水，皆以器盛，过此忌月乃止。同上

凡生产不依产图，脱有犯触于后，母子皆死。若不至死，即母子俱病，庶事皆不称心。若能依图无所犯触，母即无病，子亦易养。同上

凡欲产时，特忌多人瞻视，唯得三二人在傍，待总产讫，乃可告语诸人也。若人众看之，无不难产耳。同上

凡产妇慎食热药热面，饮食当如人肌温温也。同上

凡欲临产时，必先脱寻常所着衣，以笼灶头及灶口令至密，即易产也。同上

凡妇人生子毕，便扶上床，须臾饮童子小便一盏，亦须先备以蕿苛[3]叶养之。或产妇气盛，初经生产，觉气闷不安者，调七宝散一服，服之不可令产妇侧卧，且令立膝，未可伸足，又常令人以物自心腹捍趁[4]至脐下，使恶露不滞也。又令产妇常闻醋炭气，夏月房中不须着火煮粥并煎药之类，并须在房外。若于两三日间觉腹中时时撮痛者，此为儿枕痛[5]，凡须服治儿枕药一二服止。或于三五日之间觉头昏痛、身热、胸隔气刺者，此是乳脉将行，即服行乳脉药一二服。有不如此者不须服。若因床帐太暖，或产气盛，或素多喜怒，觉头目眩运，如在舟车，精神郁闷者，此是血运，即须服治血运药一二服止。或觉粥食不美，虚困，即服四顺理中圆一二服止。若不如此则不须服。又分娩之后，且吃薄粥，须看多少，不可

---

① 一腊：指婴儿出生七日。

② 运：通“晕”。

③ 蕿苛：即“薄荷”。

④ 捍趁：犹碾逐。捍，用同“擀”。

⑤ 儿枕痛：病证名，指产后小腹疼痛。

令饱，频频少与之为妙，逐日渐增之。须是煮得如法，不用经宿者，不可令温冷不调，恐留滞成寒热也。不可多饮酒，以气虚消克未得，又恐作痰至一腊，七日也。外恐吃物无味，可烂煮羊肉或黄雌鸡汁，略用滋味作粥食之，不可过多。今江浙间产多吃熟鸡子，云补，亦风俗也。满月之后，可食少面羹或软烂猪肉，亦不可多。若新产定，不可食面早。若大便秘或小便涩，切不可服导利药，以其亡津液故。如此若便服导利药，则滑泄不禁，不可治也，切须戒之。若秘甚，必欲通利，可服和暖药即通。自产后将息如法，无诸疾苦者，亦须略备补益丸散，若四物汤、四顺理中圆之类，不可过多，又恐因药致疾，不可不戒也。未满月之间，不宜语笑忧惶哭泣之类，强起坐，以至出月之后或作针线，恣食生硬，脱衣着风，运动起坐，或房室不戒，虽当时未觉为害，百日之后或成蓐劳，或头疼肢节如碎，或发寒热作渴，以至引起宿疾，无所不有。如产妇未出月间，欲得酒吃或服药者，可用净黑豆一升，炒令烟出，以无灰酒五升浇淋之，入好羌活一两，法去土，拍碎同浸之，当用此酒下药，或时时饮少许，可以辟风邪，养气血，下恶露，行乳脉也。如产妇傣[①]不善饮酒，或夏月亦不须强饮，大抵产妇须是如法将息，百日外方为平复。《产乳庆育集》

夏月于门外烧砖，或以醋沃之，置于房中，体玄子借地法，咒曰：“东借十步，西借十步，南借十步，北借十步，上借十步，下借十步，壁方之中四十余步，安产借地，恐有秽污。或有东海神王，或有西海神王，或有南海神王，或有北海神王，或有日游将军、白虎夫人，远去十丈，轩辕招摇，举高十丈，天符地轴，入地十丈，令此地空闲。产妇某氏，安居无所妨碍，无所畏忌，诸神拥护，百邪远去，急急如律令。敕前项借地法于入月一日，朱书一本，贴在产房内正北壁上，更不须避神杀也。”同上

儿衣于天德月空之处藏之，吉。《外台秘要方》

欲分娩者，先取酽醋以涂口鼻，仍置醋于傍，使闻其气，兼细细饮之，此为上法。如觉晕，即以醋喷面，苏来即饮醋，仍少与解之。一云内少与水解之。《崔氏产书》

产后荣卫大虚，血气未定，食面太早，胃不能消也。化面毒，结聚胃脘，口干燥渴，心下痞闷。《三因极一病证方论》

产后有三种疾。郁冒则多汗，多汗则大便秘，故难于用药，唯麻子苏子粥最佳且稳。紫苏子、大麻子二味各半合净洗，研极细，用水再研，取

① 傣：平素，平常。

汁一盏，分二次煮粥啜之。此粥不唯产后可服，大抵老人、诸虚人，风秘皆得力。《普济本事方》

产后不宜食生冷陈久滑物。《外台秘要方》

产妇不可见狐臭人，善令产妇著肿。《云笈七签》

产后未满月饮冷水，与血相聚，令腹胀痛。《经效产宝》

产后恶露未止，食咸酸之物，遍体无血色，腹痛发寒热。同上

产妇才分解了，烧秤锤江石令赤，置器中，向产母床前帐里投醋，淬之，得醋气，以除血晕之疾。十日内时时作此法，不妨晕者，如日月之有晕也。同上

产后昏运，由本来气弱，因去血过多，气无所主，精神不足，阴阳杂乱，谓之血运。急以炭火投醋中熏鼻，及以半夏末少许吹鼻中，即省。《全生指迷方论》

病忌

病停痰留饮，呕逆[①]恶心，胸胁满痛，肠间漉漉有声，忌冷饮酒浆。虽经暖烫，亦不宜多。夏月水浆尤宜戒忌，糟淹[②]海味，脯鲞虾鲊，煎煿燥物，食之皆作痰，又发渴喜饮，饮多则必停留。饭宜过软，稠粥尤佳。猪羊精肉，头蹄肚肺肠脏，石子、白鱼、鲫鱼、鸡鹅凫鸭少用，以随粥饭。葱、韭、萝卜、芜菁、菘芥，以和羹臛也。《食治通说》

痰癖吐逆，忌甘滑等物。《古今录验养生必用方》

下痢者食一切鱼必加剧，致困难治。《千金要方》

患痢人不可食酪。《孙真人食忌》

患痢人不可食马肉。《本草》。又《千金要方》云：下痢者食马肉必加剧。

痢疾忌生冷油腻之物。《是斋百一选方》

病下痢多日，有全不度，米糁未思，食间不可强进。或欲引饮，勿与熟水白汤，煎薄粥通口饮之。或恶米糁，澄取清者亦可，但有谷液过膈，可以接养胃气，与少糟姜等下粥，切不可多盖，肠脏伤损，咽膈枯燥，唯糜粥为补。伤损之神膏，唯粥饮为润枯燥之甘露。虽有仙方灵剂，仍有此二物相济，方能成再生之功效。《食治通说》

病消渴引饮，小便利多，忌酒面咸食，煎煿淹藏，甘蔗柑橘等。虽上

① 逆：“逆”下原衍“逆”字，据《寿养丛书》本删。

② 淹：通“腌”。以盐渍食物。

燥虚烦，不可饮冷，冷饮入胃，津液愈不生，宜陈廪米煮取清饮，通口饮之。同上

消渴忌酒面、房室、鱼鸡、海物等。《养生必用方》

消渴病所忌者有三：一饮酒；二房室；三咸食及面。能忌此，虽不服药亦自可。消渴之人，愈与未愈[1]，常须虑患大痈。《普济本事方》

病脚气，忌生冷粘硬物、湿面米粉。宜木瓜、栗子。《食治通说》

患脚气人勿食甜瓜，其患永不除。《本草》

甜瓜，患脚气虚胀者如食之，其患永不除。《千金要方》

病脚气人不可食菘菜。《琐碎录》

脚气诸风，并忌房室、鸡、猪、鱼、酒、蒜、瓜、瓠。《养生必用方》

患脚气人不可吃鲫鱼。《琐碎录》

有风病者不可吃胡桃，能发风。同上

暗风人不可啖樱桃，啖之立发。《本草图经》

凡中风毒之人切不得放睡，只可扶坐，救醒略与就枕，顷刻间又扶起，贵不昏也。《大智禅师必要方》

患风湿人及有风证人，不可食面。《琐碎录》

风眩癫痫，忌十二属肉。《养生必用方》

患风水气，不宜食栗子。《本草》

水病既愈，又须断盐二年，房室喜怒、滋味鱼肉、丧孝秽恶亦尔不能。忌慎专仰药力，未之闻也。《养生必用方》

患气者，多食葱发气，上冲人，五脏闭[2]绝。《本草》

病水气肿胀，切忌盐酱味、酒面糯米食、一切冷硬物食。《食治通说》

病伤寒时气，初觉壮热，增寒头痛，肢体便屏一切常食，只吃淡粥将息。或未饥，不可劝勉。如渴欲引饮，煎薄粥汤，温饮数口。或焦渴思水，且与温汤。或大渴躁烦，取新汲水少饮细呷，勿极其意，令饮薄粥，略要米糁，以滋养胃气。如已得正汗身凉，和后尚欲饮冷，谨勿与之粥，当撙节，免致因食劳复病，再作伤寒。感冷中湿，伏暑将养，仿此。同上

时病差后，食一切肉并蒜食竟行房，病发必死。《千金要方》

时病后未健，食生青菜者，手足必青肿。同上

时病差未健，食青菜竟行房，病更发必死。同上

① 愈：原作“与”，据《千金要方》卷二十一改。

② 闭：原作“困”，据《食疗本草》卷下改。

热病差后，勿食羊肉，发热杀人。《本草》

时行病起食鱼鲙，令人胃弱。同上

天行病[①]后，不可食蛏。同上

天行病后，不可食黄瓜、越瓜。同上

热病后十日，不可食热韭，食之即发困。《本草》

时行病起食鳝鱼，令人再发。《食疗本草》

时病后不可食鲤鱼，再发即死。同上

伤寒病初差，不可过饱及劳动，或食羊肉，行房事，与食诸骨汁并饮酒。病方愈，脾胃尚弱，食过饱，不能消化，病即再来，谓之食复。病方愈，气血尚虚，劳太早，病即再来，谓之劳复。又，伤寒食羊肉、行房事，并死。食诸骨汁、饮酒者，再病。庞安常[②]每云，饮酒者亦死。《伤寒撮要》

时气病愈后百日之后，禁食猪、犬、羊肉，并伤血。及肥鱼、油腻干鱼，则必大下痢，下则不可复救。又禁食面、葫、蒜、韭、薤、生菜、虾鲤辈，食此，多致伤发，则难治。又令到他年数发也。葛洪《肘后方》

新病、新汗解，勿饮冷水，损人心腹，不平复。《云笈七签》

痼疾人不可食熊肉，令终身不愈。《金匮要略方》

腹内有宿病无食陵鲤鱼肉，害人。《千金要方》

有痖疾人不可食雉肉。《本草》

瘦恶者不可食獐肉，发痼疾。同上

患冷人勿食羊乳酪。《食疗本草》

有冷气人不可食乌芋。《本章》。又《食疗》云：亦不可扁豆。

痼冷忌冷物，积热。忌热物，如鱼酒之类。《养生必用方》

脾胃五噎[③]、胀满等病，忌生冷粘滑。同上

肺萎、肺痈通忌房室、鱼酒、热面。同上

发背痈疽后，大忌房室、鱼酒、喜怒、作劳。同上

患疖之时，不可食姜并鸡肉，要结实作块。《琐碎录》

病寒热诸疟，宜糜粥软饭将息。暂断一切鱼肉，忌酒果生冷及难消化物，不发旬日，方可少进面食。于常食平善鱼肉中，除羊肉外，选用一

① 天行病：时疫。

② 庞安常：即庞安时，宋代名医，著有《伤寒总病论》。

③ 五噎：指气噎、忧噎、食噎、劳噎、思噎五种病证。

味，以过粥饭菜蔬，除黄瓜、茄子、苦荬、胡荽外，皆可为羹。无令过多，免伤动胃气，必不至再发也。潮热骨蒸，寒热往来，诸病将养，仿此。《食治通说》

患疟人食羊肉，令发热困重致死。《本草》

腹中宿癥病者，食鲤鱼肉害人。《千金要方》

癥瘕积聚，通忌生冷醋滑物。《养生必用方》

暴下后饮酒者，膈上变为伏热。《千金要方》

暴下后不可食羊肉、髓及骨汁，成烦热难解，还动利。同上

病欬嗽上喘，忌酒面咸食、生冷果实、陈腐淹藏、煎燥炮炙物。宜猪、羊肺。《食治通说》

病咯血、吐血，宜粳糯米合和煮粥，切忌酒面煎煿、淹藏海味、硬冷难克化物，煮小豆、绿豆以和糜粥汤，煠[①]连节嫩藕、芜菁、波稜[②]以为蔬菜也。鼻衄、齿衄诸血病将养，仿此。同上

病肠风五痔[③]、大便下血，忌鸡雉、蟹鱼、鳖脯、鲞、莼菜、芋头、茨菰、酒果冷硬、煎煿湿面。同上

病大便秘涩，忌炙煿干燥物、糯米食、赤豆、黍秫、猪羊肝、诸色[④]鱼脯鲞，枣、栗、菜，不可生啖。同上

病小便淋涩，忌盐醋浓味、酸甘果实、酒面秫糯、煎煿燥物。同上

病差人勿食薄荷[⑤]，令人虚汗不止。《本草》

牙齿有病人，切忌啖枣。同上

病眼禁冷手冷物，不尔作疮。日以热汤俟通手洗沃，百十过瞑目，少时甚佳。《养生必用方》

有眼疾不可浴，浴则病甚，至有失明者。《方氏泊宅编》

有目疾切忌浴，令人目盲。《遁斋闲览》

狐臭忌五辛、狐肉。《养生必用方》。又《本草》云：胡臭人不可食芸薹。

金疮勿食梨，令人萎困寒中。《千金要方》

食马肉，杀人。《龙鱼河图》

---

① 煠：同“炸”。

② 波稜：菠菜。

③ 五痔：指牡痔、牝痔、脉痔、肠痔、血痔。

④ 色：种。

⑤ 薄荷：原作“蕿荷”，据文义改。

有霍乱疾，勿使冷食。《真诰》

患瘿疾，忌姜[①]、猪、鱼、生菜、辛菜[②]、大[③]吹、大[④]读诵及大语用气。《千金要方》

凡口疮忌食咸腻及热面、干枣等。宜纯食甜粥，勿食盐菜，三日即差。同上

病癞之人忌食癞六畜肉，食之者癞发之状悉象之。《巢氏病源》

癞者不可食鳢鱼。《齐人千金月令》

失心人食獐心及肝，便迷乱，无心绪。《食疗本草》

凡患疮疥者，切须忌茶。《本草》

有疮者不可食蠡鱼，令人瘢白。同上

患寒热病者不可食扁豆。同上

胃冷者不可食粟米。同上

久病人食柰子，病尤甚。《千金要方》

羸瘦者不可食生枣。同上

病人不可多食柰，令臆胀。《太平御览》

产后忌生冷物，唯藕不同。生冷为能破血故也。《食疗本草》

发热病人不宜多食薤。同上

患冷人不可多食茄子，发病损人。《本草》

患鼻中息肉，忌作劳及热食并蒜面百日。同上

黄疸[⑤]病忌面、肉、醋、鱼、蒜、韭、热食，犯之即死。同上

凡中风，多由热起，服药当须慎酒面、羊肉、生菜、冷食、猪鱼鸡牛马肉、蒜，乃得差。同上

养生类纂卷第十

① 姜："姜"下原衍"卒"字，据《千金要方》卷二十四删。

② 辛菜：指五辛菜，即葱、蒜、韭、蓼蒿、芥五种辛物做成的佳肴。《千金要方》卷二十四作"五辛"。

③ 大：原作"火"，据《千金要方》卷二十四改。

④ 大："大"原脱，据《千金要方》卷二十四补。

⑤ 疸：原作"疽"，据《千金翼方》卷二十四改。

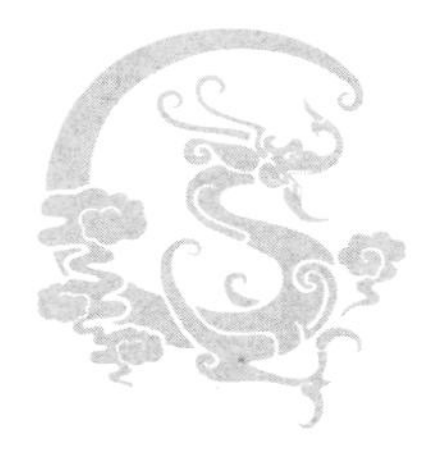

养生类纂卷第十一

榕庵周守忠　纂集
乡贡进士钱塘县知县樵阳谢颎校正重刊

宅居部[①]

屋舍　楼　厅堂　庭轩　房室床帐附　门户　井灶锅釜附　天井　窗　沟渎　厕

屋舍

宅欲左有流水，谓之青龙；右有长道，谓之白虎；前有污池，谓之朱雀；后有丘陵，谓之玄武。为最贵地，若无此相，凶。不然种树，东种桃柳，南种梅枣，西栀榆，北柰杏。《地理新书》

宅东有杏树，凶；宅北有李、宅西有桃，皆为淫邪；宅西有柳，为被刑戮。宅东种柳，益马；宅西种枣，益牛；中门有槐，富贵三世；宅后有榆，百鬼不敢近。同上

凡宅东下西高，富贵雄豪；前高后下，绝无门户；后高前下，多足牛马。凡宅地欲平坦，名曰梁土，后高前下，名曰晋土，居之并吉；西高东下，名曰鲁土，居之富贵，当出贤人；前高后下，名曰楚土，居之凶；四面高中央下，名曰卫土，居之先富后贫。同上

凡宅不居当冲口处，不居古寺庙及祠社炉冶处，不居草木不生处，不居故军营战地，不居正当水流处，不居山脊冲处，不居大城门口处，不居对狱门处，不居百川口处。同上

凡宅东有流水达江海，吉：东有大路，贫；北有大路，凶；南有大路，富贵。同上

---

① 宅居部：此三字原缺，据文例文义补。

凡树木皆欲向宅，吉；背宅，凶。凡宅地形，卯酉不足，居之自如；子午不足，居之大凶；子丑不足，居之口舌。南北长东西狭，吉；东西长南北狭，初凶后吉。同上

凡人居，洪润光泽阳气者，吉；干燥无润泽者，凶。同上

凡宅前低后高，世出英豪；前高后低，长幼昏迷。左下右昂，男子荣昌，阳宅则吉，阴宅不强；右下左高，阴宅丰豪，阳宅非吉，主必奔逃。两新夹故，死须不住；两故夹新，光显宗亲；新故俱半，陈粟朽贯。实东空西，家无老妻；有西无东，家无老翁。坏宅留屋，终不断哭；宅材鼎新，人旺千春。荐屋半柱，人散无主；间架成只，潜资衣食；接栋造屋，三年一哭。同上

凡住祖父之宅而欲修造，即依祖上，作阳宅阴宅，运用方隅，如是则累代富贵，子孙隆盛。如居处不利，即宜转阳作阴，或移阴为阳，吉。同上

凡人居止之室，必须周密，勿令有细隙，致有风气得入。小觉有风，勿强忍之，久坐必[①]须急急避之。《千金要方》

居处不得绮靡华丽，令人贪婪无厌，乃患害之源，但令雅素净洁。同上

盖屋布椽，不得当柱头梁上著，须是两边骑梁著，云不得以小压大也。《琐碎录》

凡造屋，切忌先筑墙围并外门，必难成。同上

凡起新屋，防木匠放木笔于屋柱下，令人家不吉。更防有倒木作柱，令人不吉。同上

起宅毕，其门刷以醇酒及散香末，盖礼神之至也。同上

人家不可多种芭蕉，久而招祟。同上。又云：人家房户前不宜多种芭蕉，俗云“引鬼”，又云：“妇人得血疾”。

住宅四畔，竹木青翠，进财。《鲁般宅经》

屋架与间不欲双，须只为大吉。水檐头相射，主杀伤。内射外，外人死；外射内，内人当。凡屋外檐，广阔为上，不得逼促。斜雨泼壁，家多痾疾。风吹不着，不用服药。廨屋漏浆，新妇无良。梁栋偏欹，家多是非。屋势倾斜，赌博贪花。瓦移栋摧，子孙贫羸。同上

凡柱尾为斗，枋尾为升。升在斗下为不顺，主有不孝子弟。斗在升下，大吉。同上

① 必：原作“公”，据《千金要方》卷二十七改。

凡桁梁以木头朝柱，主人大吉，木匠有成。同上

宅四面交冲，使子孙怯弱。《八王子宅经》

古路灵坛、神前佛后、水田爨灶[1]之所，其地并不堪居。同上

宅若前高后下，法主孤儿寡妇。令男子懒惰，使女子淫奔。同上

宅中聚水汪汪，养蚕桑之难得。同上

屋头有厦，衰病莫不由斯。同上

桑树不宜作屋木，死树不宜作栋梁。《袁天罡阴阳禁忌历》

何谓安处？曰：非华堂邃宇，重裀广榻之谓也。在乎南向而坐，东首而寝。阴阳适中，明暗相半。屋无高，高则阳盛而明多；屋无庳，庳则阴盛而暗多。故明多则伤魄，暗多则伤魂。人之魂阳而魄阴，苟伤明暗则疾病生焉。此所谓居处之高，尚使之然，况天地之气有亢阳之攻肌，淫阴之侵体，岂不防慎哉！修养之渐，倘不法此，非安处之道。术曰：吾所居室，四边皆窗户，遇风即合，风息即开。吾所居座，前帘后屏，太明则下帘，以和其内映。太暗则卷帘，以通其外曜。内以安心，外以安目。心目皆安，则身安矣，明暗尚然。况太多事虑、太多情欲，岂能安其内外哉？故学道以安处为次。《天隐子》

楼

居宅造楼，莫近街头。低吉高凶，能招五通。《总圣历》

门楼重屋须荣贵。《袁天罡阴阳禁忌历》

厅堂

居宅厅后，不宜作龟头。《琐碎录》

画堂应干，须用偶数，则室家和睦。同上

私居厅不必广大，亦要数只。厅上单栋，恐招内政预事。同上

私居堂要十分华饰，夫妇偕老，子孙昌盛。同上

有厅无堂，孤寡难当。同上

堂前有榴树，吉。《地理新书》

南厅连于西屋，令岁月之忧煎。《八王子宅经》

拆里为厅终不利，折厅为里则无妨。《袁天罡阴阳禁忌历》

庭轩

大树近轩，疾病连绵。《总圣历》

① 爨灶：炉灶。

人家种植中庭，一月散财千万。《八王子宅经》

中庭种树主分张。《袁天罡阴阳禁忌历》

门庭双枣喜加祥。同上

庭心树木名闲困，长直[①]庭心主祸殃。同上

房室床帐附

人卧室宇，当令洁盛。盛则受灵，不盛则受故气。故气之乱人室宇者，所为不成，所作不立，一身亦尔。当数洗沐澡洁，不尔无冀[②]。《真诰》

人卧床当令高，高则地气不及，鬼吹不干。鬼炁之侵人，常依地而逆上耳，高调三尺以上也。昔有人病在地，卧于病中，乃见鬼于壁穿下，以手为管吹之，此即是鬼吹之事也。同上

房室当头莫安柜，房门两壁莫开窗。《袁天罡阴阳禁忌历》

房门不得正对天井，主此房人口频灾。《鲁般宅经》

灶房门亦不可对其房门，主口舌病患。同上

挂帐不用闭日[③]，犯者蚊蝇扇不可尽。须用水，闭日为佳。若用土，闭日泥饰屋宇，蚊不入，累效。《琐碎录》

门户

凡门以栗木为关[④]者，夜可以远盗。《从容录》

凡门面两畔壁须大小一般。左大换妻，右大孤寡。《鲁般宅经》

门面上枋空蛀窟痕，主动温疮痍之疾；门栋柱不着地，无家[⑤]；长栋柱空蛀，家长聋盲；门塞栋柱家忧惧，退财破田血畜耗。如[⑥]大门十柱、小门六柱皆着地，吉。门高于壁，法多哭泣[⑦]；门装虚坐，频招瘟火；粪屋对门，痈疖常存；仓口向门，家退动瘟；捣石门居，屋出离书[⑧]；门前直屋，家无余谷；门口水坑，家破伶仃；大树当门，罗鼓天瘟；墙头冲门，常被人论；交路夹门，人口不存；众路直冲，家无老翁；门被水射，

---

① 直：同“植”。

② 无冀：没有希望。

③ 闭日：古择日方法之一。代表封闭、收敛之意。

④ 关：门闩，闩门的横木。

⑤ 家：原作“穿”，据《居家必用事类全集·丁集》改。

⑥ 如：原作“妒”，据《居家必用事类全集·丁集》改。

⑦ 泣：原作“血”，据《居家必用事类全集·丁集》改。

⑧ 离书：休书。

家散人哑；神社对门，常病时瘟；门中水出，财散冤屈；门着井水，家招神鬼。同上

正门前不宜种柳。《琐碎录》

所居向巽方[①]开门及隙穴开窗之类，立有灾害，无免者。日夜忽于官舍正厅私家正堂南向坐，多招怪[②]异事。当门勿安卧榻，不利。同上

庚寅日不可作门，门大夫[③]死日。同上

人家门左右不可安神堂，主三年一次哭。同上

扫粪草置门下，令人患白虎病。东人呼为历骨风、白虎鬼。如猫在粪堆中，亦云粪神。疗法以鸡子揩病人痛咒，头送着粪堆，头勿反顾。《本草》

凡宅门下水出，财物不聚。《地理新书》

东北开门，多招怪异之重重。《八王子宅经》

宅户三门莫相对。《袁天罡阴阳禁忌历》

门前青草多愁怨，门外垂杨非吉祥。同上

水路冲门，悖逆儿孙。《总圣历》

井灶锅釜附

勿跂井，今古大忌。《云笈七签》

见露井莫窥，损寿。《琐碎录》

俗以清明日淘井为新。同上

以铅十余斤寘[④]之井中，水清而甘。同上

凡开井近江近海处，须择江风顺日开，则吹江水之泉脉，必甘。若海风顺日，则吹海水入泉脉，必咸。谓如江在井之西南方，是日有西南风，则凿之。同上

禳井沸，取东向三百六十步内，觅一青石，以酒煮，放井中立止。同上

卯不穿井，甘泉不香。《彭祖百忌日》

勿塞故井，令人耳聋目盲。《巢氏病源》

凡堂前不可穿井。《鲁般宅经》

男子窥井，妇人上灶，皆招口舌意外之祸。《琐碎录》

勿越井越灶。《感应篇》

---

① 巽方：南方。

② 怪："怪"字原脱，据《居家必用事类全集·丁集》补。

③ 门大夫：指门神。

④ 寘：放置。

井于灶边，虚耗年年。《总圣历》。又《琐碎录》云：井若近灶，年年虚耗。

井灶相看，法主男女之内乱。《八王子宅经》

井灶不可令相见，女子祭灶事不祥。《袁天罡阴阳禁忌历》

井北灶南家五逆，井畔栽桃物业荒。同上

厅内堂前难凿井，主人堂后莫开泉。同上

刀釜不宜安灶上。同上。又《琐碎录》云：灶上不可放刀，家不安。

簸箕放灶前，令人家不安。《琐碎录》

凡于厅屋安灶，两火煌煌，主有灾殃。同上

践坏灶土，令人患疮。《酉阳杂俎》

灶前无礼家必破，灶前歌笑要惊惶。《袁天罡阴阳禁忌历》

粪土无令壅灶前。同上

灶中午夜绝烧烟。同上。午夜乃是后帝灶君交会之夜，宜避之，即安。

妇人勿跂灶坐，大忌。《云笈七签》

向灶骂詈不祥。同上

不可对灶吟咏及哭。《感应篇》

不可灶火烧香。同上

作灶法：长七尺九寸。上象北斗。下应九州。广四尺，象四时。高三尺，象三才。口阔一尺二寸，象十二时。安两釜，象日月。突大八寸，象八风。须备新砖净洗，以净土和合，香水合泥，不可用壁泥相杂，大忌之。以猪肝和泥，令妇人孝顺。《阴阳百忌历》

凡作灶泥，先除地面土五寸，即取下面净土，以井花水井香合泥，大吉。同上

凡灶面向西、向南吉，向东、向北凶。同上

灶神晦日归天，白人罪。《淮南》

灶主食，梦者得食。《解梦书》

子孙满堂，灶在明堂，徵音明堂在午，宫音明堂在子，羽音明堂在戌，商角音明堂在申。《地总圣历》

丙丁作灶引火光。《袁天罡阴阳禁忌历》

凡遇釜甑[①]鸣，鬼名婆女，但呼其名字，亦不为灾，却招吉利。《阴阳百忌历》

釜鸣不得惊呼，须一男子作妇人拜，即止。或妇人作男子拜，亦止。

---

① 釜甑：釜与甑，并炊器名。

《琐碎录》

釜鸣甑虚，气充则鸣，非怪。但揭去盖即已。同上

凡人家厨下头锅，遇夜须刷洗净，满注水，不可令干如空，则使主人心焦。同上。又《袁天罡阴阳禁忌历》云：锅釜夜深莫停水。

天井

凡四向堂屋前，着过道中亭，有二天井，象日月，为屋有眼目，主大发少灾。若只作一天井亦发，只是多出患眼，及损少丁妇。《鲁般宅经》

天井著花栏，主淫佚[①]。同上。又云：天井置栏，主病心痛、障眼。著花栏，小口患。

凡人家天井方为上，不可直长，主丧祸。同上

厅前天井停水不出，主病患父子相拗，有下湿[②]肠风之疾，及漏肚伤孕之厄。同上

天井栽木大凶。同上

天井内不可种花，招妇人淫乱。《琐碎录》

窗

门壁有窗招横事。《袁天罡阴阳禁忌历》

开天窗宜就左边，乃青龙开眼，吉。《琐碎录》

沟渎

沟渠通浚，屋宇洁净，无秽气，不生瘟疫病。《琐碎录》

水路冲门，悖逆儿孙。水穿宅过东流，无祸。《总圣历》

水若倒流宅，主女为家长。《八王子宅经》

水从门出，主耗散之贫穷。同上

勿塞沟渎，令人目盲。《云笈七签》

厕

凡人上厕之时，先离厕前三五步，咳嗽三两声，其神在厕中即自然回避。《清楼经》

上厕不得唾于厕中，并唾于四面，及唾于壁上，厕神免得生疮痍。其神凡事护佑，不敬不信，即恐损灾其身。同上

凡有三二岁以下男女，抱粪于厕中，多有触犯，缘有奶腥气。并外来

① 淫佚：放荡。

② 湿：原作“混”，据《居家必用事类全集·丁集》改。

尿粪，恶气冲其厕神并受粪夫人，立有灾咎。同上

凡男子上厕，不得科头跣足[1]。若有此犯，公私之人遭牢狱之厄。同上

凡置得新厕，即便除却旧厕。其旧厕之内粪亦尽除，恐遭殃祸。当除之时，以水安厕中令满，莫言除厕，只言除水。同上

凡人家不得以灰弃厕中，及将盖不净，令人家贫、有大凶。同上

厕神姓郭名登，是游天飞骑大杀将军，不可触犯，能赐灾福。凡祭祀不可呼神名，避之吉。同上

每逢六夜莫登厕。《袁天罡阴阳禁忌历》

灶灰撒厕招官事。同上

厕中生蛆，以纯菜一把投于厕瓶[2]中，即无。《琐碎录》

养生类纂卷第十一

① 科头跣足：光着头赤着脚。科头，不戴帽子；跣足，光脚。

② 瓶：《居家必用事类全集·丁集》作“缸”。

养生类纂卷第十二

榕庵周守忠　纂集

乡贡进士钱塘县知县樵阳谢颎校正重刊

服章部

衣服　冠带　茵褥　鞋履

衣服

凡人旦起着衣反者，更着之，吉。《千金要方》

春天不可薄衣，令人伤寒、霍乱、食不消、头痛。同上

衣光者当户三振之，曰殃去，吉。同上

湿衣及汗衣皆不可久着，令人发疮及风瘙。同上

大汗能易衣，佳。不易者，急洗之，不尔令人小便不利。同上

凡大汗勿偏脱衣，喜得偏风，半身不遂。同上

先寒而衣，先热而解。《抱朴子》

大汗急傅粉，着汗湿衣，令人得疮，大小便不利。《养生要集》

凡人不可北向脱衣。《酉阳杂俎》

衣服勤洗浣，以香沾之，身数沐浴令洁净，则神安道胜也。沈存中《志怀录》

凡衣服、巾、栉、枕、镜，不宜与人同之。《齐人千金月令》

衣服不宜买而衣之。同上

衣服衫裤袄裙，忽自交蚀者，大凶。《百怪书》

衣服上忽生班[①]痕，或忽染胭[②]脂粉黛，或忽有孔穴似刀剪者，并不祥。同上

① 班：通“斑”。

② 胭：原作“烟”，形近之误，据文义改。

衣服裙裤被鼠咬，有喜事。同上

衣服上忽闻馨香者，喜庆至。忽闻臭秽者，主疾病，大凶。同上

冠带

勿面北冠带，凶。《千金要方》

幞头[①]、腰带莫同安。《袁天罡阴阳禁忌历》

五日不冠带，主有非殃。《总圣历》

鼠咬人幞头、帽子、巾带、衫领者，主得横财喜事，百日内至。《百怪书》

茵褥

虎豹皮不可作茵褥，令人目暗，须毛刺人疮疽中，能杀人。《琐碎录》

鹅毛选轻茸细毛夹布为褥，俗云鹅毛柔暖而性冷，偏宜覆婴儿，兼辟惊痫也。同上

乌毡久卧，吸人脂血，令人无颜色。《本草》

鞋履

夜卧，履不可仰，须是相合。不然，置床上亦可。《琐碎录》

夜卧，以鞋一覆一仰，即无魇、恶梦。同上

切忌莫烧破鞋履，儿孙长大没文章。《袁天罡阴阳禁忌历》

下床蹑履之际，三称大吉。《云笈七签》

凡上床，先脱左足履。同上

凡欲坐，先解脱右靴履，大吉。《千金翼方》

养生类纂卷第十二

① 幞头：束发的头巾。

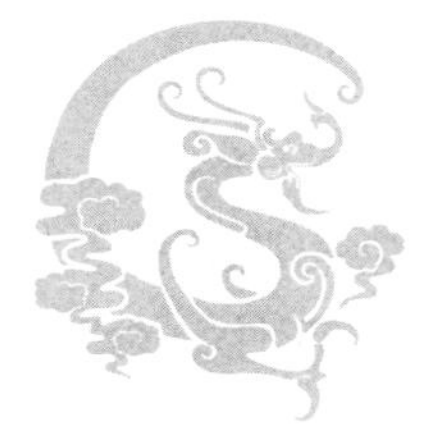

养生类纂卷第十三

榕庵周守忠　纂集

乡贡进士钱塘县知县樵阳谢颎校正重刊

食馔部一

饮食　杂食　饭　粥　面

饮食

凡饮[①]，养阳气也；凡食，养阴气也。欲养阳气也，故有乐；食，养阴。养阴[②]也，故无乐。凡声，阳也。《礼记》

当食不叹。同上

不饥强食，则脾劳不渴，强饮则胃胀。食欲常少，勿令虚。冬则朝勿虚，夏则夜勿饱。《老子养生要诀》

君子慎言语，节饮食。《周易》

王叔和洞识摄生之道，常[③]谓人曰[④]："食不欲杂，杂则或有所犯，当时或无灾患，积久为人作疾。"寻常饮食，每令得所多餐，令人膨脝短气，或致暴疾。夏至秋分，少食肥腻、饼臛之属，此物与酒食瓜果相妨。当时不必习病，入秋节变，阳消阴息，寒气忽[⑤]至，多诸暴卒。良由涉夏取冷太过，饮食不节故也。而不达者，皆以病至之日便谓是受病之始，而不知其所由来者渐矣，岂不惑哉？《高湛养生论》

① 饮：指酒。
② 阴：原作"阳"，据文义改。
③ 常：《太平御览》卷七百二十引作"尝"。
④ 曰：原作"日"，据《太平御览》卷七百二十引改。
⑤ 忽：原作"总"，据《太平御览》卷七百二十引改。

勿跳食[①]。《感应篇》

美食须[②]熟嚼，生食不粗吞。《千金要方》

食上不得语，语与食者，常患胸背痛。同上

善养性者，先饥而食，先渴而饮。食欲数而少，不欲顿而多，则难消也。常欲令如饱中饥，饥中饱耳。盖饱则伤肺，饥则伤气。故每学淡食，食当熟嚼，使米脂入腹。同上

人之当食，须去烦恼。同上

食毕当漱口数过，令人牙齿不败、口香。同上

每食讫，以手摩面及腹，令津液通流。同上

食毕当行步踌躇，计使中[③]数里，行来毕，使人以粉摩腹上数百遍，则食易消，大益人，令人能饮食，无百病。同上

饱食仰卧成气痞，作头风。同上

触寒来者，寒未解食热食，成刺风。同上

凡热食汗出，勿当风，发痉头痛，令人目涩多睡。同上

饱食即卧，乃生百病，不消成积聚。同上

人不得夜食。又云夜勿过醉饱。同上。又云一日之忌，暮无饱食。

食勿精思为劳苦事，有损余虚损人。常须日在巳时食讫，则不须饮酒，终身无干呕。同上

饮食上蜂行住，食之必有毒。同上

湿食临上看之不见人物影者，勿食之，成卒注。若已食腹胀者，急以药下之。同上

热食伤骨，冷食伤肺。热无灼唇，冷无冰齿。《千金翼方》

食勿大言、大饱，血脉闭。同上

夜藏饮食不密，鼠泪滴器中，食之得黄疾。《遁斋闲览》

凡饮食不可放在露天，恐飞丝堕饮食中。食之咽喉生疱，急以巴豆、白矾烧灰吹入口内，或急擦，即差。《琐碎录》

夜半勿饮食。又云夜食损寿。同上。又《云笈七签》云：酉后不饮食。

饱食不用坐与卧，欲得行步，务作以散之，不尔，使人得积聚不消之疾，及手足痹蹶，面皮黧皱，必损年寿也。《云笈七签》

① 跳食：跳过食物，引申为践踏、不尊重食物。

② 须：原作“不”，据《千金要方》卷二十七改。

③ 中：足，满。

饮食伏床，凶。同上

不可向北吃食。同上

令人食冷物必饮汤，将温其脾。已水其脾，何温之有？不若未食冷物，先饮汤温之，继食冷，无患。《翰府名谈》

每食毕，即呵出口中食毒浊气，永无患矣。《幻[1]真先生服内元气诀法》

慎勿饱，饱即伤心。同上。又《千金要方》云：饱则伤肺，饥[2]则伤气。

食毕当漱口数过，不尔使人病龋齿。《巢氏病源》

临食上，勿道死事，勿露食物，来众邪气。《正一平经》

食之有斋戒者，斋乃洁净之物，戒乃节慎之称。有饥即食，食勿全饱，此所谓调中也。百味未成熟勿食，五味太多勿食，腐败闭气之物勿食，此皆宜戒也。手常摩擦皮肤，温热熨去冷气，此所谓畅外也。此是调理形骸之法。《天隐子》

色恶不食，臭恶不食，失饪不食，不时不食。《论语》注云：色恶不食，臭恶不食者，谓饭食及肉颜色香臭变恶者，皆不食之；失饪不食者，谓馔失生熟之节也；不时不食者，谓非朝夕、日中时也。

食饮以时，饥饱得中，水谷变化，冲气和融，精血以生，荣卫以行，脏腑调平，神志安宁。正气充实于内，元真通会于外，内外邪沴[3]，莫之能干，一切疾患，无从所作也。《食治通说》

食饮之宜，当候已饥而进食，食不厌熟嚼。仍候焦渴而引饮，饮不厌细呷。无待饥甚而后食，食不可大饱。或觉微渴而省饮，饮不欲太频。食不厌精细，饮不厌温热。同上

食无生冷、坚韧、焦燥、粘滑物，伤则胃中水谷易于腐化。同上

好食生冷者，将为腹痛、心疼、呕吐、泄利之疾。同上

好食炙煿者，将为口疮、咽痛、壅热、痈疡之疾。同上

食物饱甚，耗气非一。或食不下而上涌、呕吐以耗灵源。或饮不消而作痰咯唾，以耗神水。同上

偶食物饱甚，虽觉体倦，无辄就寝，可运动徐行，约百余步，然后解带、松衣、伸腰、端坐，两手按摩心腹，交叉来往约一二十过，复以两手自心胁间按捺，向下约数十过，令心腹气道不至壅塞过饱，食随手消化

① 幻：原作“幼”，据文义改。

② 饥：原作“肌”，据《千金要方》卷二十七改。

③ 沴：灾害。

也。同上

当盛暑时，食饮加意调节，缘伏阴在内，腐化稍迟。又果瓜园蔬，多将生啖，苏水桂浆，唯欲冷饮，生冷相值，克化尤难。微伤即餐泄，重伤即霍乱吐利。是以暑月食物尤要节减，使脾胃易于磨化，戒忌生冷，免有腹脏之疾也。同上

暑月瓷器如日曒[①]着，不可便盛饮食。《琐碎录》

铜器盖食器上，汗滴食中，令人发恶疮内疽。《金匮要略方》

吴楚之人，每中脘有疾，悉谓脾病。胸腹痛不以虚实，悉谓脾病。凡脾药皆椒、姜、桂、附之类。又盛夏必热食，居密室服药，习以为常。余劝以夏当寒食，高居以远炎暑。则曰：吴楚与北人异，以此自将安乐，充实岂不难哉。《经》云：春夏养阳，秋冬养阴，顺天地之柔刚。注：阴根于阳谓五月，五阳一阴始生，圣人春食温，夏食寒，以抑阳扶阴。十一月，五阴一阳，故热食附炎以抑阴扶阳，反此者是谓伐根。盛夏热食，穷冬寒食，以自取困踣[②]，吾未如之何。《阎孝忠保全信效方》

一日之忌：暮无饱食物，至饱已伤肠胃。又人之阳气，随日升沉，日中则隆，日西则虚。无劳扰筋骨，当休息肢体，力省运行，食难磨化，或即就寝，不免重伤。故云：夜食饱甚，损一日之寿也。《千金翼方》

犀角箸搅饮食，沫出及浇地坟起者食杀人。《金匮要略方》

鱼枕器以盛饮食，遇虫毒辄爆裂。《遁斋闲览》

杂食

食包子时，用醋蘸，免回气。盖包子包气，醋破也。《琐碎录》

馒头后供梅血羹者，馒头包气，血破气也。同上

食糍不可食虾，杀人。同上

啖糍饵之类过多，觉不快者，唯饮酒至醉。则既醒之后，所苦皆差，其效过于服药。陈橘皮汤亦能解。同上

馄饨与饭同食，则胸膈不隘。同上

庖馔失度，炙煿热食，旋鲊[③]生饤[④]，不可食。《食治通说》

每向夜食，不得多吃鸡鸭、猪脚等物，及吃难消筋皮之物，多食必有

---

① 曒：用同“晒”。

② 困踣：困顿潦倒。

③ 旋鲊：新鲜的肉酱。

④ 生饤：疑当作“斗饤”，供陈设的食品。

霍乱。《四时养生论》

修道欲得见真的，饮食之中堪者吃。淡粥朝餐渴自消，油麻润喉足津液。就中粳米饭偏宜，淡面馄饨也相益。好酎[1]饮时悖气消，生椒服之百疾息。食前常咽六七咽，以食为主是准则。饭了须呵三五呵，免教毒气烦胸臆。《胎息秘要诀》

勿食一切杂熏腻五辛，留滞冷滑之物。若食之，令三尸浊，触五神。《太乙真君五诫》

勿食父母本命所属肉，令人命不长。《千金要方》

勿食自己本命所属肉，令人魂魄飞扬。同上

每食不用重肉，喜生百病。常须少食肉，多食饭及少菹菜，并勿食生菜、生米、小豆、陈臭物。同上

一切诸肉煮不熟，生不敛者，食之成瘕。同上

勿食生肉，伤胃。一切肉惟须煮烂，停冷食之。同上

勿食一切脑，大损人。同上

祭神肉，无故自动，食之害人。同上

凡肉生熟，脯肉等同，以器盖密便气不泄者，肉汁同食之，杀人。《食禁方》

凡肉中有米点，或自动，或堕地而尘不污者，皆不可食。同上

凡食生肉，饱饮乳，谓酥酪之类，变成白虫。同上

凡六畜自死及疫死者，皆有毒，不可食。食之，令人心烦闷而吐利无度。同上

凡六畜毛并蹄之甲，皆有毒，不可食之。同上

凡六畜肉热血不断者，不可食。若肝青，或五脏着草自动，及得咸醋不变色，或堕地不污者，皆有毒，杀人。同上

凡六畜，脾不可食之。同上

凡肉，狗不吃鸟不啄者，不可食之。同上

凡肝脏，自不可轻啖，自死者弥甚。《金匮要略方》

诸心皆为神识所舍，勿食之，使人来生复其对报矣。同上

自死肉口闭，不可食之。同上

丙午日、壬子日勿食诸五脏。同上

肉须新鲜，似有气息。则不宜食烂脏，损气，切宜戒之。沈存中《志怀录》

---

① 酎：醇酒。

肉不厌软暖，肉味无令胜食气。《食治通说》

饭

饭讫，即自以热[1]手摩腹。出门庭，行五六十步消息之。中食后，还以热手摩腹，行一二百步，缓缓行，勿令气急，行讫，还床偃卧，四展手足，勿睡，顷之气定，便起正坐，吃五六颗苏煎枣，啜半升以下人参、茯苓、甘草等饮，觉似少热，即吃麦虋冬[2]、竹叶、茅根等饮，量性将理。《千金翼方》

每日吃饭先定坐，叩齿二十一遍，集神细嚼一口咽下，则五脏先接此一口，神安，道家谓细食也。《琐碎录》

饭无令少于面。《食治通说》

所谓四时之养者，春食麦，夏食菽，亦以食木火之畜；秋食麻，冬食黍，亦以食金水之畜。所谓朝日之养者，侵晨[3]一粥，早晚两饭。同上

秽饭、馁肉、臭鱼，食之皆伤人。《金匮要略方》

南天烛不拘时，采其枝叶，于石臼中捣碎，用水渍，粳米漉而炊之。初渍米正作彩色，既得蒸便如绀，若一过汁渍，不得好色，亦可淘去，更以新汁渍之。洒溲[4]皆用此汁，当令饭作正青色乃止。余汁洒饭，预作高格暴令干，当三过蒸暴，每一燥辄以青汁溲令浥浥耳。日可服二升，勿复血食。亦以填胃补髓，消灭三虫。《本草图经》。又按陶隐居[5]《登真隐诀》：太极真人谓之精干石髓饭。又《本草》名乌饭，益颜色筋骨。

元载宠姬薛瑶英幼时母饭以香，及长肌[6]香体轻。《杜阳杂录》

粥

《张文潜粥记》赠潘邠老云："张安道每晨起，食粥一大盏，空腹胃虚，谷气便作，所补不细。又极柔腻，与肠腑相得，晨为饮食之良。"妙齐和尚说："山中僧每将旦一粥，甚系利害，如或不食，则终日觉脏腑燥渴。盖能畅胃气，生津液也。"又见东坡一帖云："夜坐饥甚，吴子野劝食白粥，云能推陈致新，利膈养胃。"《梁溪漫志》

---

① 热："热"字原脱，据《千金翼方》卷十四补。

② 麦虋冬：即麦门冬。

③ 侵晨：拂晓。

④ 洒溲：散布。

⑤ 陶隐居：即陶弘景，号华阳隐居。

⑥ 肌：原作"饥"，据《寿养丛书》本改。

粥后不宜入白汤，令人成淋，为停湿也。《琐碎录》

食甜粥勿食大鲊，必变成尿血。《巢氏病源》

食米甘甜粥[1]，变成走注病。谓游皮肤系痛。同上

食白米粥，勿食生苍耳，成走疰。《金匮要略方》

食甜粥已，食盐即吐。同上

豉粥不可于霍乱后食。《齐人千金月令》

地黄粥以补虚。右取地黄四两，捣取汁，候粥半熟即下之。以绵裹椒一百粒，生姜一片投粥中，候熟出之，下羊肾一具，去脂膜，细切如韭叶大，加少盐食。同上

防风粥以去四肢风。右取防风二大分，煮取汁，作粥。同上

紫苏粥以去拥[2]气。右取紫苏子，熬令黄香，以水研，滤取汁，作粥。同上。又《本草》云：紫苏子粥，常服令人肥白身香。

竹叶粥：右取淡竹叶一握，栀子两枚，切，熬以水煎，澄取清，即细淅粳米，研取泔，下米、竹叶栀子汁中，旋点泔煮之，候熟，下盐花，进之时或失理，则痢疾宜以防之。同上

胡麻粥：乌油麻，去皮，蒸一炊，曝干，更炒令香熟。每用白粳米一升，胡麻半升，如常煮粥法为之，临熟加糖蜜任意，极香甘。胡麻多治之临时取用。沈存中《忘怀录》

山芋粥：山芋，山生者佳，圃种者无味。取去皮，细石上磨如糊。每碗粥用山芋二合，以酥二合，蜜一合同炒令凝，以匙揉碎。粥欲熟，投搅令匀，乃出。同上

枸杞子粥：用枸杞子生研，捩取汁。每一碗粥可用汁一盏，少熟蜜同煮。同上

面

面一斤，入炮了附子末二钱，和打如常供，大去面毒。《琐碎录》

今煮面多过水，颇不利于脏腑，宜以滚汤，候冷代之。同上

面有鄓[3]气不可食。《食治通说》

小麦作面，性拥热，小动风气。久食实人肌肤，强气力。《本草》

---

① 粥：“粥”字原脱，据《诸病源候论》卷二十四补。

② 拥：通“壅”。阻塞。

③ 鄓：臭。

小麦[1]种来自西国寒温之地，中华人食之，率致风壅。小说载大麦毒，乃此也。昔达磨游海震旦，见食面者，惊曰："安得此杀人之物？"后见莱菔，曰："赖有此耳。"盖莱菔解面毒也。世人食面已，往往继进面汤，云能解面毒，此大误。东平董汲尝著论，戒人煮面须设二锅，汤煮及半，则易锅煮，令过熟，乃能去毒，则毒在汤，明矣。方勺《泊宅编》

紫不托法：用新黑豆，煮取浓汁，搜面作汤饼，极甘美，能去面毒。今不蒸熟，服丹石人尤宜食此杂莼菜为羹妙。沈存中《志怀录》

范侍读仲[2]元长言，其父淳父[3]，元苑间为东平府直讲[4]，每日供膳所食，汤饼异常，因造外厨，讯诸庖者，见几[5]上有金钱数十，审其安用。对曰："凡面入汤之后，每遇一沸，必下一钱，钱尽而后已。"故其说曰："硬作熟溲，汤深煮久。"《能改斋漫录》

养生类纂卷第十三

① 麦：原作"面"，据文义改。
② 仲：原作"书"，据《能改斋漫录》卷十五改。
③ 父：《能改斋漫录》卷十五作"甫"。
④ 直讲：官名。辅助博士讲授经学。
⑤ 几：原作"釜"，据《能改斋漫录》卷十五改。

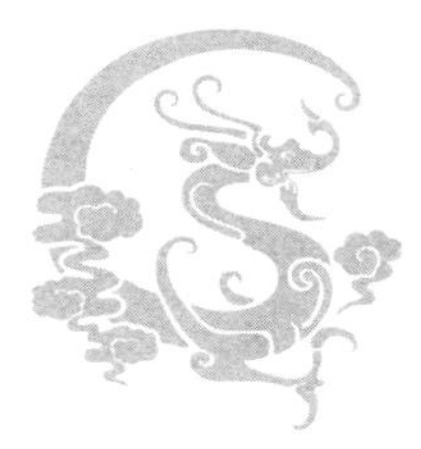

养生类纂卷第十四

榕庵周守忠　纂集

乡贡进士钱塘县知县樵阳谢颎校正重刊

食馔部二

酒醉附　茶　汤水　五味　盐　醋　酱豉附　糖蜜饧附　酥酪　脯腊　脍鲊羹臛酱附

酒醉附

唯酒无量，不及乱。《论语》。注云：人饮酒无有限量，但不得多，以致困[1]乱也。

饮酒过多，成血痹[2]之疾。华佗《中藏经》

久饮酒者，腐肠烂胃，溃髓蒸筋，伤人损寿。《千金要方》

酒味苦甘，五辛大热，有毒。行药势，杀百邪恶味。同上

食生菜饮酒莫炙腹，令人肠结。同上

饱食讫，多饮水及酒，成痞癖。同上

勿饮浊酒食面，使塞气孔。同上

酒浆临上看之不见人影者，勿食之。同上

饮酒不欲使多，多则逆吐之为佳。同上

酒不可合乳饮，令人气结。《食禁方》

饮酒食红柿，令人心痛至死，亦令人易醉。同上

饮酒食生苍耳，令人心痛。同上

饮白酒食生韭，令人病增。同上

饮白酒，以桑枝贯牛肉，多食生寸白虫。同上。又按《本草》云[3]：白酒食

① 困：原作“用”，据《论语注疏》卷十改。

② 痹：原作“脾”，据文义改。

③ 云：“云”上原衍“又”字，据文义删。

牛肉，生虫。

凡饮酒，忌诸甜物。《本草拾遗》

酒后不可食芥辣物，缓人筋骨。又不可食胡桃，令人呕血。《琐碎录》

饮酒不可食羊豕脑，大害人。同上

饮酒之法，自温至热。若于会散时，饮极热酒一杯，则无中酒之患。同上

面后如饮酒，须以酒咽去目汉椒三两粒，即不为疾。同上

铜瓶器不可久贮酒，能杀人，时暂则无害。同上

饮酒热未解，以冷水洗面，令人面发疮，轻者皶疱。《巢氏病源》

饮酒人饮水，成酒癖呕吐疾。同上

淫湎于酒色者，将以萌虚惫，黄疸、肠癖、痔漏之疾。《食治通说》

醉当风卧，以扇自扇，成恶风。《千金要方》。又[1]人病源云：醉卧当风，使人发瘖。

醉以冷水洗浴，成疼痹。同上

大醉汗出，当以粉傅身，令其自干，发成风痹。同上

醉不可当风向阳，令人发狂。同上

醉不可强食，或发痈疽，或发喑，或生疮。同上

醉饱不可以走马及跳踯。同上

饮酒大醉，湿地而卧，或立当风冲，厨下露坐，成癞病。《千金翼方》

酒癞者饮酒大醉，不觉卧黍穰中，经夜方起，遂即成疾，眉须堕落。同上。又《千金要方》云：醉不可露卧，及卧黍穰中，发癞疮。又《金匮要略方》云：饮酒食猪肉，卧秫稻穰中，发黄。

饮酒者嚼鸡舌香则量广。浸半天回[2]则不醉。《酒中玄》

醉不可露卧，令人面发疮疱。《巢氏病源》

酒之毒在齿。每饮一杯即吸水漱涤，则不醉。《遁斋闲览》

一月之忌，晦无大醉。谓饮酒至醉，已伤血气。又人之血脉，随月盈亏，月郭满具血气实，肌肉坚；月郭空则肌肉减。经络虚，卫气去，形独居，当是时也。又大醉以伤之，是以重虚。故云：晦夜之醉，损一月之寿也。《千金翼方》

欲醒酒，食橄榄。《琐碎录》

---

① 又：原作“人”，据文义改。

② 半天回：中药名。

宿酲[①]未解，用蜜浸乌梅，多啖清醒，乃已。《樵人直说》

丸子酒饮之有力。糯米一斗，微蒸熟，研之。好杏仁五十枚，汤浸去皮，研之。大麦蘖一两，神曲七两，防风、当归、干姜、甜瓜子、甜瓜蒂、菊花、桂心各二钱，并为末，以好酒二斤煎熟，合和上件药末，如调稠糊相似，入在埴[②]器中，用蜡纸数重封。冬天暖放半月，夏间六七日足，取丸如酸枣大。凡遇饮，冬月煎水十盏，着药三丸；夏月新汲水十盏，入药三丸，在一瓶中，候时饱，用竹杖子搅转，闻香美，即饮之。《林泉备用》

山芋酒饮之有益。山芋蒸熟去皮，一斤，酥三两，龙脑、莲的[③]同研，圆如鸡卵，投沸酒中，一枚可酒半升。山芋当取山生者，暴十余日，皮皱可用之，甚美。沈存中《忘怀录》

枸杞酒方：枸杞一百斤，切，以东流水四石煮之一日一夕，去滓，得一石汁，渍曲酿之，如家醖法。酒熟，取清置不津器[④]中，取干地黄末一升，桂心末一升，干姜末一升，商陆根末一升，泽泻末一升，蜀椒末一升，右六味盛以绢袋，内酒底，密封口，埋入地三尺，坚覆上，二十日。沐浴整衣冠，向仙人再拜讫，开之，其酒当如赤金色。平旦空肚服半升为度，十日万病皆愈，二十日瘢痕灭。恶疾人以一升水和半升酒分五服，服之即愈。此出《千金翼方》。又《四时纂要》：枸杞子酒补虚，长肌肉，益颜色，肥健延年。方：枸杞子好酒二升[⑤]，搦碎浸七日，漉去滓，日饮三合。

葡萄酒法：取葡萄子汁一斗，用曲末四两，搅匀，入瓶内，封口，自然作酒，别有异香。又以蜜三斤，水一斗，同煎，入瓶内，候温，入曲末二两，白酵二两，湿纸封口，放净处。春秋五日，夏三日，冬七日，自然为上等酒一斗。如行功时，只吃一两盏，助道力，功疾成也，百病消除。又仙酎曲法：烂桃去皮、核十斤，烂甜瓜去皮、子十斤，白面六十斤，官桂三两，红豆三两，缩砂三两，右捣匀，踏之如法。卧三七日，上白青木，黄沙间道士也。并出张真人《金丹了心诀》

钟乳酒主补骨髓，益气力，逐湿。方：干地黄八分，苣藤一升，熬，

① 酲：醉酒。

② 埴：坚硬的土。

③ 莲的：又作“莲菂”，即莲实。

④ 不津器：不渗水的陶器。

⑤ 枸杞子好酒二升：《四时纂要》卷五作“枸杞子二升好酒二斗”。

别烂捣。牛膝、五加皮、地骨皮各四两，桂心、防风各二两，仙灵脾三两，钟乳五两，甘草汤浸三日，以半升牛乳瓷瓶中没，炊之，于炊饭上蒸之。牛乳尽出，暖水净淘洗，碎如麻豆。右诸药并细剉，布袋子贮，没于三斗酒中，五日后可取饮。出一升清酒，量其药味，即出。药起十月一日至立春止。忌生葱、陈臭物。《四时纂要》

黄精酒主万病，发白反黑，齿落更生。方：黄精四斤，天虋冬三斤，松叶六斤，白术四斤，枸杞五斤，右五味皆生者，内釜中，以水三石煮之一日，去滓，以汁渍曲，如家醖法。酒熟，取清，任性饮之，一剂长年。《千金翼方》

白术酒方：白术二十五斤㕮咀，以东流水两石五斗，不津器中渍之二十日，去滓，内汁大盆中。夜候流星过时，抄己姓名，置盆中，如是五夜，汁当变如血，取以渍曲如醖法。酒熟，取清，任性饮之，十日万病除，百日白发反黑，齿落更生，面有光泽，久服长年。同上

松花酒：取糯米淘百遍，以神曲和。凡米一斗，用神曲五两。春月取松花精长五六寸者，至一尺余鼠毛者，各三两枝，细剉，一升蒸之，绢袋盛，以酒一升浸取五日，堪服。一服三合，三服，久服神仙。《齐人千金月令》

地黄酒：用地黄一大升，细切，糯米五斗，右相和烂炊作饭，摊如人体，以牛膝汁三升拌之，曲末五升，并于盆中熟揉，以汤一斗，内不津器中，泥封。春夏三七日，秋冬五七日熟。同上。又《四时纂要[1]》地黄酒变白速效方：肥地黄切一大斗，捣碎，糯米五升，烂炊，曲一大升，右三味于盆中熟揉，相得内不津器中，封泥。春夏三七日，秋冬五七日，日满有一盏，绿液是其精华，宜先饮之。余以生布绞贮之，如稀饧，极甘美。不过三剂，发当如漆。若以牛膝汁拌炊饭，亦妙。

齐解叔让母病风，空中语曰：得丁公藤为酒，便差。后求访至宜都郡，见山中众老翁伐木，云："此是丁公藤，疗风尤验。"乃以四段[2]与之，示以渍酒法，母病果安。

窦朝议经进仙酒方，治大风及偏风一切风疾，延年益寿。牛蒡根一斤，牛膝一斤，秦艽[3]二两，鼠粘子二两，枸杞子，炒，一斗，苍术，蒸晒，二斤，防风、蚕沙各二两，大麻子，炒，别研去壳，一升，桔梗、羌活各二两，右为剉散，无灰酒二斗，净瓷器内浸，密封，七日开，开时不

① 纂要：原作"要纂"，据文义乙正。
② 段：原作"叚"，据《类说》卷五十三改。
③ 艽：原作"芁"，据《三因极一病证方论》卷二改。

得对瓶口，日进三服，每服一大盏，温服，常令面有酒色，甚者不过一斗。忌面食并鱼肉动风物。《三因极一病证方论》

还睛神明酒：黄连五两，石决明、草决明、黄消石、生姜、石膏、蕤人、秦皮、山茱萸、当归、黄芩、沙参、朴硝、甘草，已上各三两、芍药、泽泻、桂心、荠子、车前子、淡竹叶、防风、辛夷、人参、柏子人、白芷、川乌头、桃人去皮、尖双仁者[①]，瞿麦、细辛、地肤子。已上各三两，龙脑三钱，丁香半两，真珠二十五颗，无孔者。右㕮咀，以练囊盛，用好酒五斗，瓮中浸之。春秋十四日，夏七日，冬二十一日，食后半合，勿吐，稍稍增之。百日后，目明如旧。忌面鲊油腻、秽臭五辛，猪鱼鸡马驴肉，生冷粘[②]滑，仍忌房室、大怒大劳、大忧愁、大寒热，悉慎之。惟不疗枯睛损破者，但白睛不枯损，此药更生瞳子，平复如故。汉司空苍元明，两目俱盲，经十五年，两瞳子皆损，服此酒未满百日，两眼还得清净，夜视字胜如未患时十倍。余亲有病目者，服此酒十余日，翳皆省。《苏沈二内翰良方[③]》

王文正太尉气羸多病，真宗赐药酒一瓶。文正饮之安健。上曰："此苏合香酒，一斗酒以苏合香丸一两同煮，调五脏，却诸疾。"《墨客挥笔》

茶

除烦去腻不可缺茶，然暗中损人不少。吾有一法，每食已，以浓茶漱口，烦腻既出而脾胃不知。肉在齿间，消缩脱去，不烦挑刺，而齿性便若缘此坚密。率皆用中、下茶，其上者亦不常[④]有，数日一啜，不为害也。此大有理。《仇池笔记》

苦茶久食羽化。与韭同食，令人身重。《壶居士食忌》

茶吃多则滞在腰背，故令人自腰而下多黑。但吃茶常须投少盐，缘盐通利，自然无滞。《四时养生论》

饮真茶令少眠睡。《博物志》

苦茶久食益意思。《华佗食论》

茶以汤浇覆之，用葱姜芼之，其饮醒酒，令人不眠。《广雅》

败荷片为末，于茶饮中吃，不日羸瘦，却不损人。如要复吃醋，则复

---

① 者："者"字原脱，据《苏沈良方》卷七补。

② 粘：原作"枯"，据《苏沈良方》卷七改。

③ 苏沈二内翰良方：即《苏沈良方》。

④ 而齿性……亦不常：此二十一字原脱，据《仇池笔记》卷上补。

长肌肉也。《琐碎录》

茶用山水上，江水次，井水下。其山水，拣乳泉石池慢流者；其江水，取去人远者；井取汲多者。其湍，如鱼目，微有声，为一沸；缘边如涌泉连珠，为二沸；腾波鼓浪为三沸。已上水老，不可食也。陆羽《茶经》

茶茗久服，令人有力悦志。《神农食经》

汤水

冬日则饮汤，夏日则饮水。《孟子》

食热物勿饮冷水。《金匮要略方》

凡水照见人影动者，不可饮之。同上

凡诸饮水疗疾，皆取新汲清泉，不用停污浊者，损人。《博物志》

饮水忽急咽，久成气疾，或成水癖。《巢氏病源》

盛夏冒暑，难以全断饮冷，但刻意少饮，勿与生硬果菜、油腻甜食相犯，亦不至生病也。不宜引饮过多，先能省减咸酸厚味、煎煿燥物，自然津液不乏，必不致引饮太频也。《食治通说》

铜汤瓶汤，饮之损声。《琐碎录》

伏热者不得饮水，冲寒者不得饮汤。同上

仁宗朝宣翰林院定熟水，紫苏第一，沉香第二，麦虋冬第三。盖紫苏能下胸膈滞气，乃为第一也。同上

豉汤用百沸汤泡，切不得搅。才搅则味苦，俗谓之搅破胆。同上

凡山水甚强寒，饮之皆令人病。《太平御览》

饮不欲过多，谓未厌先止也，或欲酸甘桂浆务爽口，而非为渴，则不免为痰饮之疾。《食治通说》

枣汤法：石[1]取大枣，除去皮核，中破之，于文武火上翻覆炙令香，然后煮作汤。《齐人千金月令》

柏汤方：采嫩柏叶，线系垂挂一大瓮中，纸糊其口，经月取，如未甚干，更闭之。至干，取为末，如嫩草色，不用瓮，只密室中亦可，但不及瓮中者青翠，若见风则黄矣。此汤可以代茶，夜话饮之尤醒睡。饮茶多则伤人气，耗精害脾胃。柏汤甚有益，如太苦，则加少山芋尤佳。《外台秘要》有代茶新饮，然作药味，不若柏汤，隐居道话，尤助幽尚。沈存中《忘怀录》

三妙汤方：地黄、枸杞实，各取汁一升，蜜半升，银器中同煎如稀

① 石："石"字费解，疑当作"十月"。

饧。每服一大匕，汤调、酒调皆可，实气养血，久服弥益人。同上

熟水方：稻叶、穀叶、楮叶、橘叶、樟叶皆可，采干，纸囊悬之，用时火炙使香，汤沃，幂[1]其口良久可饮。同上

水芝汤通心气，益精髓。用干好莲实一斤，不去黑风，以砂炒，令极干，捣罗为末。甘草一两，横纹者，剉，微炒。右为末，每服二钱，入盐，沸汤点服。莲实捣罗，至黑皮如铁不可捣，则去之。世之贵人取莲实，去黑皮及涩皮及莲心，以龙脑水浸白肉，食之大为不便。黑皮坚气而涩及住精，世人多不知也。此汤夜坐过饥气乏，不欲取食，则饮一盏，大能补虚助气。昔仙人务先子服此汤，以致飞升去。《卫生家宝汤方》

五味

心欲苦，肺欲辛，肝欲酸，脾欲甘，肾欲咸，此五味之所合也。《黄帝素问》

五味所禁：辛走气，气病无多食辛；咸走血，血病无多食咸；苦走骨，骨病无多食苦；甘走肉，肉病无多食甘；酸走筋，筋病无多食酸。是谓五禁，无令多食。同上

多食咸则脉凝泣而色变；多食苦则皮槁而毛拔；多食辛则筋急而爪枯；多食酸则肉胝腸而唇揭；多食甘则骨痛而发落。此五味之所伤也。同上

五味入于口，各有所走，各有所病。酸走筋，多食酸令人癃；咸走血，多食咸令人渴；辛走气，多食辛令人愠心；苦走骨，多食苦令人变呕；甘走肉，多食甘令人恶心。《千金要方》

好食五味，必不得暴嗔，多令人神惊、夜梦飞扬也。同上

咸伤筋，苦伤骨，甘伤肉，辛伤气，酸伤血。《太清中黄真经》

诸热食咸物，竟不得饮冷水、酢浆水等，令人喜失声。《云笈七签》

减五味浓厚食，以免伤其精；省煎煿焦燥物，以免渗其血。《食治通说》

五味无令胜谷味。同上

味过于咸，伤肌骨而耗心气；味过于酸，伤筋脉而损脾气。同上

谷味，即正味也，本于天地，合气阴阳，出于造化自然，如小豆味酸，大豆味咸，麦苦、稷甘之类。虽不美于舌本，足以充胃脘而养冲气也。味外五味，即非本味也，或淋碱卤，或拌糟糠，菹其荤辛，熬以蔗汁，成于因而变酿如盐咸、醋苦，梅酸、姜辣之类，虽取美于舌颊，复为

[1] 幂：覆盖。

腹胃之窃蠹也。同上

盐

盐咸走血，故东方食鱼盐之人多黑色，走血之验，病嗽及水者，宜全禁之。齿缝中多血出，常以盐汤漱于则已[①]，益齿走血之验也。《本草衍义》

盐多食伤肺，喜咳。《千金翼方》

盐不可多食，伤肺，令人失色肤黑，损筋力。《千金要方》

食甜粥已，食盐即吐。《金匮要略方》

食甜瓜竟食盐，成霍乱。《食医心镜》

盐三升，蒸令熟，分作二裹，各裹之于脚头，着壁，脚心踏之，去一切脚气，夜夜为之良。《食疗本草》

漱口，以盐揩齿，少时含浆水便洗眼，朝朝洗之，可夜见字。同上

齿疼断开血出，以盐每夜厚封齿断上，有汁沥尽乃卧，汁出时叩齿勿住，不过十夜疼血止。《肘后方》

盐忌安灶头上。《墨子秘录》

醋

米醋最酽[②]，谷气全也。产妇房中常得醋气则为佳，酸益血也。《本草衍义》

多食醋损人骨，能理诸药，消毒热。《千金要方》

醋合酪，食之令人血瘕。《金匮要略方》

凡醋不可与蛤同食。《食禁方》

米醋多食不益男子，损颜色。《日华子本草》

服诸药不可多食醋。《食疗本草》

醋多食损人胃。同上

饮热醋尤能辟寒，胜如酒。《琐碎录》

酱豉附

雷不作酱，俗说令人腹内雷鸣。《风俗通》

小豆酱合[③]鱼酢食之成口疮。《孙真人食忌》

麦酱和鲤鱼食之成口疮。《本草》

---

① 漱于则已：《本草衍义》卷五作“漱即已”。

② 酽：原作“严”，据《本草衍义》卷二十改。

③ 合：原作“令”，据《证类本草》卷二十八改。

酱无毒，杀一切鱼肉菜蔬蕈[①]毒。《日华子本草》

榆人[②]酱多食落发。《食疗本草》

豉，食中之常用。春夏天气不和，蒸炒，以酒渍，服之至佳。陶隐居《药总诀》

熬豉和白术浸酒，常服之，辟瘟疫。《梅师方》

豉汤，豉本性太冷，只辟面毒，伤脏腑，倾元气，特宜忌之。《中山玉柜服气经》

糖蜜饧附

糖蜜不可与虾同食，令人暴下。食多尤为害。《琐碎录》

鲊瓶不可盛蜜，及蜜煎食之，损气。同上

食糖蜜后三日内，食诸生葱韭，令人心痛。《金匮要略方》

沙糖多食生长虫，消肌肉，损齿，发疳䘌，不可长食之。《食疗本草》

沙糖不可与笋同食，食之笋不消，成癥，身重不能行履。《食禁方》

沙糖不与鲫鱼同食，食之令人成疳虫。同上

沙糖不与葵同食，食之生流澼。同上

白蜜不可合菰首食之。同上

白黍米不可与饴糖蜜食之。同上

食饧多饮酒，大忌。《金匮要略方》

饴糖即饧是也，多食动脾风。《本草衍义》

酥酪

乳酪酥等常食之，令人有筋力，胆干[③]，肌体润泽。卒多食之，亦令胪胀[④]、泄利，渐自已。《千金要方》

食甜酪[⑤]竟，即入大酢者，亦可作血瘕及尿血。同上

大酪不熟食，食之伤人。《食禁方》

凡食生鱼后即饮奶酪，发动则损之精气，腰脚疼弱。同上

凡食生肉饱，饮乳，谓酥酪之类变成虫。同上

---

① 蕈：原作“簟”，据文义改。

② 榆人：即榆仁，又名榆实、榆子、榆荚仁，统称榆钱。

③ 干：强悍。

④ 胪胀：腹胀。

⑤ 酪：原作“各”，据《千金要方》卷二十六改。

脯腊

茅屋漏水堕诸脯肉上，食之成瘕结。《千金要方》

凡暴肉作脯不肯干者，害人。同上

暴肉不干，火炙不动，见水自动者，不可食。《金匮要略方》

羊脯三月以后有虫如马尾，有毒杀人。《本草》

脯藏米瓮中有毒，及经夏食之发肾病。同上

凡脯生食之不消，化为虫。《食禁方》

凡生熟脯肉以器盖密，使气不泄者，食之杀人。同上

市脯不食。《论语》

脍

脍不厌细。《论语》

食脍吃乳酪，令人腹中生虫为瘕。《金匮要略方》

虾脍共猪肉食之，令人恶心多唾，损精色。《食禁方》

鱼脍诸腥[①]冷之物多损于人，断之益善。《千金要方》

凡鱼脍不可近夜，食不消。兼饮冷水，腹内为虫。又不可同乳酪食之，令人霍乱。《本草》

广陵太守陈登得病，胸中烦懑，面赤不食。华佗脉之曰："府君胃中有虫数升，欲成内疽，食腥物所为也。"即作汤二升，先服一升，斯须尽服之。食顷，吐出三升许虫，赤头皆动，半身是生鱼脍也。《魏志》

鲫鱼脍合猪肝肺食之，发痈疽。《巢氏病源》

鱼赤目作脍食之，生鱼瘕。同上

鲊鲞[②]臛酱附

头发在鱼鲊内，杀人。《琐碎录》

贮蜜瓶不可贮鲊，必害人。同上

青鱼鲊不可合葫荽食之。《食禁方》

青鱼鲊不可合生葵及麦酱同食之。同上

鲤鱼鲊不得和豆藿叶食之，成瘦。《食疗本草》。又《食禁方》云：鲤鱼鲊不可合小豆藿食之。

鲈鱼作鲊，食之犹良。《本草》

---

① 腥：原作"醒"，据《千金要方》卷二十六改。

② 鲞：成片的腌腊食品。

有人遗张华鲊，见之谓客曰："此龙肉也，肉鲊中有五色光。"试之，果如言。后问其主，云于茅积下得白鱼所作也。《世说》

鱼目赤，作鲊食之，害人。《千金要方》

周绛诣两浙献书，吴越王重之，留客馆，将著以名职赉[1]绛功巨，堂酒顿给鱼鲞数百斤，绛引满焚鱼而食，海物苦咸伤肺，大烦渴，一夕几至委顿。《杨文公谈苑》

鳖为臛，啖食可长发。《续酉阳杂俎》

凡鱼酱及肉酱，多食落发，为陈久故也。《食疗本草》

养生类纂卷第十四

① 赉：赏赐。

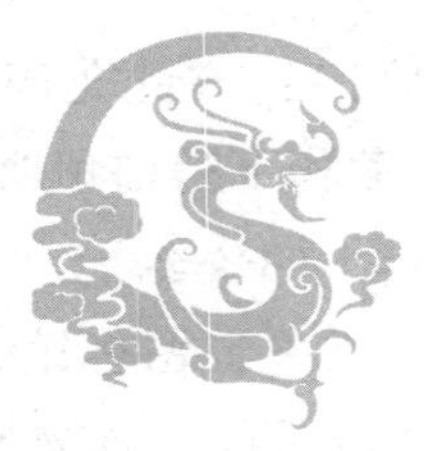

养生类纂卷第十五

榕庵周守忠　纂集

乡贡进士钱塘县知县樵阳谢颎校正重刊

羽禽部

总禽[1]

白鸟玄首，玄鸟白首，不可食。《本草》

凡鸟目生吞之，令人见诸魅。或以目睛研，注目中，夜见鬼。同上

鸟三足四距，杀人。同上

鸟六指不可食。同上

鸟死足不伸，不可食。同上

鸟卵有八字，不可食。同上

凡鸟飞投人，其口中必有物，拔毛放之，吉。同上

凡鸟自死，口不闭翅不合者，不可食之。《金匮要略方》

诸禽肝青者，食之杀人。同上

凡飞鸟投人，不可食。《云笈七签》

鸟若开口及毛下有疮，并不可食之。同上

鸳鸯

食鸳鸯肉，令人患大风。《本草》

夫妇不相爱，私煮鸳鸯肉食之，当相爱也。《食疗本草》

---

① 总禽：此二字原脱，循文例补。

孔雀

孔雀毛入眼，损人眼。《琐碎录》

鹧鸪

鹧鸪不可与笋同食，令人腹胀。《食禁方》

鹧鸪自死者，不可食之。同上。又按《食疗本草》云：此鸟天地之神。每月取一只飨至尊[①]，所[②]以自死者不可食之也。

燕

人食燕肉不可入水，为蛟龙所吞。《博物志》

勿食燕肉，损人神气。《千金要方》

雁

勿食雁肉，损人神气。《千金要方》

雁脂可和豆黄末服，令人肥白。《食疗本草》

雀

雀肉不可合酱食之。陶隐居《药总诀》

雀肉不可合李子食之。《金匮要略方》

雀肉不可合杂生肝食之。《食禁方》

雀粪和干姜末、蜜丸服之，令人肥白。又和天雄、干姜为丸，令阴强。又卵和天雄为丸服，起阳事。《食疗本草》

鹑

鹑和生姜煮食，止泄痢。酥煎偏令下焦肥。《本草》

鹑肉与猪肉食之，令人生黑子。同上

鹑肉不可和菌食之，令人发痔。同上

鹑四月已后、八月已前不堪食。《食疗本草》。又《本草》云：虾蟆化为。

鹑，患痢人可煮食，良。同上

鸠

班[③]鸠多食益气，助阴阳。《本草》

---

① 尊：原作“若”，据《食疗本草》卷中改。

② 所：原作“可”，据《食疗本草》卷中改。

③ 班：通“斑”。

鸦

鸦，瘦病、嗽、骨蒸者，可和五味腌炙食之。《食疗本草》

鸦眼睛研，注人目中，令夜见鬼神。同上

雉

雉不与胡桃同食，令人发头风，兼发心痛。《食疗本草》

雉不与木耳、菌子同食，发五痔，立下血。同上

雉不与豉同食，杀人。同上

雉肉不可和荞麦面食之，生肥虫。同上

雉卵不可与葱同食，生寸白虫。同上

雉肉久食令人瘦。《千金要方》

丙午日食雉肉，丈夫烧死目盲，女人血死妄见。同上

鷩雉[①]一名山鸡，养之禳[②]火。《山海经》

竹鸡

唐崔铉镇渚宫，有富贾舶居，中夜暴亡，迨晓气犹未绝。邻房有武陵医工梁新闻之，乃与诊视，曰："此乃食毒也。寻常嗜食何物？"仆夫曰："好食竹鸡，每年不下数百只，近买竹鸡并将充[③]馔。"梁新曰："竹鸡吃半夏，必是半夏毒也。"命生姜捩[④]汁，折齿而灌，由是方苏。崔闻而异之，资以仆马钱帛入京。《北[⑤]梦琐言》

鸡

玄鸡白头，食病人。《龙鱼河图》

鸡有六指，亦杀人。同上

鸡有五色，杀人。同上。又《千金要方》云：鸡是五色者，食其肉必狂。

老鸡能呼人姓名，杀之则止。《白泽图》

鸡有四距重翼者，龙也。杀之震死。同上

鸡肉合鱼肉汁，食之成心瘕。《食禁方》

鸡并子，不可合李子食之。同上

---

① 鷩雉：锦鸡。

② 禳：祈祷消灾。

③ 充：原作"克"，据《太平广记》卷二百一十九引《北梦琐言》改。

④ 捩：原作"淚"，据《太平广记》卷二百一十九引《北梦琐言》改。

⑤ 北：原作"此"，据《太平广记》卷二百一十九引《北梦琐言》改。

鸡肉或子，不可合胡荽、蒜食之，令人滞气。同上

雉鸡肉不可合生葱、芥菜食之。同上

鸡子不可合鲤鱼食之。同上

鸡死不伸足爪，此种食之害人。《千金要方》

鸡子白共蒜食之，令人短气。同上

鸡子共鳖肉蒸，食之害人。同上

鸡肉共獭肉共食，作遁尸注，药所不能治。同上

食鸡子，啖生葱，变成短气。同上

鸡肉、犬肝肾共食，害人。同上

生葱共鸡犬肉食，令人谷道终身流血。同上

乌鸡肉合鲤鱼肉食，生痈疽。同上

鸡兔犬肉和食，必泄利。同上

野鸡肉共家鸡肉合食之，成遁尸，尸鬼缠身，四肢百节疼痛。同上

丙午日食鸡肉，丈夫烧死目盲，女人血死妄见。同上

鸡子多食动风气。《食疗本草》

半夜鸡啼则有忧事。《琐碎录》

鸡生子皆雄者，必有喜事。《琐碎录》

乌鸡最暖，可补血，产妇可食。同上

阉鸡善啼，鸡毒。同上

踏鸡子壳，令人得白癜风。《酉阳杂俎》

鹅

鹅肉性冷，不可多食，令人易霍乱。《食疗本草》

老鹅善，嫩鹅毒。《琐碎录》

鹅毛柔暖而性冷，选细毛夹以布帛，絮而为被，偏宜覆婴儿而辟惊痫也。《岭南异物志》

鸭

鸭目白者，杀人。《本草》

鸭卵多食，发冷疾。《日华子本草》

鸭不可与木耳、胡桃、豉同食。同上

白鸭补虚，黑鸭发冷痢，下脚气，不可多食。《食疗本草》

鸭子微寒，少食之亦发气。同上

老鸭善，嫩鸭毒。《琐碎录》

鸭子不可合蒜食之。《食禁方》

鸭子不可合鳖肉食之。同上

鸭子不可合李子食之。同上

野鸭九月以后即中食，全胜家者，虽寒不动气。又[①]身上小热疮多年不可[②]者，但多食之，即差。《食疗本草》

养生类纂卷第十五

① 又：原作"人"，据《食疗本草》卷中改。

② 可：病愈。

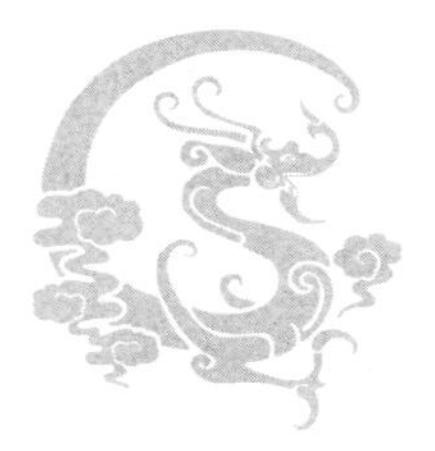

养生类纂卷第十六

榕庵周守忠　纂集
乡贡进士钱塘县知县樵阳谢颎校正重刊

毛兽部

总兽　羊　牛　马　驴　麋　鹿　麞　麂　麅　麕　麝　象　猪　犬　虎　猫　兔

总兽

家兽自死，共脍汁食之，作疽疮。《千金要方》

野兽自死，北首伏地不可食。同上

兽赤足者不可食，有歧尾[1]不可食。同上

兽自死无伤处，不可食。同上

甲子日，勿食一切兽肉，大吉。同上

凡六畜[2]五脏，着草自动摇，及得咸酢不变色，又堕地不污，又与犬，犬不食者，皆有毒，杀人。同上

六畜卒疫[3]死及夏病者，脑不中食，喜生肠痈。《巢氏病源》

羊

羊有一角食之，杀人。《龙鱼河图》

羊有一角当顶上，龙也，杀之震死。《白泽图》

羊肉同鲙酪食之，害人。《食治通说》

羊肝得生椒，破人脏。同上

---

① 歧尾：尾巴分叉。

② 畜：指马、牛、羊、鸡、狗、猪。

③ 疫：原作“疲”，据《诸病源候论》卷三十三改。

羊肉共酢食之伤人心，亦不可共生鱼酪和食之，害人。《千金要方》

凡一切羊蹄甲中有珠子白者，名羊悬筋，食之，令人癫。同上

白羊黑头，食其脑，作肠痈。同上

羊肚共饭饮常食，久久成反胃，作噎病。同上

甜粥共羊肚食之，令人多唾，喜吐清水。同上

青羊肝和小豆食之，令人目少明。同上

羊脑，男子食之，损精气少子。同上

弥忌水中柳木及白杨木，不得铜器中煮羖[1]羊肉，食之，丈夫损阳，女子绝阴。同上

羊肉，其有宿热者，不可食之。《金匮要略方》

青羊肝，食之明目。《药性论》

羊心有孔者，食之杀人。《日华子本草》

羊肝不可合猪肉及梅子、小豆食之，伤心，大[2]病人。同上

凡羊肉不可久食，病人。同上

羊肉，不得以桑楮木炙食之，令人腹生虫。《食禁方》

白羊肉不可杂鸡肉食之。同上

山羊肉不可合鸡子食之。同上

羊肝不可合乌梅、白梅食之。同上

山羊肉不可合鳖肉同食。同上

羊肝有窍者，食之害人。《琐碎录》

羊不酱吃之，久而闭气发痼疾。同上

鼻中毛出，昼夜可长五寸，渐渐粗圆如绳，痛不可忍，虽忍痛摘去，即复更生，此由食猪羊血过多，治用乳石、硇砂各一两为末，以饭丸如桐子大，空心临卧各一服，水下十粒，自然退落。《夏子益治奇疾方》

牛

牛肉不得和黍米、白酒食之，必生白虫[3]。《食疗本草》

牛者稼穑之资，不可屠杀。自死者，血脉已绝，骨髓已竭，不堪食。黄牛发病[4]，黑牛尤不可食。同上

① 羖：原作“杀”，据《千金要方》卷二十六改。

② 大：原作“太”，据《寿养丛书》本改。

③ 白虫：指寸白虫，绦虫的别称。

④ 发病：《食疗本草》卷中作“发药动病”。

饮白酒，以桑枝贯牛肉炙食，并生栗，生寸白虫。《巢氏病源》

乌牛自死北首者，食其肉害人。《千金要方》

一切牛盛热时卒[①]死者，总不堪食，食之作肠痈疾。同上

患甲蹄牛，食其蹄中拒筋[②]，令人作肉刺。同上

独肝牛肉，食之杀人，牛食蛇者独肝。同上

患疥[③]牛肉食之，令人身体痒。同上

牛肉共猪肉食之，必作寸白虫。同上

大忌[④]人下痢者食自死牛肉，必剧。同上

一切牛乳汁及酪共生鱼食之，成鱼瘕。同上

疫死牛，或目赤，或黄，食之大忌。《金匮要略方》

青牛肠不可合犬肉食之，大忌。同上

牛肺从三月至五月，其中有虫如马尾，割去之勿食，损人。同上

食牛肉不可食栗子。《琐碎录》

食牛肉损齿，用姜尤甚。同上

花牛最毒，患眼人吃双盲。同上

食牛肉过多不腹胀，却服食药；若胀者，但欲水自消。同上

食牛之人，生遭恶鬼侵陵，多染疫疠，死入地狱，受赦所不原之罪。《戒[⑤]杀编类》

台州摄参军陈昌，梦入东岳，见廊下有数罪人，悉断割肢体，号叫极甚。陈问阴吏，曰：此数人以食牛肉与杀害众生故也。既觉，遂不食牛肉与鸡。台州甚瘟疫，环城几无免者，陈颇忧之，神人告曰：子不食牛肉，我常卫护，邪疫之气无自而入，不必忧也，是年不染瘟疫。同上

今人有不食牛肉而食牒子者，亦是牛皮煎成，与牛肉何异。凡属牛身之物，皆不可食，岂止戒肉而已。同上

好食牛肉人，寿禄皆减，百神皆散，不食牛肉百神守之，鬼不敢近。同上

凡牛啖蛇，即毛向后顺，有大毒，食之害人。《食禁方》

---

① 卒：原作“奇”，据《千金要方》卷二十六改。

② 拒筋：原作“柜筛之人”，据《千金要方》卷二十六改。

③ 疥：原作“病”，据《千金要方》卷二十六改。

④ 大忌：此二字《千金要方》卷二十六在上条“寸白虫”下。

⑤ 戒：原作“灭”，据《寿养丛书》本改。

马

白马玄头，食之杀人。《龙鱼[①]河图》。又《千金要方》云：白马玄头，食其脑，令人癫。

白马自死，食其肉害人。同上

白马青蹄，不可食。《千金要方》

患疥马肉，食之令人身体痒。同上

白马鞍下乌色彻肉里者，食之伤人五脏。同上

一切马汗气及毛不可入食中，害人。同上

马脚无夜眼[②]者，不可食之。《金匮要略方》

马肉不可热吃，伤人心。同上

马鞍下肉，食之杀人。同上

白马黑蹄者，不可食之。同上

马肉、豚肉共食，饱醉卧，大忌。同上。又[③]《食禁方》云：马猪肉共食霍乱。

马肝有毒，食之杀人。同上

马肉不可与仓米同食，必卒得恶疾，十有九死，不与姜同食，生气嗽。《食疗本草》

食骏马肉不饮酒，杀人。《食禁方》。又《吕氏春[④]秋》云：秦[⑤]缪公失左骏，见野人杀食之，缪公笑曰：食骏马肉而不饮酒，命恐伤，其性也，遍饮之而去也。

马肉不可与苍耳同食，伤人。同上

马污[⑥]沟欲深，脊[⑦]欲如伏龟，两边有回毛[⑧]，曰腾蛇，杀主。口边有回毛，日御祸，妨主。白额入口，名曰的卢，奴乘客死，主乘弃市。回毛在目下，曰承泪，不利人也。《伯乐相马经》

驴

驴肉食之动风，脂肥尤甚，屡试屡验，日华子以谓止风狂，治一切风，未可凭也。《本草衍义》

① 龙鱼：原误倒，据前文文例改。

② 夜眼：马膝上所生皮肤角质块。

③ 又：原作“文”，据文义改。

④ 春：原作“秦”，据文义改。

⑤ 秦：原作“春”，据《吕氏春秋》卷八改。

⑥ 污：原作“治”，据《太平御览》卷八百九十六改。

⑦ 脊：原作“春”，据《太平御览》卷八百九十六改。

⑧ 回毛：旋毛。

驴病死者，不任用。《食禁方》

驴肉合猪肉，食之成霍乱。同上

麋

孕妇见麋而子回目[1]。《淮南子》

麋脂不可近，男子阴令痿。《千金要方》

麋脂及梅、李子，若妊娠妇人食之，令子青盲，男子伤精。《金匮要略方》

麋骨可煮汁酿酒，饮之令人肥白，美颜色。《本草》

麋肉不可与雉肉同食。同上。又《食禁方》云：麋雉肉同食，令人发脚气。

麋肉多食令人弱房[2]，发脚气。同上

麋肉不可合獭肉同食，害人。《食禁方》

麋肉不可杂鹄肉食之。同上

麋肉不可合生菜食之。同上

麋肉不可合虾蟆同食之。同上

鹿

鹿一千年为苍鹿，又百年化为白鹿，又五百年化为玄鹿，玄鹿为脯食之，寿二千岁。《述异记》

鹿胆白者，食其肉害人。《千金要方》

白鹿肉不可和蒲白作羹食，发恶疮。同上

鹿豹文[3]，杀人。《本草》

鹿九月已后，正月以前，堪食。《食疗本草》

鹿角错为屑，白蜜[4]五升淹之，微火熬令小变，曝干，更捣筛，服之令人轻身，益气，强骨髓，补绝伤。同上

麞

麞肉不可合虾及生菜、梅李果实食之，皆病人。《金匮要略方》

麞肉不可炙食，令人消渴。《食禁方》

麞肉不可同蛤食，令人成癥病。同上

① 回目：转动眼珠。

② 弱房：阳痿。

③ 文：同“纹”。

④ 蜜：原作“密”，据《食疗本草》卷中改。

麞肉八月止十二月食之，胜羊肉；自十二月止七月，动气。《食疗本草》

麃

麃多食，动人痼疾。《本草》

麂

生麂肉共虾汁合食之，令人心痛。《千金要方》

生麂肉共雉肉食之，作痼疾。同上

麢

麢肉不可合鹄肉食，成癥病。《本草》

麝

麝肉共鹄肉食之，作癥瘕。《千金要方》

麝脐中香，治一切恶气疰百疾，研服之，立差也。《食疗本草》

象

象肉不可食，令人体重。《本草》

猪

白豕白蹄青爪，不可食。《养生要集》

豘肉不可久食，令人遍体筋肉碎痛乏气。《千金要方》

豘脑损男子阳道①，临房不能行事。同上

猪肾不可久食，令人少子精，发宿病，弱筋骨，闭血脉，虚人肌，有金疮者食之，疮尤甚。同上

猪脑男子食之，损精气少子。同上

猪肝、肺共鱼鲙食之，作痈疽。同上

猪肝共鲤鱼肠、鱼子食之，伤人神。同上

猪肺及饴和食之，发疽。同上。又云：八月勿食猪肺，至冬发疽。

猪心、肝不可多食，无益，猪临宰惊入心，绝气归肝也。《琐碎录》

猪肝、鹌鹑同食，令人面生黑点。同上

猪肉久食动风气，令人暴肥，盖风虚所致。《本草》

猪肉共羊肝和食之，令人心闷。《金匮要略方》

猪肉不可与生胡荽同食，烂人脐。同上

猪肉不可合龟、鳖肉食之，害人。同上

① 阳道：男性生殖器，此指勃起功能。

猪肉和葵食之，令人气少。同上

猪肉不可合乌梅食之。同上

猪肉不可合鸡子同食，令人气满闷。同上

食猪肉饮酒，卧秫稻穰草，令人发黄。同上

猪放田野间，或食杂毒物而死者，有毒；或自死及疫死者，亦不可食之。同上

猪不姜吃之，中年气血衰，面生黑皯。《琐碎录》

食猪膏，忌乌梅。《本草》

猪脂不可合梅子食之。《金匮要略方》

野猪青蹄者，不可食之。《食禁方》

江猪多食者，令人体重。《食疗本草》

豪猪不可多食，发风气，令人虚羸。《本草图经》

凡煮猪肉，用桑白皮、高良姜、皂荚、黄蜡各数小块同煮，即食不发风。《琐碎录》

犬

白犬虎文，南斗君畜之，可致万石也。《杂五行书》

黑犬白耳，大王犬也，畜之令富贵。同上

黑犬白前两足，宜子孙。同上

白犬黄头，家大吉。同上

黄犬白尾，代有衣冠。同上

黄犬白前两足，利人。同上

人家养犬纯白者凶。《狗经》

犬黑色者，养之能辟伏尸。舌青班者，识盗贼则吠之。《琐碎录》

白犬合海鲉食之，必得恶病。《千金要方》

白犬自死不出舌者，食之害人。同上

犬肉不可炙食，令人患消渴病。《本草》

犬肉不与蒜同食，损人。同上

犬悬蹄肉有毒，杀人。同上

犬肉不熟，食之成瘕。《龙鱼河图》

吃狗肉人减克年寿。《戒杀编类》。又《真武启圣记》云：食犬折寿禄，作事不利。

白犬胆青大为妙，和通草、桂为丸服，令人隐形。《食疗本草》

犬春月多狂，若鼻赤起而燥者，此欲狂，其肉不任食。《千金要方》

虎

虎肉不可热食，坏人齿。《千金要方》

猫

人家畜猫，一产止一子者，害其主，急弃，人乃免。又云：虽一产三四而皆雄，或皆雌者，亦不可畜。《琐碎录》

兔

兔至秋深时可食，金气全也。《本草衍义》

兔肉合獭肝食之，三日必成遁尸[①]。《千金要方》

兔肉共白鸡肝、心食之，令人面失色，一年成瘅黄。同上

兔肉共姜食，变成霍乱。同上。又《金匮要略方》云，兔着干姜食之成霍乱。

兔肉共白鸡肉食之，令人血气不行。同上。又《金匮要略方》云：令人面发黄。

兔肉与姜橘同食，令人卒患心痛，不可治。《食疗本草》

兔死而眼合者，食之杀人。《本草》

兔肉不可与鹅肉同食，令人血气不行。《琐碎录》

养生类纂卷第十六

① 遁尸：一种突然发作、以心腹胀满刺痛、喘急为主症的危重病症。

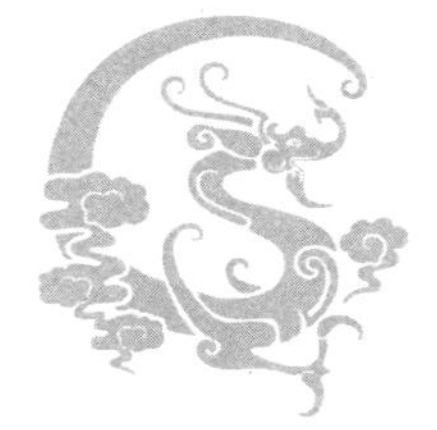

养生类纂卷第十七

榕庵周守忠　纂集

乡贡进士钱塘县知县樵阳谢颎校正重刊

鳞介部

龙　鱼　鲤鱼　鲫鱼　鲈鱼　白鱼　青鱼　黄鱼　鲻鱼　鲳鳜鱼　鲟鱼　鲨鱼　比目鱼　鳜鱼　黄颡鱼　石首鱼　河豚鱼　鲍鱼　鳅鱼　鳝鱼　鳗鲡鱼　鲇鱼　黑鳢鱼　石班鱼　蛇　龟　鳖　鲎　蟹　蟛蜞　牡蛎　蛤蜊　淡菜　螺　蚌　蚶　蛏　马刀　蚬　虾

龙

忽见龙，勿惊怪，亦勿注意瞻视。《千金要方》

龙肉以醢[①]渍之，则文章生[②]。《博物志》

鱼

鱼目有睫，杀人。《本草》

鱼目得开合，杀人。同上

鱼二目不同[③]，杀人。同上

鱼目合者，不可食之。《金匮要略方》

鱼白目不可食。《千金要方》

鱼目赤，作鲊食之，害人。同上

鱼赤目，作脍食之，生鱼瘕。《巢氏病源》

鱼头正白如连珠至脊上，食之杀人。《食禁方》

---

① 醢：肉酱。

② 生："生"字原脱，据《博物志》卷四补。

③ 不同：此二字原脱，据《证类本草》卷二十补。

鱼无腮者，杀人。《食疗本草》。又《千金要方》云：鱼无全腮发痈疽。

鱼赤鳞者，不可食。《千金要方》

鱼连鳞者，杀人。《本草》

凡无鳞者，有毒。同上

食无鳞鱼，不可吃荆芥，能害人。《琐碎录》

鱼有角，食之发心惊害人。《千金要方》

鱼无肠、胆，食之三年，丈夫阴痿不起，妇人绝孕。同上

鱼腹内有白如膏，食之发疽。《巢氏病源》

鱼白背，不可食。《食禁方》

鱼无须者，食之发癞。同上

鱼身有黑点者，不可食。《千金要方》

一切鱼尾，食之不益人，多有勾骨[①]，著人咽。同上

鱼白须杀人，腹下丹字杀人，鱼师[②]大者有毒，食之杀人。《本草》

溪涧沙石[③]中生者，鱼有毒多在脑中，不得食头。同上

凡鱼羹，以蔓菁煮之，蔓菁去鱼腥，又万物脑能销身，所以餐鲙食鱼头羹也。同上

鱼不熟食之，成瘕。《龙鱼河图》

鱼馁不食。《论语》

二月庚寅日勿食鱼，大恶。《千金要方》

六甲日勿食鳞甲之肉。《金匮要略[④]方》

凡食鱼不可转头，恐为骨所鲠。《琐碎录》

鱼投地尘上不污，不可食。《食禁方》

鱼不可合鸬鹚肉食之。同上。又《食疗本草》云：鱼汁不可合鸬鹚肉食之。

鱼不得合鸡肉食之。《金匮要略方》。又[⑤]《食禁方》云：凡鱼不可合乌鸡肉食之。

一切鱼共菜食之，作蛔虫蛲虫。《千金要方》

凡食生鱼后即饮乳酪，发动则损人精气，腰脚疼弱。《食禁方》

---

① 多有勾骨：原作“多食有句骨”，据《千金要方》卷二十六改。

② 鱼师：鱼名。

③ 石：原作“西”，据《证类本草》卷二十改。

④ 略：“略”字原脱，据文义补。

⑤ 又：原作“多”，据文例改。

鲤鱼

鲤鱼，至阴之物也，其鳞三十六，阴极则阳复，所以《素问》曰鱼热中[①]。王叔和曰热即生风，食之所以[②]多发风热。诸家所解并不言[③]。日华子云鲤鱼凉。今不取，直取《素问》为正。万一风家[④]更使食鱼，则是贻祸无穷矣。《本草衍义》

修理鲤鱼，可去脊上两筋及黑血，毒。《食疗本草》

炙鲤鱼切忌烟，不得令熏着眼，损人眼光，三两日内必见验也。同上

食桂竟，食鲤鱼肉，害人。《千金要方》

鲤鱼不可合犬肉食之。《金匮要略方》

鲤鱼不可合繁苇作羹。《食禁方》

鲤鱼子不可合猪肝食之，害人。同上

鲫鱼

鲫鱼不可合猪肝食。《梅师方》

鲫鱼不可合[⑤]猴、雉肉食之。《金匮要略方》

鲫鱼宜合莼作羹，主胃弱。《本草》

鲫鱼子不宜与猪肉同食。同上

食鲫鱼子不得食沙糖，令人成甘虫。《食疗本草》

鲫鱼不可合乌鸡食之，令人发疽。《食禁方》

鲫鱼不可与麦门冬同食，杀人。《琐碎录》

鲈鱼

鲈鱼肝有毒，食之，中其毒，面皮剥落。《食禁方》

鲈鱼食之宜人，不甚发病。《本草衍义》

鲈鱼多食宜人，作鲊尤良。一云：多食发痃癖。《本草》

鲈鱼不可与乳酪同食。同上

白鱼

白鱼新鲜者好食，若经宿者不堪食，令人发冷生诸疾。《食疗本草》

---

① 中："中"字原脱，据《证类本草》卷二十补。

② 所以：此二字原脱，据《证类本草》卷二十补。

③ 不言：不依靠语言。

④ 风家：原作"家风"，据《证类本草》卷二十乙正。风家，指平素容易感冒的人。

⑤ 合："合"字原脱，据《金匮要略》卷下补。

白鱼多食泥人心。同上

青鱼

青鱼，服术人勿啖。《本草》

青鱼不可同葵蒜食，害人。《齐人千金月令》

青鱼不可合小豆藿食之。《食禁方》

黄鱼

黄鱼发诸病，不可多食，亦发疮疥、动风。《本草》

黄鱼不宜和荞麦面同食，令人失音声。《食禁方》

鲻鱼

鲻鱼久食，令人肥健。《食疗本草》

鲳鳜鱼

鲳鳜鱼腹中有子，毒，令人痢下。《本草》

鲟鱼

鲟鱼，小儿食，结癥瘕及嗽；大人久食，令人卒心痛，并使人卒患腰痛。《食疗本草》

鲟鱼不可与干笋同食，发瘫[①]痪风也。同上

鲨鱼

鲨鱼多食发疥。《本草》

比目鱼

比目鱼多食动气。《本草》

鳜鱼

鳜鱼益气力，令人肥健，仙人刘凭常食之。《食疗本草》

黄颡鱼

黄颡鱼醒酒，亦无鳞，不益人也。《本草》

食黄颡鱼后，食荆芥汤，即时死。食他鱼亦宜禁之。出《遁斋闲览》。又《琐碎录》云：食黄颡鱼不可食荆芥，令人吐血，取地浆饮之即解也。

---

① 瘫：原作“痈”，据《食疗本草》卷中改。

石首鱼

石首鱼和莼菜作羹，开胃益气。《本草》

河豚鱼

河豚眼红者、独肝者，不可食。《琐碎录》

食河豚罢，不可啜菊头茶。同上

豚[1]鱼肝及子有毒，入口烂舌，入腹烂肠。《本草》

鮀鱼

鮀鱼即鼍也，老者多能变化为邪魅，自非急勿食之。《本草》

鮀鱼能吐气成雾致雨。梁周兴嗣常食其肉，后为鼍所喷，便为恶疮。此物灵强不可食。同上

鳅鱼

鳅不可合白犬血食之。《金匮要略方》

鳝鱼

鳝鱼腹下黄者，世谓之黄鳝，此尤动风气，多食令人霍乱。又有白鳝，稍大，色白，皆动风。《本草衍义》

鳝鱼不可合白犬血食之。《金匮要略方》

鳝鱼不可以桑薪煮之。《本草》

鳝是赤圂[2]，形类圣蛇，宜放不可杀食。《真武启圣记》

食鳝折人寿禄，作事不利。同上

鳗鲡鱼

赵州镜湖邵长者家女，年十七八，染瘵疾[3]累年不愈。女谓母曰："妾无由脱此疾，可将棺木盛我，送长流水中。不依妾言，我即自尽。"父母依此语。有钱清江打鱼赵十，见棺木，乃开见女子，遂抱下舡[4]中，与饭并羹，后获大安。赵十夫妇，寻送邵长者家。其遂惊喜，问女如何得命。女曰：赵十日日煮鳗羹供我食，食觉内热之病皆无矣。邵长者遂酬赵十三百千。今医所用鳗煎[5]乃此意也。《名医录》。又《本草图经》云：病瘵，鳗

① 豚：原作"鱁"，据《证类本草》卷二十改。

② 圂（huàn）：同"豢"，猪犬之类。

③ 瘵疾：俗称痨病。

④ 舡：船。

⑤ 煎：原作"前"，据《医说》卷四改。

和五味米煮食。

治蚊虫，以鳗鲡鱼干者，于室烧之，即蚊子化为水矣。《圣惠方》

鳗鲡鱼，烧之熏毡中，断蛀虫。置其骨于箱衣中，断白鱼[1]诸虫咬衣服；又烧之熏合屋，免竹木生蛀虫。《食疗本草》

鲇鱼

鲇鱼赤目、赤须、无腮者食之，并杀人。《本草》

鲇鱼不可与牛肝合食，令人患风，多噎涎。《本草图经》

鲇鱼不可与野猪肉同食，令人吐泻。同上

鳀鱼即鲇鱼也，不可合鹿肉食之，令人筋甲缩。《食禁方》

黑鳢鱼

鳢鱼属北方癸化，至夜朝北不动，项盘七点，只宜放不可杀食。《真武启圣记》。又《埤[2]雅》云：鳢鱼与蛇通气，其首戴星夜则北向，盖北方之鱼也。

鳢鱼有诸疮者，不可食，令瘢不灭或白色。《食疗本草》

鳢鱼，脚气风气人，食之效。同上

石班鱼

南方溪涧中有鱼，生石上，号石班鱼，作鲊甚美。至春含育则有毒，不可食。云与蜥蜴交也。出《遁斋闲览》

蛇

巳年不宜杀蛇。《续酉阳杂俎》

见蛇莫打，损寿。《琐碎录》

凡见蛇交，则有喜。同上

若被蛇咬，不得用口呵，恐毒气入口能害人。同上

龟

龟肉共猪肉食之，害人。《千金要方》

秋果菜共龟肉食之，令人短气。同上

饮酒，食龟肉并菰白米，令人生寒热。同上

六甲日勿食龟肉，害人心神。同上

龟肉不可合瓜食之。《食禁方》

---

① 白鱼：一种蛀虫。

② 埤：原作“碑”，据文义改。

龟肉不可合苋菜食之。同上

龟肉不可合酒果食之。同上

鳖

鳖系四足，状如神龟，只宜放，不宜杀食。《真武启圣记》

大忌食鳖，折人寿禄，作事不利。同上

鳖腹下成王字，不可食。《千金要方》

鳖三足，食之害人。同上

鳖肉、兔肉和芥子酱食之，损人。同上

鳖肉共苋蕨菜食之，作鳖瘕，害人。同上

鳖肉共猪肉食之，害人。同上

六甲日勿食鳖肉，害人心神。同上

鳖目四陷[①]者不可食，食其肉不得合鸡鸭子食之。《金匮要略方》

鳖肉多食作癥瘕。赤足者杀人，独目者杀人，目白者杀人，腹下有卜字、五字不可食，颔下有骨如[②]鳖不利。《本草》

鳖肉与鸡肉食，成瘕疾。同上

食鳖须看腹下，有蛇盘纹者，是蛇不可食。《琐碎录》

薄荷[③]煮鳖能杀人。同上

若买鳖须缩头者，头若伸皆先死后煮，不可食。同上

鲎

鲎黑而小者谓之鬼鲎，食之害人。《琐碎录》

鲎多食发嗽并疮癣。《本草》

蟹

蟹目赤者杀人。《食疗本草》

蟹腹下有毛，腹中有骨，不利人。《本草》

蟹目相向足班者，食之害人。《千金要方》

食蟹、食红柿及荆芥，令人动风，缘黄下有一风虫，去虫食之不妨。《琐碎录》

---

① 陷："陷"字原脱，据《金匮要略》卷下补。

② 如：原作"加"，据《证类本草》卷二十一改。

③ 薄荷：原作"蕿荷"，今改为通用字。

糟[1]蟹如以纸灯照其瓶，则沙[2]而不可食。同上

蟹八月腹内有芒，真稻芒也，未被霜，食有毒。《埤雅》

秋蟹毒者无药可疗，目相向者尤甚。《博物志》

蟹极动风，体有风疾人，不可食。《本草衍义》

蟛蜞

蟛蜞不可食。蔡谟初渡江，不识而啖之几死。《本草》

牡蛎

牡蛎火上炙令沸。去壳食之，甚美，令人细肌肤，美颜色。《食疗本草》

蛤蜊

蛤蜊性冷，乃与丹石相反，服丹石人食之，令腹结痛。《本草》

淡菜

淡菜[3]多食，少烦闷目暗，可微利即止。《本草》

淡菜烧食即苦，不宜人，与少米先煮熟后，除肉内两边锁及毛了，再入萝卜，或紫苏，或冬瓜皮同煮，即更妙。同上

螺

螺大寒，疗热醒酒，压丹石，不可常食。《食疗本草》

螺不可共菜食之，令人心痛。《千金要方》

蚌

蚌冷无毒，明目除烦，压丹石、药毒。《本草》

蚌共菜食之，令人心痛。《千金要方》

蚶

蚶，每食了，以饭压之，不尔，令人口干。《本草》

蚶益血色，利五脏，健胃，可火上暖之，令沸。空腹中食十数个，以饭压之，大妙。同上

蛏

蛏与服丹石人相宜，天行病后不可食，切忌之。又云：主胸中烦闷邪

① 糟：原作“槽”，据文义改。糟蟹，即用酒糟淹制的蟹。

② 沙：指过度熟烂松散。

③ 淡菜：贻贝科动物的贝肉经烧煮曝晒而成的干制食品。因不加盐，故曰淡菜。

热，止渴[1]，须在饭食后食之佳。《本草》

马刀

马刀，京师谓之揰[2]岸，发风痰，不可多食。《本草衍义》

蚬

蚬多食，发嗽。《本草》

虾

虾无须及腹中通黑煮之反白者，不可食。《金匮要略方》

虾动风发疮疥。《食疗本草》

不可食生虾鲙。同上

虾不可合鸡肉食之，损人。同上

凡虾鲙共猪肉食之，令人恶心多唾，损精气。《食禁方》

养生类纂卷第十七

① 渴：原作“遏”，据《食疗本草》卷中改。

② 揰：推击。

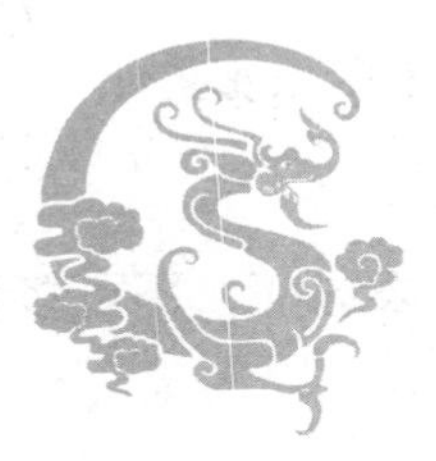

养生类纂卷第十八

榕庵周守忠　纂集

乡贡进士钱塘县知县樵阳谢颎校正重刊

米谷部

粳米　糯米　黍米　稷米　胡麻　油麻　大麻子　大麦　小麦　荞麦　穬麦　大豆　白豆　青小豆　赤小豆　绿豆　扁豆　粟米　罂粟

粳米

粳米新者动气，经年者亦发病。烧去芒[①]舂之，火稻食，即不发病，唯陈仓米暖脾平胃。《本草》

干粳米饭常食，令人热中，唇口干。同上

粳米饭不可和苍耳食之，令人卒心痛，即急烧仓米炭，和蜜浆服之，不尔即死。同上

粳米饭不可与马肉食之，发痼疾，陈仓米亦然。同上

糯米

糯米寒，唯作酒则热，不可多食，令人身软，缓人筋。

糯，脾之谷，味甘。脾病宜食，益气止泻。《治百病明鉴图》

糯使人四肢不收，昏昏多睡，发风动气，不可多食。霍乱后，吐逆不止，清水研一碗饮之，即止。《食疗本草》。又《本草》日华子云：糯米止霍乱，取一合煮粥，食即止。

黍米

黍，肺之谷，味辛。肺病宜食。温，主益气。《治百病明鉴图》

黍米性寒有少毒，不堪久服，昏五脏，令人好睡，缓人筋骨，绝血

① 芒：谷类植物种子壳上长的细刺。

脉。《本草》

黍米不可久食，多热，令人烦闷。《食医心镜》

黍米合葵菜食之，成痼疾。《食疗本草》

黍米中藏脯腊，食之令人闭气。《千金要方》

黍七月阴干，益中补气。《吴氏本草》

黍米、白酒、生牛肉共食，作寸白虫。《食禁方》

黍米不可合饴糖、蜜食之。同上

稷米

稷米，今谓之穄米，发故疾。

稷米多食发冷气，不可与川附同服。《本草》

稷米，服丹石人发热，食之热消。不与瓠子同食，令人发病，发则黍酿汁饮之，即差。《食疗本草》

胡麻

胡麻，一名苣藤，服之不老，耐风温，补衰老。《抱朴子》

胡麻九蒸九曝，末之，以枣膏丸服之，治白发还黑。《千金要方》

胡麻补五内[1]，益气力，长肌肉，填髓脑，坚筋骨。久服轻身不老，明耳目，耐饥渴，延年。《本草》

胡麻叶可沐头，令发长。《本草图经》

油麻

白油麻久食消人肌[2]肉。生则寒，炒熟则热。《本草图经》

白油麻与乳母食，其孩子永不生病。《本草》

白油麻治饮食物，须逐日熬熟用，经宿即动气，有牙齿并脾胃疾人，切不可吃。同上

大麻子

麻，肝之谷，味酸，肝病宜服。《治百病明鉴图》

大麻子须隔年者方可食。《琐碎录》

麻子，女人倒生，吞二七[3]枚，即顺生。《食疗本草》

大麻人，不宜多食，损血脉，滑精气，痿阳气，妇人多食发带疾。

① 五内：五脏。

② 肌：原作“饥”，据《证类本草》卷二十四改。

③ 七：原作“之”，据《证类本草》卷二十四改。

《本草》

麻子五升，研，同叶一握，捣相和，浸三日，去滓，沐发，令白发不生。同上

麻子研取汁，煮三十余沸，收之。常取汁和羹兼煮粥食之，去一切五脏气。《食疗本草》

大麦

大麦久食之，头发不白，熟则益人，带生则冷，损人。《食疗本草》

大麦不动风气，调中止泄，令人肥健。《本草》

大麦久食，多力，健行。《千金要方》。又《金匮要略方》云：大麦，食多令人作癖。

小麦

麦，心之谷，心病宜食，养心气。《治百病明鉴图》

小麦不可多食，长宿癖，加喀气[①]，难治。《千金要方》

小麦作面有热毒。《食疗本草》

小麦作饭，水淘食之，治烦热、少睡、多渴。《圣惠方》

小麦炒作饭及煮粥食之，治烦热、少睡、多渴。《圣惠方》

小麦炒作饭，及煮粥食之，主消渴、口干。《食医心镜》

荞麦

荞麦合猪羊肉食，成风痢。《孙真人食忌》

荞麦实肠胃，益气力，久食动风，令人头眩。《本草》

荞麦和猪肉食之，患热风，脱人眉须。同上

荞麦食之难消，动大热风。《食禁方》

荞麦作面多食，令人发落。《金匮要略方》

穬麦

穬麦久服，令人多力、健行。《本草》

穬麦作饼食，不动气。若暴食时间似动气，多食即益人。同上

大豆

大豆久服，令人身重。《本草》

大豆久食，令人作癖。《食禁方》

---

① 喀气：犹呃逆。《千金要方》卷二十六作“客气”，指邪气。

大豆每食后，净磨拭。吞鸡子大，令人长生。初服时似身重，一年已后，不觉身轻，又益阳道。出《食疗本草》

大豆一斗，以新布盛，内井中一宿出。服七粒，辟温病。《伤寒类要》

大豆糒忌食猪肉。炒豆，不得与一岁已上小儿食，食竟啖猪肉，必拥气死。《千金要方》

蒸大豆一升。令变色，内囊中枕之，治头项强不得顾视。同上

醋煮大豆黑者，去豆煎令稠，傅发合发鬓。同上

白豆

白豆味咸，肾之谷，肾病宜食，煞鬼气。《孙真人食忌》

白豆合鱼鲊食之，成消渴。同上

青小豆

青小豆合鲤鱼鲊食之，令人肝黄，五年成干痟病。《千金要方》

赤小豆

赤小豆久服，令人枯燥。《千金要方》

赤小豆久食，瘦人。《本草》

赤豆合鱼鲊食之，成消渴。《孙真人食忌》

昔有人患脚气，用赤小豆作袋置足下，朝夕碾转践踏之，其疾遂愈。《本草图经》

丹毒，以赤小豆末和鸡子白涂之，逐手即消。又诸肿毒欲作痈疽者，以水涂便可消散。同上

赤小豆和鲤鱼烂煮食之，甚治脚气。《食疗本草》

暴痢后，气满不能食，煮赤小豆一顿服之，即愈。同上

热毒下血，或因食热物发动，以赤小豆杵末，水调方寸匕。《梅师方》

绿豆

绿豆作枕，明目，治头风、头痛。《本草》

绿豆下气，诸食发作，饼炙食之佳，补益，和五脏，安精神，行十二经脉，此最为良。又研汁煮饮服之，治消渴，去浮风，益气力，润皮肉，可长食之。《食疗本草》

扁豆

扁豆久食，头不白。《食疗本草》

白扁豆解一切草木毒，生嚼及煎汤服，取效。《本草》

扁豆疗霍乱吐痢不止，末和醋服之。同上

粟米

粟米，胃冷者不宜多食。《本草拾遗》

小儿重舌，用粟补之。《子母秘录》

消渴口干，粟米炊[①]饭，食之良。《食医心镜》

罂粟

罂粟不可多食。食过度则动膀胱气。《本草图经》

疗反胃不下饮食，罂粟粥法：白罂粟二合，人参末三大钱，生芋五寸长，细切研三物，以水一升二合，入生姜汁及盐花少许搅匀。分二服，不计早晚食之。亦不妨别服汤丸。《南唐食医方》

养生类纂卷第十八

① 炊：原作“饮”，据《证类本草》卷二十五改。

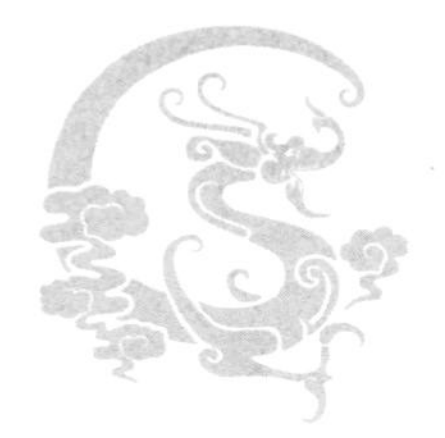

养生类纂卷第十九

榕庵周守忠　纂集

乡贡进士钱塘县知县樵阳谢颎校正重刊

果实部

总果

非时果实不可食，防带邪气入腹。《西山记》

时果有黡或损，不可食。《食治通说》

勿食未成核果，发痈疽，不尔，发寒热。变黄为泄痢。《巢氏病源》

自落地五果[①]经宿，蚍蜉蝼蛄蜣螂游上勿食。

果子生食生疮。《金匮要略方》

一切果核中有两人者，并害人。《千金要方》

枣子

大枣久服[②]，长生不饥[③]。《千金要方》

生枣食多令人腹胀，多寒热，羸瘦者不可食。煮食补肠胃，肥中益气。干枣润心肺，止嗽，和五脏，治虚劳损，除肠胃癖气。《本草》

枣味甘，补脾，脾病宜食。《治百病明鉴图》

---

① 五果：桃、李、杏、栗、枣五种水果。

② 服：《千金要方》卷二十六“服”下有“轻身”二字。

③ 长生不饥：《千金要方》卷二十六作“长年不饥，神仙”。

软枣不可多食，动人风气，发冷病咳嗽。《食禁方》

枣合生葱食之，令人病。《金匮要略方》

梅子

梅子多食，坏人齿。《千金要方》

梅子多食伤骨，蚀脾胃，令人发热。《本草》

桃子

桃味辛，肺病宜食。《治百病明鉴图》

桃多食，令人有热。《千金要方》

饱食桃，入水浴成淋病。同上

桃生者，食之损人。《食疗本草》

杏子

杏味苦，心病宜食。《治百病明鉴图》

杏子热，不可多食，损人筋骨，面皯。《食疗本草》

杏多食，令人目盲。《修真秘旨》

杏人不可久服，令人目盲、发落，动一切宿病。《千金要方》

李子

李无毒，益气，多食令人虚热。《本草》

李子不可合雀肉食。同上

李子不可和蜜食，损五脏。《食医心镜》

李子不可多食，临水上食，令人发痰疟。《食疗本草》

李味酸，肝病宜食。《治百病明鉴图》

李人不可和鸡子食之，患内结不消。《本草》

梨子

梨多食，令人寒中。《千金要方》

金疮，产妇勿食梨，令人萎困、寒中。同上

胸中痞塞热结，可多食生梨。《本草》

吃梨益齿损胃。《琐碎录》

柰子

柰子不可多食，令人虚病。《食疗本草》

奈味苦，令人臆胀，病人不可多食。《太平御览》

柑子

柑子食多令人肺燥，冷中，发痃癖。《食疗本草》

柑子多食，发阴汗。《本草》

橘子

橘子酸者聚痰，甜者润肺。《本草拾遗》

橘柚不可多食，令人口爽，不知五味。《食禁方》

橙子

橙子不可多食，伤肝气。《本草》

橙子不可与猵[①]肉同食，令人头旋恶心。《食禁方》

松子

取松子捣为膏，如鸡子大，酒调下，日三服，则不饥渴，饮水勿食他物，百日身轻。《圣惠方》

松子补虚羸，少气不足。《本草》

油松子不可吃，损人声。《琐碎录》

柿子

红柿摘下未熟，每篮将木瓜三两枚于其中，其柿得木瓜即发，并无涩味。《琐碎录》

红柿饮酒，令人心痛。《本草》

凡食柿不可与蟹同，令人腹痛大泻。出《本草图经》。又《食禁方》只云椑柿。

牛奶柿至冷，不可多食。同上

椑柿久食，令人[②]寒中。《本草》

日干柿温补，多食去面皯，除腹中宿血。同上

栗子

栗味咸，肾病宜食。《治百病明鉴图》

栗子生食治腰脚，蒸炒食之令气拥。患风水气，不宜食。宜日中曝干，食即下气补益。今所食生栗，可于热灰火中煨，冷汗出食之良。不得通热，即拥气生，即发气。故火煨投其木气耳。《食疗本草》

---

① 猵：古同“猵”，一种獭。

② 人：原作“中”，据《证类本草》卷二十三改。

林檎

林檎多食，令人百脉弱。《千金要方》

林檎不可多食，发热，涩气，令人好睡，发冷痰，生疮疖，脉闭不行。《本草》

樱桃

樱桃令人好颜色，美志性。《千金要方》

樱桃多食，令人吐。《本草》

樱桃多食，伤筋骨。《金匮要略方》

樱桃多食发虚热，有暗风人不可啖，啖之立发。《本草图经》

荔枝

荔枝子止渴，益人颜色。如吃太多，用生蜜一匙，新汲水化吃。《食疗本草》

荔枝子食之，通神益智，健气。多食则发热。同上

荔枝食之，有益于人。《列仙传》称，有食其华实为荔枝仙人。葛洪云蠲渴补髓。或以其性热，人有日啖千颗，未尝为疾，即少觉热，以蜜浆解之。《荔枝谱》

龙眼

龙眼久食，益智强魂，去毒安志。《本草》

生龙眼沸汤内焯过，食之不动脾。《琐碎录》

胡桃

胡桃发风，须以汤剥去肉上薄皮。过夏至不堪食。《本草衍义》

胡桃多食，动痰饮，令人恶心，吐水、吐食。《千金要方》

胡桃多食，利小便，能脱人眉，动风故也。《本草》

油胡桃不可吃，损人声。《琐碎录》

食胡桃多者，令人吐血。同上

安石榴

石榴多食，损齿。《食疗本草》

安石榴多食，损人肺。《千金要方》

木瓜

木瓜不可多食，损齿及骨，又脐下疞痛[①]。《食疗本草》

枇杷

枇杷多食，发痰热。《本草》

枇杷和热炙肉及热面食之，令人患热毒黄病。同上

榅桲

榅桲食之，须净去上浮毛，不尔损人肺。《本草衍义》

榅桲发毒，热秘大小肠，聚胸中痰壅，不宜多食。涩血脉。《本草》

楂子

楂子损齿及筋，不可食之。《食疗本草》

杨梅

杨梅多食，令人发热。《本草》

杨梅不可多食，甚能损齿及筋。《食疗本草》

橄榄

橄榄食之必去两头，有大热。《能改斋漫录》

橄榄过白露摘食，庶不病痁[②]。《琐碎录》

榧子

榧子多食，能消谷，助筋骨，行荣卫，明目轻身。《食疗本草》

榧子食之过多，则滑肠。《本草衍义》

榛子

榛子益气力，宽肠胃。《本草》

蒲萄

蒲萄久服，轻身不老。可作酒服之，强力调志。不问土地但收之，酿酒皆美好。或云：子不堪食，令人卒烦、眼暗。《食疗本草》

莲子

莲子食之宜蒸，生则胀人腹；中薏[③]令人吐食，当去之。《本草拾遗》

---

① 疞痛：腹中急痛。

② 痁：疟疾。

③ 薏：莲子中青心。

莲子不去心食，成霍乱。《孙真人食忌》。又《图经》云：莲子苦薏食之，令霍乱。

莲子性寒，生食微动气，蒸食之良。《食疗本草》

藕

藕生食，主霍乱后虚渴，烦闷不能食；蒸食甚补五藏，实下焦；与蜜同食，令人腹藏肥，不生诸虫。《食疗本草》

藕除烦，解酒毒，压食及病后热渴。《本草拾遗》

食藕用少盐水或梅水浸，供多食不损口。《琐碎录》

藕久服，轻身耐老，止热破血。《千金要方》

鸡头①

鸡头益精气强志，令耳目聪明。久服轻身，不饥耐老。《本草》

鸡头作粉，食之甚妙，是长生之药；与小儿食，不能长大，故驻年耳。生食动风冷气。《食疗本草》

鸡头实食多，不益脾胃气，兼难消化。《本草衍义》

菱

菱性冷，不可多食。《本草图经》

菱实令人脏冷，损阳气，痿茎，可少食。多食令人腹胀满者，可暖酒和姜饮，一两盏即消。《食疗本草》

菱角食之不益脾。《本草衍义》

养生类纂卷第十九

① 鸡头：即芡实，俗称鸡头米。

养生类纂卷第二十

榕庵周守忠　纂集

乡贡进士钱塘县知县樵阳谢颎校正重刊

菜蔬部

总菜

菜不可生茹。《食治通说》

腌菜失覆不可食。同上

檐下滴菜有毒。《酉阳杂俎》

凡海中菜有小螺子，损人，不可多食。《本草》

凡一切菜，熟煮热食。《金匮要略方》

夜食生菜，不利人。同上

葱

葱多食，昏人神。《本草衍义》

葱初生芽者，食之伤人心气。《金匮要略方》

夜食葱，伤人心。同上

生葱和雄鸡、雉[①]、白犬肉食之，令人窍经年血流。同上

生葱合枣食，令人病。同上

生葱不可共蜜食之，杀人。《食禁方》

---

① 雉：野鸡。

食烧葱并啖蜜，令人拥气而死。同上

生葱和鸡子食，令人变嗽。《本草》

冻葱冬不死，最善，宜冬月食，不宜多。虚人、患病者多食，发气冲人，五脏闷绝。《食疗本草》

葱味辛，能通利肺壅。《治百病明鉴图》

蒜

凡食小蒜，不可啖生鱼，令人夺气阴核疼。《千金要方》

小蒜不可久食，损人心力。同上

独头蒜不可共蜜食之，杀人。《食禁方》

凡蒜不可食，食之伤血。同上

啖蒜多，令人眼暗，昏沉好睡。《四时养生论》

韭

韭味酸，补肝。《治百病明鉴图》

韭春食则香，夏食则臭，多食则昏神，未出粪土为韭黄，最不益人，食之即滞气。《本草衍义》

霜韭冻，不可生食，动宿饮，盛必吐水。《千金要方》

韭能充肝气。《食医心鉴》

韭初生芽者，食之伤人心气。《金匮要略方》

韭多食，昏神暗目，酒后尤忌，不可与蜜同食。《本草》

韭不可与牛肉作羹，食之成瘕疾。《食禁方》

食韭后，杨枝皮擦牙，用冷水漱之，即不作气息。《琐碎录》

薤

薤味苦，补心，心病宜食。《治百病明鉴图》

薤不可共牛肉作羹，食之成瘕疾。《千金要方》

薤白色者最好，虽有辛气不荤人五脏，学道人长服之，可通神安魂魄，益气续筋力。《食疗本草》

凡用葱薤，皆去青留白。云：白冷而青热也。《本草图经》

葫

葫，大蒜也。久食损目明，又使人白发早。《本草》

生葫合青鱼鲊食之，令人肠[1]内生疮，肠中肿，又成疝瘕。《食医心镜》

生蒜多食伤肝气，令人面无颜色。同上。又《千金要方》云：多食生葫行房伤肝气，令人面无色。

姜

生姜去痰，下气、止呕，除风邪寒热，久服通神明，不可多食。《本草》

夜食姜，损人心。《金匮要略方》

芥菜

紫芥多食之，动风。《本草衍义》

芥大叶者良。煮食之动气，生食发丹石。其子有辛气，能通利五脏。其叶不可食多，又细叶有毛者杀人。《食疗本草》

芥菜不可共兔肉食，成恶邪病。《千金要方》

茄子

茄子不可多食，动气及痼疾热者，少食无畏。《本草拾遗》

茄子熟者食之，厚肠胃。动气发疾。《酉阳杂俎》

菘菜

菘菜有小毒，不宜多食，然能杀鱼腥，最相宜也。多食过度，惟生姜可解其性。《本草图经》

药有甘草而食菘，即令病不除。《本草》

菘菜多食，发皮风瘙痒。同上

莙荙[2]

莙荙不可多食，动气，先患腹冷，食必破腹。《本草》

苜蓿

苜蓿安中利人，可久食。《本草》

苜蓿少食好，多食当冷气入筋中，即瘦人。《食疗本草》

萝卜

上床萝卜下床姜。盖夜间萝卜消酒食，早起姜开胃也。《琐碎录》

萝卜能解面毒。《洞微志》

萝卜根，消食，利关节，理颜色，练五脏恶气，解面毒。凡人饮食过

① 肠：《千金要方》卷二十六作“腹”。

② 莙荙：一种甜菜。

度，生嚼咽之便消。研如泥，和面作馎饦[1]佳。《本草》

萝卜和羊肉食，下五脏一切气，令人肥白。如无羊肉，诸鱼肉亦得用也。《食疗本草》

萝卜久服，涩荣卫，令人发早白。《孙真人食忌》。又《本草衍义》云：服地黄、何首乌，人食萝卜则髭发白。

荠菜

荠菜久食，视物鲜明。《本草》

荠，和肝气，明目。凡人夜则血归于肝，肝为宿血之脏，过三更不睡，则朝旦面色黄燥，以血不得归故也。若肝气和，则血脉通流，津液畅润，疮疥于此何有。君今患疮，宜食荠。其法：取荠一二升许，净洗，入淘了米三合，冷水三升，生姜不去皮，挫两指大，同入釜中，浇生油一蚬壳，当于羹面上不得触，触则生油气，不得入盐、醋。此物以为幽人山居之禄，不可忽也。《东坡尺椟》

蔓青

蔓青，菜中之最有益者，常食之，通中益气，令人肥健。《本草图经》

莼菜

食莼菜能引疫气。莼菜上有水银也。《琐碎录》

莼菜多食，动痔病。《千金要方》

莼菜和鲤鱼作羹，下气止呕，多食发痔。虽冷而补，热食之，亦拥气不下，甚损人胃及齿，不可多食，令人颜色恶。又不宜和醋食之，令人骨痿。少食补大小肠虚气，久食损毛发。《食疗本草》

温病起，食莼者多死。《本草拾遗》

牛蒡[2]

牛蒡通十二经脉，洗五脏拥气，可常菜食。《食疗本草》

苋菜

苋菜动气，令人烦闷，冷中损腹，不可与鳖肉同食，生鳖癥。其鳖甲剉，以苋菜封裹，置于土坑内上，以土盖之一宿尽成鳖儿也。《食疗本草》

紫苋茎叶通紫，诸苋中此无毒不寒。《本草图经》

---

① 馎饦：面片汤。

② 蒡：原作“旁”，据文义改。下同。

葵菜

葵心伤人，百药忌食心，心有毒。《千金要方》

霜葵陈者，生食之，动五种流饮。同上

葵菜和鲤鱼鲊食之，害人。同上

每十日一食葵，葵滑所以通五脏拥气，又是菜之主，不用合心食之。同上

葵能充[①]脾气，又霜葵多食吐水。葵合鲤鱼食害人。《孙真人食忌》

天行病后，食葵一顿便失目。《食疗本草》

菠薐

菠薐久食，令人脚弱不能行，发腰痛，不与鲤鱼同食，发霍乱吐泻。《本草》

芸薹

芸薹，若先患腰膝，不可多食，必加极，又极损阳气，发口疮齿痛，又能生腹中诸虫，道家时忌。《食疗本草》

瓠子

甜瓠，患腰脚肿气及虚肿者，食之永不差。《孙真人食忌》

兰香

兰香不可多食，壅关节，涩荣卫，令血脉不行，又动风发脚气。《本草》

蕨

蕨久食令人脚弱不能行，消阳气，缩茎。多食发落，头皮痒，鼻塞，眼暗，腹中冷气，食之当时肚胀。小儿不可食，立行无力。《食疗本草》

郗鉴[②]镇丹徒[③]，二月出猎，有甲士折蕨一枝食之，觉心中成疾，后吐一小蛇，悬屋前渐干成蕨，遂明此物不可生食。《搜神记》

胡荽

胡荽不可久食，令人多忘。《千金要方》

胡荽，病人不可食。《金匮要略方》

胡荽久食发腋臭，根发痼疾。《本草拾遗》

---

① 充：原作“克”，据《证类本草》卷二十七改。

② 郗鉴：字道微。晋朝大臣。

③ 丹徒：今镇江。

胡荽不得与斜蒿同食，令人汗臭，难差。《食疗本草》

胡葱

胡葱久食伤神损性，令人多忘，损目明，尤发痼疾，患胡臭人不可食，令转盛。《本草》

食胡葱青鱼，令人肠生虫。同上

胡葱，四月勿食，令人气喘多惊。《孙真人食忌》

胡瓜

胡瓜不可多食，动寒热，多疟病，发百疾及疮疥，发脚气。《孙真人食忌》

胡瓜，天行后不可食。小儿切忌，滑中生疳虫，不与醋同食。《本草》

胡瓜食之，发热病。《金匮要略方》

冬瓜

白冬瓜，即冬瓜也。此物经霜后，皮上白如粉涂，故云白冬瓜也。益气耐老，除胸中满，去头面热。热者食之佳，冷者食之瘦人。《食疗本草》

冬瓜煮食之，练五脏，为下气故也。同上

水病初得危急，冬瓜不限多少任吃之，神效无比。

甜瓜

甜瓜多食，令人阴下痒湿，生疮，发黄疸病。《千金要方》

凡瓜入水沉者，食之得冷气，终身不差。同上

甜瓜多食，动寒热，多疟病。同上

瓜两蒂、两鼻，害人。《本草》

甜瓜多食，动寒热，多疟病。同上

瓜苦有毒。同上

甜瓜暑月服之，永不中暑气，多食未有不下利者。贫下[①]多食，至深秋作痢为难治，为其消损阳气故也。《本草衍义》

甜瓜不可多食，动宿冷病弱，脚手无力。《食禁方》

食被霜瓜，向冬发寒热及湿病。《巢氏病源》

越瓜

越瓜不可多食，动气，发诸疮，令人虚弱，不能行，不益小儿。天行

① 贫下：指贫困的小民。

病后不可食，又不得与牛乳酪作鲊同食及空心食，令人心痛。《本草》

芹菜

水芹寒，养脾益力，令人肥健，杀药毒。置酒、酱中香美，和醋食之损齿。生黑滑地名曰水芹，食之不如高田者宜人。余田中，皆诸虫子在其叶下，视之不见，食之与人为患。《食疗本草》

芹菜患鳖瘕者不可食。《本草拾遗》

春秋二时，龙带精入芹菜中，人遇食之为病，发时手青腹满不可忍，作蛟龙病。服硬糖二三升，日两度，吐出如蜥蜴三五，便差。《金匮要略方》

芹赤叶有毒。《本草》

芹菜，益筋力，去伏热，止血养精，保血脉，嗜食作齑菹[①]，及煮食并得。《食医心镜》

蕈菜

蕈菜细切，以生蜜洗或略煎，吃之爽口，妙能消酒食，多食发痼疾。《琐碎录》

茼[②]蒿

茼蒿动风气，熏人心，令人气满，不可多食。《本草》

鹿角菜

鹿角菜不可久食，发痼疾，损经络血气，令人脚冷痹，损腰肾，少颜色。服丹石人食之下石力，又能解面热。《本草》

昆布

昆布多食，令人瘦。《本草》

紫菜

紫菜多食令人腹痛发气，吐白沫，饮少热醋消[③]之。《本草》

决明

决明叶明目，轻身，利五脏，作菜食之良。子主肝家热。每日取一匙将去，空腹吞之。百日后夜见字。《食疗本草》

---

① 齑菹：淹菜。

② 茼：原作“董”，据文义改。下同。

③ 消：“消”字原脱，据《证类本草》卷九补。

苦荬

苦荬夏月宜食，以益心。《琐碎录》

莴苣

莴苣多食昏人眼，蛇亦畏之。有人禁此一物不敢食，目不昏。出《本草衍义》。又《琐[1]碎录》云：要得远觑，莫吃莴苣。

莴菜有毒，百虫不敢近，蛇虺过其下，误触之则目瞑不见物。中有毒者，唯生姜汁能解之。出《遁斋闲览》

笋

苦竹笋主不睡，去面目并舌下热黄、消渴、明目、酒毒，除热气健人。《本草拾遗》

笋，箭笋新者，稍可食，陈者不可食。《食疗本草》

淡竹笋虽美口，发背，闷脚气。同上

笋动气，发冷癥，不可多食。同上。又《千金要方》：患冷之人食笋心痛。

笋以薄荷叶数片同煮，即无蔹味。《琐碎录》

煮笋二三日不烂，脾难克化，脾病者不宜吃。同上

茭白[2]

茭白不可合生菜食之。《食禁方》

茭白多食，发气并弱阳。《本草》

茭白杂蜜食之，发痼疾。《本草拾遗》。又《本草》云：茭白蜜食下痢。

茭白主心胸中浮热，动气，不中食，发冷，滋牙齿，伤阳道，令下焦冷，不食为妙。同上

干苔

干苔发诸疮疥，下一切丹石，杀诸药毒，不可多食，令人痿黄，少血色。《食疗本草》

菌蕈

地生者为菌，木生者为檽，江东人呼为蕈。夜中光者有毒，煮不熟者有毒，煮讫照人无影者有毒，采归色变者有毒，有恶虫鸟从不过者[3]有

① 琐：原作“锁”，据上文例改。

② 白：原作“苗”，据文义改。下同。

③ 鸟从不过者：此五字原空缺，据《证类本草》卷十一补。

毒，欲烂无虫者有毒。冬春无毒及秋夏有毒[①]者，为蛇过也。《本草》

菌，槐树上生者良；野田中恐有毒，发冷气，令腹中微微痛。《食疗本草》

菌仰卷及赤者，不可食。《金匮要略方》

食枫树菌而笑不止。同上

凡食新蕈有毛者能杀人，以姜钱试之，姜黑则蕈有毒。又无裙者毒，用姜、椒、麻油、盐，慢火熬数十沸，姜、椒俱黑者有毒。《琐碎录》

菌下无纹者有毒，食之杀人。同上

蕈，桑槐树上者良，治风、破血、益心力。其余树上者多动风，发痼疾、痔病，令人两肋下急痛，损经脉，又令人背膊闷。《药性论》

蕈如弹圆，未敷者为珍，时有毒者，先以生姜同煮，色变者不可食。不幸中毒，急饮地浆乃解。地浆者，掘黄土也，深尺余，投新水其中熟搅，俟其稍澄，挹取饮之。《忘怀录》

如掘土中，其下多因有朽壤乃生，遇震雷，谓之雷菌，嫩者极珍，虽有土气味，至多有毒者，往往杀人，不可不慎也。凡者摺中多细白虫，宜先以油汤灌[②]之，其虫立出。同上

木耳

木耳赤色，及仰生者勿食。《金匮要略方》

木耳寒，利五脏。宣腹胃热拥毒，亦不可多食，服丹石人热发，和葱头煮作羹食之，即止。《食疗本草》

养生类纂卷第二十

① 及秋夏有毒：此五字原脱，据《证类本草》卷十一补。

② 灌：原作“嚾”，据《寿养丛书》本改。

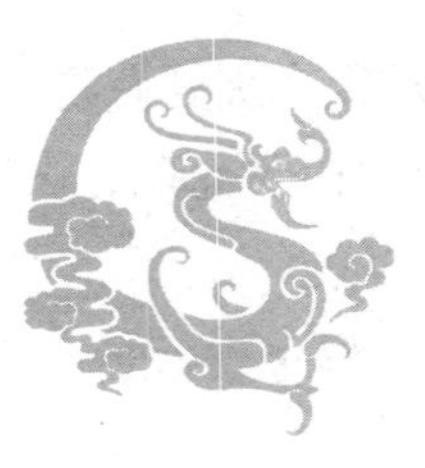

养生类纂卷第二十一

榕庵周守忠　纂集

乡贡进士钱塘县知县樵阳谢颎校正重刊

草木部

松黄

松花上黄粉名松黄，山人及时拂取作汤，点之甚佳，但不堪停久。《本草图经》。又《本草》云：松黄酒服能轻身疗病。

桃花

酒渍桃花饮之，除百病，益颜色。《太清诸草木方》

橘花

橘花不得便闻，盖花上有姜毒，亦谓之鸡距子，有人曾闻害鼻，臭不可近。《琐碎录》

茉[1]莉

茉莉花莫安床头，引蜈蚣。《琐碎录》

槿花

木槿花，小儿不可摘弄，能令人病痁[2]，俗谓槿为疟子花。《琐碎录》

① 茉：原作“末”，据文义改。下同。

② 痁：虐疾。

菊花

菊花作枕，明目。《本草》

白菊味苦，染髭发令黑，和苣藤、茯苓、蜜，尤主头风眩、变白。不老，益颜色。《本草拾遗》

蜡梅

蜡梅花不可便闻，恐生鼻痔。《琐碎录》

萱草

萱草嫩苗及花跗作菜食，利胸膈甚佳。《本草图经》

萱草名宜男，妊妇佩其花必生男。《风土记》

蒲黄

蒲黄，即蒲花中蕊屑也，细若金粉，当其欲开时便取之，以蜜搜作果食，甚益小儿。《本草图经》

芭蕉

人家不可多种芭蕉，久而招祟。《琐碎录》

桑椹

桑椹食之益精神，久食可以代粮不饥，能变白发为黑。《东坡物类相感志》

桑椹补五脏，明耳目，利关节，和经脉，通血气。取黑椹一升，和蛇蚪一升，和之瓶中，蜜封口，于屋东悬之，百日尽化为泥，可染白发，终不复白。《食疗本草》

桑椹暴干，和蜜食之，令人聪明，安魂镇神。《本草图经》。又《食疗本草》云：桑椹暴干，末，蜜为丸，每服四十九，久服良。

棎[①]子

棎子熟者和蜜食之，去嗽。《本草》

楮

立截楮木作枕，六日一新者，能治头中白屑。《琐碎录》

楮实益气，充肌肤、明目，久服不饥不老。《本草》

黄精

黄精根如嫩姜，黄色，二月采，蒸过暴干用。今[②]通八月采，山中人

① 棎：原作“探”，据文义改。下同。

② 今：原作“令”，据《证类本草》卷六改。

九蒸九暴作果，甚甜美。初生苗时人多采为菜茹，谓之笔菜，味极美。《本草图经》

枸杞

枸杞冬采根，夏采叶，可作羹。味小苦。补益阳事，令人长寿。《本草》

十月内采枸杞子红熟者，去蒂，水净洗，沥干，砂盆内烂研，以细布袋盛，滤去滓不用，沉清一宿去清水。若天气稍暖，更不待经宿，入银石器中，慢火熬成膏，不住手搅之粘底，候稀稠得所，泻向新埴①瓶中盛之，蜡纸封，勿令透气。每日早朝温酒下二大匙，夜卧再服。百日身轻气壮，耳目聪明，髭发为黑。《林泉备用》

菖蒲

菖蒲久服，聪明益智。甲子日取菖蒲一寸九节，阴干百日，为末。服方寸匕，日三服。《千金要方》

七月七日取菖蒲，酒服三方寸匕，饮酒不醉。不可犯铁，令人呕逆。同上

食菖蒲，忌饴糖、羊肉。《本草》

地黄

地黄初采，水浸沉者是也。采生者去白皮，瓷锅上柳木甑蒸之，摊冷气歇，拌酒再蒸，又出令干。勿令犯铜铁器，令人肾消并白髭发，男损荣，女损卫也。《本草》

干地黄补五藏，通血脉、益气力、利耳目，生地黄捣饮之，久服轻身不老。同上

造生地黄法：地黄一百斤，揀择肥好者六十斤，有须者去之，然后净洗漉干，暴三数日，令微皱，乃取陈退四十斤净洗漉干，于柏木臼②中熟捣，绞取汁如尽，以酒投之，更捣绞，即引得余汁尽，用拌前六十斤干者，日中暴干，如天阴，即于通风处薄摊之，夜亦如此，以干为服。此法比市中者气力数倍，顿取汁恐损，随日捣绞用，令当日使尽为佳。《忘怀录》

造熟地黄法：斤数拣择，一准生法度，讫候晴日便早蒸之，即暴日中，夜置汁中，以物盖之，明朝又蒸。古法九遍止，今但看汁尽色黑，熟蒸三五遍亦得。每造皆须春秋二时，正月、九月冷，缘寒气方可宿浸，二

---

① 埴：陶器。

② 臼：原作“臼”，据文义改。

月、八月拌而蒸之，不可宿浸也。地黄汁经宿恐酸，不如日日捣取汁用。暴药皆须以床架上置薄簟等，以通风气，不然日气微弱则地气浸也。于漆盘中最好。簟多汗，又损汗。同上

造干地黄法：九月末，掘取肥大者，去须熟蒸，微暴干，又蒸，暴干，食之如蜜可停。同上

薯蓣

薯蓣日干，捣细，筛为粉，食之大美，且愈疾而补。《本草》

薯蓣于砂盆中细研，然后下于铫[①]中，先以酥一大匙，熬令香，次旋添酒一盏，煎搅令匀。空心饮之，补虚损，益颜色。《圣惠方》

薯蓣和面作馎饦，食之良。微动气，为不能毒也。《食疗本草》

茱萸

井上宜种茱萸，叶落井中，饮此水者无瘟病。《民要术》

舍东种白杨、茱萸三根，增年益寿，除患害也。又悬茱萸子于屋内，鬼畏不入也。同上

茱萸杀鬼疰气。又闭目者不堪食。《食疗本草》

茱萸多食冲眼，兼又脱发。《本草图经》

百合

百合二月、八月采，暴干，蒸食之，甚益气。《本草图经》

百合蒸过，蜜和食之，作粉尤佳。红花者名山丹，不堪食。《食疗本草》

槟榔

槟榔多食发热。《食疗本草》

胡椒

胡椒多食伤肺。《本草》

蜀椒

蜀椒久食令人乏气失明。《千金要方》

椒色白者有毒。《本草》

椒口闭者杀人。同上

凡用椒，火微炒之，令汗出有势力。同上

① 铫：一种带柄有嘴的小锅。

椰子

椰子，取其壳为酒器，如酒中有毒则沸起，今人皆漆其里，则全失用椰子之意。《本草衍义》

椰子多食动气。《南海药谱》

椰子肉益气去风，浆服之，主消渴，涂头益发令黑。《本草》

预知子

预知子，其壳中有二子取，三子者莫取，为偏气不足故。二子者阴阳和合，能除一切虫毒。如采构其间，有爆鸣似人两爪相击，即佩带于衣领，如入蛊毒之乡人家，则其吁鸣爆，其警觉蛊，灵验可知。《物类相感志》

皂荚

铁物槌皂荚，皂荚无力，兼令人患沥液。《续酉阳杂俎》

枳

枳椇，多食发蛔虫。昔有南人修舍用此，误一片落在酒瓮中，其酒化为水味。《食疗本草》

蜜曲陆木，俗呼枳椇，为蜜曲陆作枕，醉后卧之即醒。《琐碎录》

覆盆子

覆盆子益肾藏，缩小便，服之当覆其溺器，如此取名。食之多热。《本草衍义》

紫苏

紫苏背面皆紫者佳。令人朝暮汤其汁饮，为无益。医家以谓芳草，致豪贵之疾者，此有一焉。脾胃寒人饮多泄滑，往往人不觉。《本草衍义》

紫苏子，研汁煮粥良，长服令人肥白身香，叶可生食，与一切鱼肉作羹良。《药性论》

荆芥

荆芥多食，熏人五藏神。《食疗本草》

荆芥动渴疾。《孙真人食忌》

薄荷

薄荷，新大病差人不可食，以其能发汗，恐虚人耳。《本草图经》

甘蔗

甘蔗汁煮粥，空心渐食之，日一二服，极润心肺，治咳嗽。《养老奉亲书》

不可烧甘蔗柤，令人目暗。《琐碎录》

甘蔗不可共酒食，发痰。《食疗本草》

甘蔗食后吃之，解酒毒。《食医心境》

芋

芋，益气充饥，惠州富此物，然人食者不免瘴。吴远游曰：此非芋之罪也。芋当去皮，湿纸包煨之，火过熟及热啖之，则松而腻，乃能益气充饥。今惠州人皆和皮煮，令啖坚顽少味，其发瘴固宜。《苏沈良方》

芋有六种，有青芋、紫芋、真芋、白芋、连禅芋、野芋。其青芋细长毒多，初煮要须灰汁[①]易水煮熟，乃堪食尔。白芋、真芋、连禅芋、紫芋毒少，并正[②]尔蒸煮啖之，又宜冷啖，疗热[③]止渴。其真、白、连禅三芋，兼肉作羹大佳。野芋大毒，不堪啖。《本草》

芋，园圃中种者可食，余者有大毒，不可容易食。生姜煮，又换水煮，方可食。和鱼煮甚下气，补中调虚。《日华子本草》

芋，宽肠胃，主肌肉，令人悦泽。白色者无味，紫色者破气，煮汁饮之即止渴。十月后曝干收之，冬月食不发病，他时月不可食。又和鲤、鲫鱼作臛良。久食令人虚劳无力。又煮汁洗腻衣白如玉，亦可浴去身上浮风，忌风半日。《食疗本草》

芋多食，动宿冷。《千金要方》

乌芋

乌芋，又名凫茨，可作粉食，明耳目。若先有冷气，不可食，令人腹胀气满，小儿秋食，脐下当痛。《食疗本草》

茨菰

茨菰冷有毒，多食发虚热及肠风、痔漏、崩中、带下、疮疖。煮以生姜御之，佳。怀孕人不可食。《日华子本草》

茨菰不可多食，令人患脚，又发脚气、摊痪风，损齿，令人失颜色，皮肉干燥。卒食之，令人呕冷。《食疗本草》

养生类纂卷第二十一

① 灰汁：植物灰浸泡过滤后所得之汁。

② 正：原作“在”，据《证类本草》卷二十三改。

③ 热：原作“熟”，据《证类本草》卷二十三改。

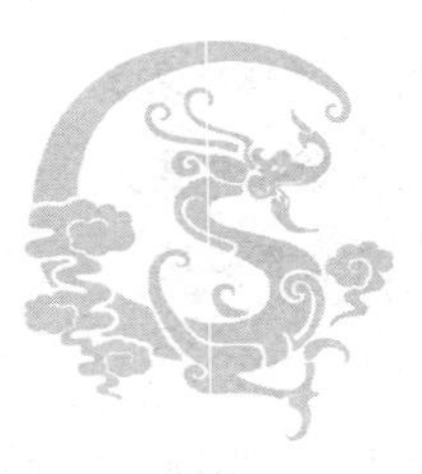

养生类纂卷第二十二

榕庵周守忠　纂集

乡贡进士钱塘县知县樵阳谢颎校正重刊

服饵部

服日月

《太上玄真诀》服日月法：东卿司命君曰：先师王君，昔见授《太上明堂玄真上经》清斋休粮，存日月在口中，昼存日，夜存月，令大如环。日赤色有紫光九芒，月黄色有白光十芒，存咽，服光芒之液，常蜜[①]行之无数，苦不修存时，令日月住面明堂中，日居左，月居右，令二景与目童[②]气合通也。此道以摄运生精，理魂神，六丁奉侍，天兵卫护，此上真道也。大都口诀正如此。《云笈七签》

服日月之精华者，欲得常食竹笋者，日华之胎也，一名大明；又欲常食鸿脯者，月胎之羽鸟也，一名月鹭。欲服日月，当食此物气感运之。太虚真人曰：鸿者，羽族之总名也，其鸿雁鹅鸥皆名鸿鹭也。同上

服日月芒

常存心中有日象，大如钱，在心中，赤色。又存日有九芒，从心中出

① 蜜：同“密”。

② 童：通“瞳”。

喉至齿间，而芒回还胃中。如此良久，临目存，自见心胃中分明，乃吐气漱液，服液三十九过止。一日三为之，行之十八年得道，行日中无影。恒存日在心中，月在泥丸宫。夜服月华，如服日法，存月十芒，白色从脑中下入喉，芒亦未出齿而回入胃。《云笈七签》

服日月气

服日炁法，以平旦采日华，以夜半存之，去面前九寸，令万景照我泥丸，下及五脏，洞彻一形。引气入口，光色蔚明。良久乃毕，则常得长生矣。《云笈七签》

又法，夜半生气时，若鸡鸣时，正卧闭目，存左目中出日，右目中出月，并径九寸，在两耳之上。两耳之上名为六合，高窗也。令日月使照一身，内彻泥丸，下照五脏肠胃之中，皆觉见了了，洞彻内外，令一身与日月光合，良久毕，叩齿九通，咽液九过，乃微祝曰：太上玄一，九皇吐精，三五七遍，洞观幽冥，日月垂光，下彻神庭，使照六合，太一黄宁，帝君命简，金书不倾，五老奉符，天地同诚，使我不死，以致真灵，却遏万邪，祸害灭平，上朝天皇，还老反婴，太帝有制，百神敬听。毕，乃开目，名为日月，练根三元，校魂以制，御形神，辟诸鬼气之来侵，使兆[①]长生不死，多存之矣。同上

又法，又存左目为日，右目为月，共合神庭之中，却上入于明堂，化生黄英之醴，下流口中，九咽之，以哺太一，常以生气时存之。毕，微祝曰：日月上精，黄水月华，太一来饮，神光高罗，使我长生，天地同柯。五日一行之。口中舌上为神庭，存日月既毕，因动舌觉有黄泉，如紫金色，从舌上出流，却入明堂，为黄英之醴也。存思之时，常闭目施念。同上

服日精

吞日精者，用日出卯时，坐西面看东，想日如车轮形，想而吞之，七十二口，亦如河车拗起，昂头般[②]运入项后，为枕枕之，如小乘人有圆光也。每日吞之，七十二口毕，方吞月华，龙虎大丹。出《生死诀》

服月华

吞月华者，须是过上弦八日晚后，背日向月坐，想月华入于口内，八十一咽，至二十三日下弦即罢之。至后月八日，依前法吞之，龙虎大丹。出《生死诀》

① 兆：预示。
② 般：通“搬”。

嗡月精，凡月初出时、月中时、日入时，向月正立，不息八通，仰头嗡月精，八咽之，令阴气长。妇人嗡之，阴精益盛，子道通。《云笈七签》

吸月光精，妇人至四十九已上还生子，断绪者即有子，久行不已即成仙矣。

服雾

东海东华玉妃淳文期，授含真台女真张微子服雾之法：常以平旦于寝静之中，坐卧任[①]已，先闭目内视，仿佛使如见五脏。毕，因口呼出气二十四过，临目为之，使目见五色之气，相缠绕在面上郁然，因入口内此五色气五十过，毕，咽液六十过，毕，乃微祝曰：太霞发晖，灵雾四迁，结气宛[②]屈，五色洞天，神烟含启，金石华真，蔼郁紫空，炼形保全，出景藏幽[③]，五灵分化，合明扇虚，时乘六云，和摄我身，上升九天。毕[④]，又叩齿七通，咽液七过，乃开目，事讫。此道神妙，又神州玄都多有得此术者。久行之，常乘云雾而游也。《真诰》

服五星

存五星，当按八素，以五星为始，存以生气，时若不五星先出者，故宜不先存五也。至于视星入室，任意耳，唯以勤感为上耳，亦不必须都见星然后速通也，视之益审耳。清灵君告存思要法，当觉目观五星于方面，并乘芒而下行，我然后依五星下而存五星，但吞咽一芒毕，又当镇星下，又存镇星，良久，总五星各一芒，使俱入口而咽之，如镇星星过数也。《真诰》

服三气

范幼冲[⑤]恒服三气。三气之法，存青气、白气、赤气，各如綖从东方日下来，直入口中，挹之九十过，自饱便止。为之十年，身中自有三色气，遂得神仙。此高元君太素内景法，旦旦为之，临目施行，视日益佳。《真诰》

服玉

《玉经》曰：服玉者，寿如玉也。又曰：服玄真者，其命不极。玄真者，玉之别名也。令人身飞轻举，不但地仙而已。然其道迟成，服一二百

① 任：原作“住”，据《真诰》卷十三改。
② 宛：原作“琬”，据《真诰》卷十三改。
③ 幽：原作“函”，据《真诰》卷十三改。
④ 毕：“毕”字原脱，据《真诰》卷十三补。
⑤ 范幼冲：汉代辽西人，道教人物。

斤，乃可知耳。玉可以乌米酒及地榆酒化之为水，亦[1]可以葱浆消之为粭，亦可饵以为丸，亦可烧以为粉，服之一年已上，入水不沾，入火不灼，刃之不伤，百毒不犯也。不可用已成之器，伤人无益，当得璞玉，乃可用也，得于阗国白玉尤善。其次有南阳徐[2]善亭部界中玉，及日南卢容水中玉，亦佳。《抱朴子》

赤松子以玄虫血渍玉为水而服之，故能乘烟上下也。同上

服玉屑

玉屑服之，与水饵之，俱令人不死。所以为不及金者，令人数数发热，以寒食散状也。若服玉屑者，宜十日辄一服，雄黄丹砂各一两圭，散发洗沐，迎风而行，则不发热也。董君异尝以玉醴与盲人服之，目旬日而愈。《抱朴子》

服银

银不及金玉耳，可以地仙也。服之法：以麦浆化之，亦可以朱草酒饵之，亦可以龙膏炼之，然三年辄大如弹丸者，又非清贫道士所能得也。《抱朴子》

服真珠

真珠径一寸以上可服，服之可以长久。酪浆渍之，皆化如水银，亦可以浮石水蜂窠鲎化，包形蛇黄合之，可引长三四尺，丸服之，绝谷服之，则不死而长生也。《抱朴子》

服云母

上白云母二十斤，薄擘，以露水八斗作汤，分半洮[3]洗云母，如此再过。又取二斗作汤，内芒硝十斤，以云母木器中渍之，二十日出，绢袋盛，悬屋上，勿使见风日，令燥，以水渍，鹿皮为囊，揉挺[4]之。从旦至日[5]中，乃以细绢下筛滓，复揉挺令得好粉五斗，余者弃之。取粉一斗，内崖蜜二斤，搅令如粥，内生竹筒中，薄削之，漆固口，埋北垣南岸下，入地六尺覆土。春夏四十日，秋冬三十日，出之，当如滓为成，若洞洞不消者，更埋三十日出之，先取水一合，内药一合，搅和尽服之，日三，水

① 亦："亦"字原脱，据《抱朴子·内篇·仙药》补。
② 徐：原作"除"，据《抱朴子·内篇·仙药》改。
③ 洮：同"淘"，淘洗。
④ 挺：原作"挺"，据《千金要方》卷二十七改。下同。
⑤ 日："日"字原脱，据《千金要方》卷二十七补。

寒温自在。服十日，小便当便[①]黄。此先疗劳气风疹也。二十日腹中寒癖消；三十日龋齿除，更新生；四十日不畏风寒；五十日诸病皆愈，颜色日少，长生神仙。吾自验之，所以述录。《千金要方》

服五云之法：或以桂葱水玉化之以为水，或以露于铁器中以玄水熬之为水，或以硝石合于竹筒中埋之为水，或以蜜溲为酪，或以秋露渍之百日、韦囊挺以为粉，或以无巅草樗血合饵之。服之一年，则百病愈；三年，老翁反成童子；五年，则役使鬼神，入火不烧，入水不濡，践棘不伤，与仙人相见。又他物埋之即朽，烧之即燋，而五云以内猛火中，经时终不燃，埋之永不腐，故能令人长生也。又云：服之十年，云气常覆其上，服其母以致其子，理自然也。又向日看之，晻晻[②]纯黑色起者，不中服，令人病淋发疮。虽水饵之，皆先以茅屋霤水，若东流水、露水，渍之百日，淘汰去其土石，乃可用取。中山卫叔卿[③]服之，积久能乘云而行，以其力封之玉匣之中。仙去之后，其子名世。及汉使者梁伯，得而按方合服，皆得仙去。《抱朴子》

云母取上上白泽者细擘，以水净淘漉出，蒸之一日一夜下之，复更净淘如前，去水令干。率云母一升，盐三升，硝石一斤，和云母捣之一日至暮，取少许掌上泯著不见光明为熟。出安盆瓮中，以水渍之，令相得，经一炊久，澄去上清水，徐徐去之尽，更添水如前，凡三十遍易水，令淡如水味，即漉出，其法一如研粉，澄取沉，然后取云母淀[④]，徐徐坐绢袋中，滤著[⑤]单上，暴令干即成矣。久服轻身延年，强筋脉，填髓满，落齿更生，瘢痕消灭，光泽人面，不老，耐寒暑，志高可至神仙。《千金翼[⑥]方》

又方：云母擘薄，淘净去水余湿，沙盆中研万万遍，以水淘澄取淀[⑦]，见此法即自保爱，修而服之。同上

凡服云母粉治百病，皆用粳米粥和服之。慎房室、五辛、油腻、血食、劳作。同上

凡服云母，秘涩不通者，以芜菁菹汁下之，即秘通之。同上

---

① 便：《千金要方》卷二十七作“变”，义胜。

② 晻晻：原作“腌腌”，据《抱朴子·内篇·仙药》改。

③ 卫叔卿：传说中的仙人，与汉武帝同时。

④ 淀：原作“旋”，据《千金翼方》卷十三改。

⑤ 著：原作“者”，据《千金翼方》卷十三改。

⑥ 翼：原作“要”，据文义改。

⑦ 淀：原作“泪”，据《千金翼方》卷十三改。

服石中黄子

石中黄子，所在有之，沁[①]水山为尤多。其在大石中，则其石常润湿不燥，打其石有数十重，乃得之。在大石中，赤黄溶溶，如鸡子之在其壳中也，即当饮之，不饮则渐坚凝成石，不复中服也。法正当及未坚时饮之，既凝则应未服也。破一石中，多者有一升，少者有数合，可顿服也。虽不得多，相继服之，其计前所服，合成三升，寿则千岁。但欲多服，唯患难得耳。《抱朴子》

服石脑芝

石脑芝生滑石中，亦如石中黄子状，但不皆有耳。打破大滑石千许，乃可得一枚。初破之，其在石中，五色光明而自动，服一升得千岁矣。《抱朴子》

服石硫黄芝

石硫黄芝，五岳皆有，而箕山为多。其方言许由[②]就此服之而长生。名流丹者，石之赤精，盖石硫黄之类也。皆浸溢于崖岸之间，其濡湿者可丸服，其已坚者可散服。《抱朴子》

服木芝

木芝者，松柏脂沦入地千岁，化为伏苓，茯苓[③]万岁，其上生小木，状似莲花[④]，名曰木威喜芝，夜视有光，持之甚滑，烧之不燃，带之辟兵，以带鸡而杂以他鸡十二头共笼之，去之十二步，射十二箭，他鸡皆伤，带威喜芝终不伤也。从生门上采之，于六甲阴干之百日，末服方寸匕，日三。尽一枚，则三千岁也。《抱朴子》

服松子

神仙饵松实，用七月取松实，过时即落难收。去木皮，捣如膏，每服如鸡子大，日三服。如服及百日，身轻；三百日，日行五百里；绝谷久服，升仙。渴即饮水，亦可以炼了松脂同服之。《圣惠方》

七月七日采松子，过时即落不可得。治服方寸匕，日三四。一云：一[⑤]服三合，百日身轻，三百日日行五百里，绝谷服升仙。渴饮水，亦可

① 沁：原作“泌”，据《抱朴子·内篇·仙药》改。
② 许由：相传为尧时人，道教神仙人物。
③ 茯苓：此二字原脱，据《抱朴子·内篇·仙药》补。
④ 状似莲花：此四字原脱，据《抱朴子·内篇·仙药》补。
⑤ 一：“一”字原脱，据《千金要方》卷二十七补。

和脂服之。若丸如梧桐子大，服十丸。《千金要方》

取松实末之，服三合，日三，则无饥。渴饮水，勿食他物，百日身轻，日行五百里，绝谷升仙。《千金翼方》

服松脂

松脂以真定者为良。细布袋盛，以清水百沸汤煮，浮水面者，以新篁篱掠取，投新水中，久煮不出者[①]，皆弃不用。入生白茯苓[②]，不制，但削去皮，捣罗为细末，拌匀。每旦取三钱匕著口中，用少熟水搅漱，更以指点如常法揩牙，揩毕用少熟水咽之，仍灌漱如常法，大能牢牙、驻颜、乌髭也。《仇池笔记》

百炼松脂下筛，以蜜和，内筒中，勿令中风。日服如博棋一枚，博棋长二寸，方一寸，日三，渐渐月别服一斤，不饥延年。亦可淳酒和白蜜如饧，日服一二两至半斤。凡取松脂，老松皮自有聚脂者，最第一。其根下有伤折处，不见日月，得之名曰阴脂，弥良。惟衡山东行五百里有大松，皆三四十围，乃多脂。又法：五月刻大松阳面，便向下，二十四株，株可得半升，亦煮。其[③]老节根处者，有脂得用。仙经云：常以三月入衡山之阴，取不见日月松脂，炼而饵之，即不召而自来。服之百日，耐寒暑；二百日，五脏益补；服之五年，即见西王母。《仙经》又云：诸石所生，三百六十五山，其可食者满谷阴怀中松脂耳。其谷正从衡山岭直东四百八十里，当横揵[④]正在横岭，东北行，过其南，入谷五十里，穷穴有石城白鹤。其东方有大石四十余丈，状如白松，松下二丈有小穴，东入山有丹砂可食。其南方阴中有大松，大三十余围，有三十余株，不见日月，皆可取服之。《千金要方》

服松脂法：欲绝谷服三两，饥复更服，取饱而止，可至一斤。不绝谷者，服食一两，常先食，须药力尽乃余食[⑤]，错者即食不安而吐也。久服延年，百病除。《千金要方》

又方：松脂十斤，松实三斤，柏实三斤，菊花五斤。右四味下筛，蜜和服之，如梧子三十丸，分为三服。一百日以上不复饥，服之一年，百岁如三十四十者，久服寿同天地。同上

又方：以夏至日取松脂，日食一升，无食他物，饮水自恣，令人不

① 者：原作“煮”，据《仇池笔记》卷下改。

② 茯苓：原“苓”下有“末”字，与下“为细末”重，据《寿养丛书》本删。

③ 其：“其”字原脱，据《千金要方》卷二十七补。

④ 揵：原作“捷”，据《千金要方》卷二十七改。揵，连接。

⑤ 余食：犹言饱食。

饥，长服可以终身不食[1]。河南少室山有大松[2]，取阴处断之，置器中蒸之，膏自流出，炼出去苦气，白蜜相和食，日一升，二日后服如弹丸，渴饮水，令人不老，取无时。同上

又方：松脂五斤，羊脂三斤。右二味，先炼松脂令消，内羊脂，日服博棋一枚，不饥，久服神仙。同上

又方：白松脂七斤，三遍炼。白蜡五斤，白蜜三斤，茯苓粉三斤。右四味[3]合蒸一石米[4]顷，服如梧子大十丸，饥复取服，日一丸，不得食一切物，得饮酒不过一合，斋戒。㕮咀五香，以水煮一沸，去滓，以药投沸中，又欲致神女者，取茅根治取汁以和之，蒸服之，神女至矣。同上

又方：松脂桑灰炼百遍，色正白，复内之饴蜜中，数反出之。服一[5]丸如梧子，百日身轻，一年玉女来侍。同上

采松脂

采松脂法：以日入时，破其阴以取其膏，破其阳以取其脂，脂膏等分食之，可以通神灵。凿其阴阳为孔，令方五寸，深五寸，还以皮掩其孔，无令风入，风入则不可服。以春夏时取之，取讫封塞勿泄，以泥涂之。《千金要方》

取松脂法：斫取老枯肥松，细擘长尺余，置甑中蒸之，满甑脂下流入釜中，数数接取脂，置水中凝之，尽更为，一日可得数十斤。枯节益佳。《千金翼方》

又法：取枯肥松细破，于釜中煮之，其脂自出，接取置冷水中凝之，引之则成。若以五月就木取脂者，对刻木之阴面，为二三刻，刻可得数斤[6]。秋冬则依煮法取，勿煮生松者，少脂。同上

炼松脂

松脂七斤，以桑灰汁一石，煮脂二[7]沸，接置冷水中凝，复煮之。凡十遍，脂白矣，可服。今谷在衡州东南攸县界，此松脂与天下松脂不同。出《千金要方》

---

① 不食：此二字原脱，据《千金翼方》卷十三补。

② 有大松：原无，据《千金要方》补。

③ 右四味：原作“右三味”，据方中实有味数改。

④ 米：原作“斗”，据《千金翼方》卷十三改。

⑤ 一：《千金翼方》卷十三作“二”。

⑥ 斤：《千金翼方》卷十三作“升”。

⑦ 二：《千金要方》卷二十七作“三”。

又法：松脂二十斤为一剂，以大釜中著水，加甑其上，涂际勿泄，加茅甑上为藉，复加生土茅上，厚一寸，乃加松脂于上，炊以桑薪，汤减添水，接取停于冷水中凝。更蒸之如前法，三蒸毕止，脂色如白玉状乃用和药，可以丸菊花、茯苓服之。每更蒸，易土如前法，以铜锣承甑下，脂当入锣中如胶状，下置冷水中，凝更蒸，欲出铜器于釜中时，预置小绳于脂中，乃下停于水中凝之，复停于炭，须臾乃四过皆解，乃可举也。尽更添水，以意斟酌，其火勿大猛，常令不绝而已[①]。《千金翼方》

又法：炼松脂十二过，易汤；不能[②]者，五六过亦可服之。同上

又法：薄淋桑灰汁，以煮脂一二沸，接取投冷水中引之，凝复更煮，凡十[③]过脂则成。若强者，复以酒中煮三四过，则柔矣。先食服一两，日三，十日不复饥，饥更服之。一年后夜视如白日，久服去百病。禁一切肉、咸菜、鱼酱、盐等。同上

又方：松脂十斤，用桑薪灰汁二石内釜中，加甑于上，甑中先铺茅，次铺黄砂土，可三寸，蒸之，脂少间流入釜中，寒之凝，接取复蒸如前，三上，更以清水代灰汁，复如前三上，去水，更以阴深水一石五斗，煮甘草三斤，得一石汁，去滓，内牛酥二斤，加甑釜上，复炊如前，令脂入甘草汁中凝。接取复蒸，又下，如此三上即成，苦味皆去，甘美如饴膏。服如弹丸，日三。久服神仙不死。同上

又方：好松脂一石，石灰汁三石。右二味，于净处为灶，加大釜，斩白茅为藉，令可单止[④]，以脂内甑中炊之，令脂自下入釜，尽去甑，接取[⑤]内冷水中，以扇扇之，两人引之三千过，复蒸如前，满三遍，三易灰汁，复以白酢浆[⑥]三石炼之三过，三易酢浆[⑦]也，复以酒炼之一过，亦如上法，讫以微火煎之，令如饴状，服之无少长。同上

炼松脂，春夏可为，秋冬不可为。绝谷治癞第一，欲食即勿服，亦去三尸。同上

《伏虎尊师篇》炼松脂法：千斤松脂，五度以水煮过，令苦味尽，取

① 已：原作“死”，据《千金翼方》卷十三改。
② 能：通“耐”。文中此不能者，即容易熔化者。
③ 十：原作“千”，据《千金翼方》卷十三改。
④ 止：原作“上”，据《千金翼方》卷十三改。
⑤ 取：“取”字原脱，据《千金翼方》卷十三补。
⑥ 浆：原作“酱”，据《千金翼方》卷十三改。
⑦ 浆：原作“酱”，据《千金翼方》卷十三改。

得后，每一斤炼了松脂，入四两茯苓末。每晨水下一刀圭，即终年不食而复延龄，身轻清矣。《野人闲语》

粉松脂

松脂十斤，丹黍灰汁煮沸，接置冷水中二十过，即末矣。亦可杂云母粉，丸以蜜，服之良。《千金翼方》

服松叶

服松叶令人不老，身生绿毛，轻身益气，久服不已，绝谷不饥渴。松叶不以多少，细切更研，每日食前以酒调下二钱，亦可粥汁服之。初服稍难，久自便矣。《圣惠方》

服松叶法：细切餐之，日三合，令人不饥。《千金翼方》

又方：细切之如粟，使极细。日服三合，四时皆服。生叶治百病，轻身益气，还白延年。同上

又法：四时采，春东、夏南、秋西、冬北方[①]，至治轻身益气，令人能风寒不病痹，延年。同上

服柏子

凡采柏子以八月，过此零落。又喜蠹虫，顿[②]取之，又易得也，当水中取沉者。八月取，并房暴干，末。服方寸匕，稍增至五合，或日一升半。欲绝谷，恣口取饱，渴饮水。一方柏子服不可过五合。《千金翼方》

服柏脂

五月六日刻其阳二十株，株可得半升，炼[③]服之。欲绝谷者增之至六两，不绝谷者一两半。禁五辛、鱼、肉、菜、盐、酱。治百病。久服炼形延年。炼脂与炼松脂法同。《千金翼方》

服柏叶

高子良服柏叶法：采无时，以叶切，置甑中令满，覆盆，甑著釜上蒸之，三石米顷[④]，久久益善。蒸讫，水淋百余过，讫阴干。若不淋者，蒸讫便阴干。服一合，后食，日三服，势力少稍[⑤]增，从一合始至一升。令

---

① 方："方"字原脱，据《千金翼方》卷十三补。

② 顿：一下子。

③ 炼：原作"练"，据《寿养丛书》本改。

④ 顷：原作"顿"，据《千金翼方》卷十三改。

⑤ 少稍：原作"稍少"，据《千金翼方》卷十三乙正。少，不够量。

人长生益气，可辟谷不饥。《千金翼方》

又方：取大盆内柏叶著[①]盆中，水渍之，一日一易水。易水者，伏瓮出水也。如是七日以上，若二七日为佳，讫，覆盆蒸之，令气彻便止[②]，暴干，下筛，末一石，以一斗枣膏溲[③]，如作干饭法，服方寸匕，日三，以水送下，不饥，饥即服之，渴饮水。以山居读诵，气力不衰，亦可济凶年[④]。同上

又方：柏叶取近上者，但取叶，勿杂枝也，三十斤为一剂，常得好不津器，内柏叶于中，以东流水渍之，使上有三寸，以新盆覆上，泥封之，三七日出，阴干，勿令尘入，中干便治之，下筛，以三升小麦净择，内著柏叶汁中[⑤]，须封五六日乃出，阴干，燥复内之，封五六日出，阴干令燥，磨之下筛，又取大豆三升，炒令熟取黄，磨之下筛，合三物，搅调相得。内韦囊[⑥]中盛之，一服五合，用酒、水无在，日三，食饮无妨。治万病，病自然消，冬不寒，颜色悦泽，齿脱更生，耳目聪明，肠[⑦]实。服此，食不食无妨。同上

又方：取柏叶三石，熟蒸暴干，下筛；大麦一升，熬令变色，细磨之，都合和。服多少自在，亦可作粥服之，可稍饮酒。同上

又方：取柏叶二十斤著盆中，以东流水渍三七日，出暴干；以小麦一斗，渍汁三四日。出暴干，熬令香，柏叶亦然；盐一升，亦熬之令黄。右三味，捣下筛，以不中水猪膏二斤细切，著末中搅，复筛之。先食方寸匕，日三匕。不用食良，亦可兼服之。同上

又方：取阴地柏叶，只取阴面皮，㕮咀，蒸之，以釜下汤灌之，如是至三，阴干百日，下筛，大麦末、大豆末三味各一斤，治服方寸匕，日三匕。以绝谷不食，除百病，延年。同上

又方：柏叶三石，熟煮之，出置牛筥[⑧]中以汰之，令水清乃止，暴干，以白酒三升溲叶，微火蒸之，熟一石米顷息火，复暴干，治。大麦三升，熬令变色，细治，暴，捣叶下筛，合麦屑中，日服三升，以水浆若酒

① 著：原作“者”，据《千金翼方》卷十三改。
② 止：原作“上”，据《千金翼方》卷十三改。
③ 溲：原作“搜”，据《千金翼方》卷十三改。
④ 凶年：荒年。
⑤ 中：“中”字原脱，据《千金翼方》卷十三补。
⑥ 韦囊：皮袋子。
⑦ 肠：原作“赐”，据《千金翼方》卷十三改。
⑧ 筥：竹篾编织的圆形筐。

送之，止谷疗病，辟温疠恶鬼，久久可度世。同上

又方：柏叶十斤，以水四斗，渍之一宿，煮四五沸，漉出去汁，别以器阁[①]之干。以小麦一升，渍柏叶汁中，一宿出，暴燥，复内之，令汁尽。取盐一升，柏叶一升，麦一升，熬令香，合三味末之，以脂肪一片合溲，酒服方寸匕，日三，病自消减，十日以上便绝谷。若乘骑，取一升半，水饮之，可以涉道路不疲。同上

服桂

桂可以[②]葱涕合蒸作水，可以竹沥合饵之，亦可以先知君脑，或云龟，和服之，七年能步行水上，长生不死也。《抱朴子》

服楮实

楮木实之赤者，饵之一年，老者还少，令人彻视见鬼。昔道士梁须，年七十乃服之，转更少，至年百四十岁，能夜书，行及奔马，后入青龙山去。《抱朴子》

楮实初夏生，如弹丸，青绿色，至六七月渐深红色，乃成熟。八月九月采，水浸去皮穰[③]，取甲子日干。仙方草服其实，正赤时收取，甲子阴干，筛末。水服二钱匕，益久乃佳。《本草图经》

服槐实

槐子以新瓦合泥封之二十余日，其表皮皆烂，乃洗之如大豆，日服之。此物主补脑，久服令人发不白而长生。《抱朴子》

槐子明目黑发，于牛胆中渍，阴干百日。食后吞一枚，十日轻身，三十日白发黑，百日内通神。出《本草》

槐者虚星之精，以十月上巳日采子，服之去百病，长生通神。《太清草木方》

服桑椹

桑椹利五脏、关节，通血气，久服不饥。多收暴干，捣末，蜜和为丸。每日服六十丸，变白不老。取黑椹一升，和科斗子一升，瓶盛封闭，悬屋东头，一百日尽化为黑泥，染白鬓如漆。又取二七枚，和胡桃脂研如泥，拔去白发，点孔[④]中，即生黑者。《本草拾遗》

---

① 阁：置放。
② 以："以"字原脱，据《抱朴子·内篇·仙药》补。又《寿养丛书》本作"与"。
③ 穰：原作"欀"，据《证类本草》卷十三改。
④ 孔：原作"礼"，据《证类本草》卷十三改。

服桃胶

桃胶以桑灰汁渍服之，百病愈。久久服之，身轻，有光明，在晦夜之地如月出也。多服之则可断谷。《抱朴子》

服杏人

杏人五月采，破核去双人者，自朝蒸之，至午而止，便以慢火微烘，至七日乃收贮之。每旦腹空时不约多少，任意啖之，积久不止，驻颜延年，云是夏姬法。然杏人能使人血溢，少误之必出血不已，或至委顿，故近人少有服者。《本草图经》

杏人酥主万病，除诸风虚劳冷。方取家杏人，其味甜香[①]，特忌用山杏人，山杏人慎勿用，大毒害人也。家杏人一石，去尖、皮、两人者，拣完全者，若微有缺坏，一颗不得用。微火炒，捣[②]作细末。取白酒二石，研杏人取汁一石五斗。右一味，以蜜一斗拌杏人汁，煎极令浓，与乳[③]相似，内两石瓮中搅之，密封泥，勿令泄气，三十[④]日看之，酒上出酥也。接取酥，内瓷器中封之，取酥下酒别封之，团其药如梨大，置空屋中作阁安之，皆如饴脯状，甚美，服之令人断谷。《千金翼方》

服椒

生椒择去不折者，除其黑子，用四十粒，以梨水浸，经一宿尽，令口合，空心，新汲水下，去积年冷，暖脏腑。久服则能驻颜，黑发，明目，令人思饮食。《斗门方》

服漆

淳漆不枯[⑤]者，服之令人通神，长生。饵之法：或以大蟹十枚投其中，或以云母水，或以玉水，合服之。九[⑥]虫悉下，恶血从鼻出。一年六甲行厨至也。《抱朴子》

养生类纂卷第二十二终

---

① 香：原作“杏”，据《千金翼方》卷十二改。

② 捣：“捣”字原脱，据《千金翼方》卷十二补。

③ 乳：原作“醴”，据《千金翼方》卷十二改。

④ 十：原作“千”，据《千金翼方》卷十二改。

⑤ 枯：《抱朴子·内篇·仙药》作“沾”。

⑥ 九：原作“凡”，据《抱朴子·内篇·仙药》改。

养生四要

（明）万全　撰

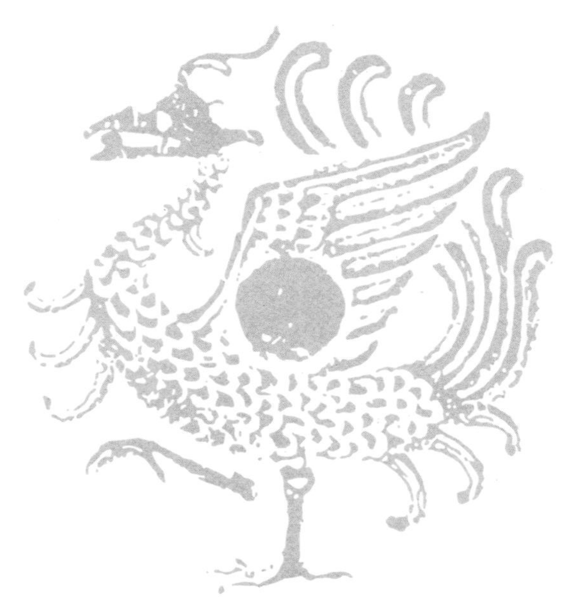

叙

医非余业也，而余性癖嗜医，诵读之余辄旁及岐黄。自侍家大人游都门秦豫间，凡历来名医所著述，如《赵氏医贯》《叔和脉诀》《薛氏医案》以及《证治准绳》诸书，靡不究心披阅。即时人间有一二验应奇方，亦必购得而笔之于帙。余之嗜医若此，惜不能窥其秘、探其蕴，仅能识其大略而已。然从吾嗜也，非以专吾业也，虽堂奥之不臻，庸何伤？独于《万先生密斋全书》凡数十余卷，其类多，其理赅，其辞达，而著之为方者试无不应，应无不神。余尝逐卷精研，细心体认，历有年所始能窥探先生之秘蕴于万一。真寿世保元之珍，男女居室之所不可须臾离者。老耆得是以寿终，幼孤得是以遂长，先生之仁及天下后世者其功为何如？然不得吕公纂辑而刊行之，亦将与残篇断简共湮没于笥簏中，又安能使余爱慕流连如晤诸羹墙[1]也耶？是先生利济之心得吕公而始传也。无何，历年既久，刷印繁多，字迹朦糊，不无鲁豕之误。在善医者固能心解意会而知其非真，彼学步邯郸者势将以讹传讹，差之毫厘，谬以千里，几何不以仁天下之书为戕生之具也哉？余不愿吕公倡于前而遂莫为之后也，因与诸名公订正讹误，竭绵力付剞梓，鸠工[2]而再新之，阅十有五载始竣厥功，俾后之准绳是书者无按舟求剑之失。非敢曰先生著是书之旨、吕公刻是书之心得余而不殁，亦聊以毕吾嗜医之癖云尔。若夫神而明之，变而通之，循是书而不泥于书，又在业医者之继先生而起，非余说之所能尽也。是为序。

时康熙壬辰年嘉平月柏泉张坦议恪斋叙于视履堂

① 羹墙：追念前辈或仰慕圣贤。

② 鸠工：聚集工匠。

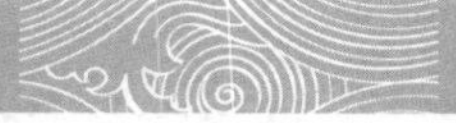

叙

万子密斋，古罗儒医也。夫以儒而徙为医，其医之精可知也。以儒医而勒为书，其书之精又可知也。先是曾公海内，亦既青囊宝之，而肘后悬之矣。不佞无容更赞一辞。独是累年来广明灰烬，淹没无余。幸其子若孙，壁而藏之，犹可复视。然苦贫力难重镌，以永其传，不佞惜焉。爰谋诸邑令吕君，吕君遂顿然从事，捐俸助梓，凡三十五卷，次第鸠工。呜呼！此书之得不沦灭于朽蠹残蟫，而复为海内所慰睹，谓非吕君之力哉！抑不佞尤有嘉者，古圣人爱养斯民无不备至，既为之饮食已遂其生，复为之药饵以防其死。神农辨性，雷伯制宜，尚矣。《周官·医师》掌凡师之疾病，疕疡者造而治之。暴嬴燔书[①]，惟医卜等编不废。他如胗图[②]而灭笞法，刊方以惠万民。医之为道实与治相表里，则兹刻之翻，未必非仁心仁政之一验云。不佞固乐观厥成，是序。

时顺治己亥年孟夏月天中祝昌山公甫题于竹楼公署

① 暴嬴燔书：指秦始皇焚书。嬴，嬴政。

② 胗图：指脏腑诊疗图。胗，同“诊”。

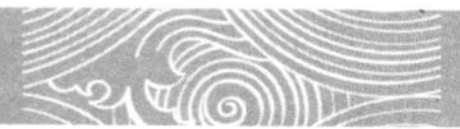

养生四要叙

余莅罗[1]三年，未尝得一日读书，自觉面目语言为古人憎。间有一二问业者持帖括进，非不欣然接之，牒诉倥偬[2]，去复不能志也，况复有余力及医药诸书哉？丙申秋，谒访宪[3]于蕲阳，中州赵公曰：“知子邑有密斋乎？人云古矣，厥书可购也。”余愧无以应。归而询诸邑绅先生，啧啧称：“密斋万生岐黄名手，噪闻于隆万间[4]，今其书恐弗全也。”余乃益愧，夫古人宰一邑，一邑之名山大川、奇人杰士，无不夙具胸中，收诸药笼。今瑰奇如许，曾不晓其姓字，宁不愧得人之义，又何以为地方解此嘲哉？乃取其书，进其孙达而询之。始知万生名全，别字密斋，邑廪庠，以不得志于八股，弃而就青囊[5]之业。业辄精，试辄效。以其效者，志诸编文，成数十卷，先为樵川太守李公付梓，一时纸贵三湘。因兵燹后板毁无存，其孙达仅藏一帙，置墙壁中，赖以免。凡宦兹土者，无不知此书，无不购此书。然缮写告艰，又进其孙达而谋之，搜括锱铢[6]，益以清俸[7]募梓人，凡八阅月[8]卒工，得卷一十有八。书成展而思之，夫医者意也，意之所至，医者不自知，其为工而方已传于后，然则世之所为医书，皆方之积也。今之为医者，皆欲有医之名，欲有医之名而不得不求乎书者，其势也。然欲有医之名而不善读医之书，无益于医而究咎于书，是书之灵不能益于医，而医之名乃能变化其书也。医而名矣，何难于著书？然世所号一代名

---

① 罗：指湖北省罗田县。

② 牒诉倥偬：意为受理诉状繁忙。

③ 宪：宪司的省称。宋代官名，即诸路提点刑狱公事。

④ 隆万间：指明隆庆、万历年间。

⑤ 青囊：古代医家存放医书的布袋子。此代指医。

⑥ 锱铢：比喻极少的钱。

⑦ 清俸：官吏的薪金。

⑧ 八阅月：经过八个月。

手，类就习之所近，业之所传，顿欲竦[①]一世之人而以名予之，今读其书何如哉？万生之为医似其为学，非唯不使人知，而若不敢以名医自处者，此其所以能为医也，此其所以能为书而可传也。余读而服之，详[②]其著书之意，宁使医至而名不我追，毋使名至而医追者也。吾辈治一邑，不能有济于世则已，幸而有济于世，念今之世，犹有君子其人广传其书者乎？以快吾心，而矢[③]吾力，翻而刻之可也。

顺治己亥初夏之闰三月都门吕鸣和识

① 竦：肃然起敬。

② 详：审察。

③ 矢：通“施”。

叙

事有出于仁人孝子者，虽千万年犹赫赫[①]也。尝观昔之亮采奋庸[②]，以及秉铎宣教[③]，彼多功德，福人著作于昭，要皆救济为怀焉。矧外此而摄生保命，又古皇[④]所必欲传哉。然则仁人之言之赫赫者斯世之幸，而孝子之不欲秘惜之者又万世之幸矣。吾罗密斋《万氏全书》，久重海内。后藏板以书林火失，而邑中所存之书又以明季荒残失，怀青囊者未尝不叹恨也。幸五世孙万通之获秘藏于千百泥砖，盖鲁壁之经，天直不欲绝此道于后祀焉者。邑人士当方悦李师棠荫[⑤]之暇，佥请付梓公世，而虑工浩难成，余与诵友谋曰：通之有小儿《片玉痘疹》，乃家世所秘传，而全书未经载者，曷先刊以为全书之藉，通之欣然乃出，属诵友考订授梓，逾半载而始就，嗣后全书渐次刊行。然是小儿一书，图歌方症，探妙钩玄，洵[⑥]卢扁[⑦]之精微，肯堂之未及阐悉者。如许奇珍，宁不宝世？父母斯人，小儿又幸矣。虽然，仁寿之世老幼咸康，怀仁者济世之心，断不忍有一夫不获之事。余意后来全书一出，将民无疵疠而物无夭札，嬉嬉于于，俱游于尧天舜日中矣。谁谓医之书非采庸教铎之功德哉？谁谓万氏之书不成于仁人孝子之阐扬哉？企传全璧，以志不朽云。

时顺治之甲午岁季夏谷旦邑人召藜刘一炅书题

---

① 赫赫：显耀而盛大的样子。
② 亮采奋庸：亮采，辅佐政事。奋庸，努力建立功业。
③ 秉铎宣教：秉铎，担任文教之官。宣教，宣扬教化。
④ 古皇：传说中有巢氏之号，被誉为华夏第一文人始祖。
⑤ 棠荫：喻惠政。
⑥ 洵：实在。
⑦ 卢扁：即古代名医扁鹊。

养生四要序

书之义，屏嗜好，适寒暄，顺翕张，调滋渗，该少长，等贤愚，得要者昌，反之殀也。予以为少年丈夫子，宜置一通座隅。夫识者情之导，盛者欲之潢，识不确则逸伺，盛不辑则殒随，却顾者却步，考祥者考终，卮[①]漏而补，鲜不决矣。始予总角[②]，修博士业，会见曾大母、大父、大母，几杖弗戒，星星充庐[③]。迨孝廉时，先大夫王母鹤发承莱彩[④]，化日融融，春风涣涣，何其恬耶。则岂非葆真孕素[⑤]，不凿不摇[⑥]之所召乎。居有间，再从[⑦]阿宜[⑧]称为玄朗者一大儿，穿贯经坟，初试即驰誉国中，再试食会馔[⑨]，三试战棘围[⑩]，拟高等暂辍，次[⑪]亦不失计然[⑫]才。然皆弱冠骈骈[⑬]，以衷损逝[⑭]，青阳[⑮]不遐，兰芽[⑯]蚤折。悲夫！维其时，使蚤[⑰]通降性

① 卮：古同“卮”，古代酒器。

② 总角：指童年。

③ 星星充庐：指家中老人健在。星星，头发花白貌。

④ 莱彩：即莱衣。相传春秋老莱子侍奉双亲至孝，行年七十犹着五彩衣，为婴儿戏。

⑤ 葆真孕素：谓保持纯真之本性。

⑥ 不凿不摇：喻人淳朴永远不变。

⑦ 再从：同曾祖的亲属关系。

⑧ 阿宜：本为唐朝杜牧侄子的小名，后以为侄子的代称。

⑨ 会馔：指国子监食堂。

⑩ 棘围：指科举考场。

⑪ 次：指次子。

⑫ 计然：春秋时著名思想家、经济学家。

⑬ 骈骈：繁盛貌。

⑭ 以衷损逝：犹言中年早逝。

⑮ 青阳：指青春少年的面容。

⑯ 兰芽：兰的嫩芽。比喻子弟秀。

⑰ 蚤：早。

之诀，复有长虑，引而掖之[①]，以不凿不摇，第无论青紫[②]，无论什一[③]，声音笑貌，至今存可也。予为此惧，行梓是书，遗之家塾。盖书云：要，要养也。予云：要，要少也。始之愉愉[④]，其终也戚[⑤]，识其戚而豫焉，虽不老聃氏[⑥]之如，尚可篯铿氏[⑦]如也。老聃天定，篯铿人定。养[⑧]生工夫见得的，节其过，或凿或摇，安能由戚而豫？人力既定，何篯氏之不如耶？

张恪斋识

① 引而掖之：引导扶持。
② 青紫：指高官显爵。
③ 什一：泛指商人。
④ 愉愉：心情舒畅。
⑤ 戚：悲哀。
⑥ 老聃氏：指老子。姓李名耳，字聃。
⑦ 篯铿氏：指彭祖，以长寿著称。
⑧ 养："养"下内容原缺，据《万密斋医学全书》本补。

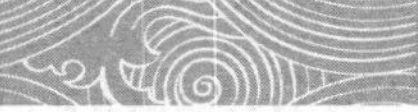

养生四要目录[1]

① 养生四要目录：原书无目录，整理者所补。

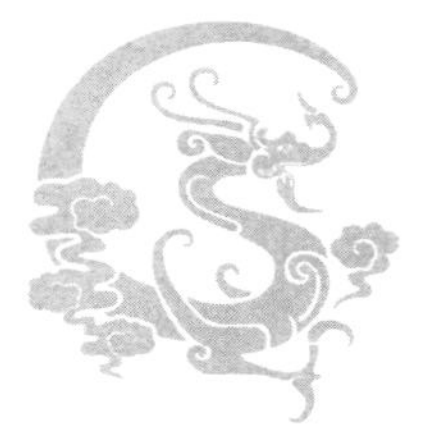

万氏家传养生四要卷之一

罗田密斋万全　编著
汉阳鹤湄张伯琮校定
男恪斋张坦议正讹刻

全按：养生之法有四：曰寡欲，曰慎动，曰法时，曰却疾。夫寡欲者，谓坚忍其性也。慎动者，谓保定其气也。法时者，谓和于阴阳也。却疾者，谓慎于医药也。坚忍其性则不坏其根矣，保定其气则不疲其枝矣，和于阴阳则不犯其邪矣，慎于医药则不遇其毒矣。养生之要，何以加于此哉。

寡欲第一[①]

夫食、色，性也。故饮食、男女，人之大欲存焉。口腹之养，躯命所关，不孝有三，无后为大，此屋庐子[②]之无解于任人之难也。设如方士之说，必绝谷，必休妻，而后可以长生，则枵腹[③]之瘠，救死不赡，使天下之人坠厥宗者，非不近人情者之感欤。

孔子曰：少之时，血气未定，戒之在色。盖男子八岁，肾气实，发长齿更，二八肾气盛，精气溢焉。精者，血之液，气者，精之导也。少之时，气方盛而易溢。当此血气盛，加以少艾[④]之慕，欲动情胜，交接无度，譬如园[⑤]中之花，蚤[⑥]发必先痿也。况禀受怯弱者乎。古人三十而娶，其虑深矣。

① 寡欲第一：此标题原脱，据文义文例补。
② 屋庐子：姓屋庐，名连，战国时人，孟子弟子。
③ 枵腹：空腹，饥饿。
④ 少艾：年轻貌美的女子。
⑤ 园：原作“圆”，据文义改。
⑥ 蚤：通“早”。

古男子三十而娶，女子二十而嫁。大衍之数五十，天地之中数也，阳数二十五，阴数二十五。男子三十而娶，因其阳常不足，故益之以五；女子二十而嫁，因其阴常有余，故损之以五也。是故长男在上，少女在下，则震兑交而为归妹[①]也。少男在上，长女在下，则艮巽交而为蛊[②]也。归妹之吉，帝乙以之。蛊之凶，晋侯之疾，不可为也。

人能知七损八益，则形与神俱，而尽终其天年。不知此者，早衰之道也。何谓七损八益？盖七者，女子之数也，其血宜泻而不宜满。八者，男子之数也，其精宜满而不宜泻。故治女子者，当耗其气以调其血，不损之则经闭而成病矣。男子者，当补其气以固其精，不益之则精涸而成病矣。古人立法，一损之，一益之，制之于中，使气血和平也。

八益丸 男子常服，补气固精。

熟黄[③]酒拌，九蒸九晒，焙干，八两，忌铁器 黄蘗去皮，盐水炒褐色，四两 知母去毛皮，四两 莲肉去心，二两 芡实肉二两

共为细末，炼蜜杵千余下，如梧子大，每服五十丸，空心食前温酒下，以米膳压之，忌萝卜。

七损丸 女子宜服，抑气调血。

香附米净一斤，童便浸三日，一日一换，取起舂烂焙干 当归酒洗，四两 芎藭六两

为细末，酒煮神曲为丸，如梧桐子大，每服五十丸，空心食前茴香汤送下。

今之男子，方其少也，未及二八而御女，以通其精，则精未满而先泻，五脏有不满之处，他日有难形状之疾。至于半衰，其阴已痿，求女强合，则隐曲[④]未得而精先泄矣。及其老也，其精益耗，复近女以竭之，则肾之精不足，取给于脏腑，脏腑之精不足，取给于骨髓。故脏腑之精竭，则小便淋痛，大便干涩，髓竭则头倾足软，腰脊酸痛。尸居余气[⑤]，其能久乎？故吕纯阳仙翁有诗云：

二八佳人体如酥，腰间伏剑斩愚夫。分明不见人头落，暗里教君骨髓枯。

---

① 归妹：《易经》易经六十四卦之一。

② 蛊：《易经》易经六十四卦之一。

③ 熟黄：指“熟地黄”。下同。

④ 隐曲：指房事。

⑤ 尸居余气：像尸体一样，但还有一口气。余，原作“于”，据《晋书·宣帝纪》改。

其男子伤精，病小便淋痛，大便干涩者，以肾开窍于二阴。前阴溺塞者，气病也，后阴便难者，血病也。宜补其气，则津液行而溺自长；补其血，则幽开通而便自润也，宜**补肾利窍丸**主之。

熟黄制，四两　生黄[①]　当归　川芎　白芍各二两　山药两半　丹皮去心一两　白茯苓一两　五味　桂心各五钱　人参七钱

炼蜜为丸，梧桐子大，每服五十丸，空心食前温酒下。

男子梦交而泄精，女子梦交而成孕；或有淫气相感，妖魅为祟，神志昏惑，魂魄飞扬，日久不愈，如颠如狂，乃召巫觋[②]以逐之，抑末矣。苟非得道如许旌阳[③]萨守坚[④]者，必不能驱治之也。惟务成子[⑤]萤火丸，方可除也。

右上三条，皆不能清心寡欲之病。

萤火丸　主辟疾病，瘟疫恶气，百鬼邪祟，五兵盗贼。

萤火　鬼箭削取皮羽　白蒺藜各一两　雄黄　雌黄　矾石枯，二两　羚羊角两半　煅灶灰两半　铁钟柄入铁处烧焦，一两半

为末，以鸡子黄及丹雄鸡头一个，毛无间色者，捣和为丸，如杏仁大，样做作三角，以绛囊盛之，带在左臂，或挂在户上，若从军者系于腰中，勿离其身。

孟子曰："养心莫善于寡欲。"寡之者，节之也，非若佛老之徒，弃人伦，灭生理也。构精者，所以续纲常也。寡欲者，所以养性命也。予常集《广嗣纪要》，一修德，二寡欲。然则寡欲者，其延龄广嗣之大要乎。予尝读《易》，泽上有水曰节，满而不溢，中虽悦慕[⑥]，若险在前，心常恐陷，节之时，义大矣哉。若或反之，水在泽下，则以渐渗，泄其涸也，可立而待矣。困于坎中，犹有悦心，困而又困，虽有卢扁，不可治也。生，人所欲也，所欲复有甚于生者乎？死，人所恶也，所恶复有甚于死者乎？惟其溺于声色之中，蛊惑狂悖，由是而生有不用也，由是而死有不避也。诗曰："士也罔极，二三其德。"此之谓也。

---

① 生黄：指"生地黄"。下同。

② 觋：男巫。

③ 许旌阳：即许逊，晋代著名道教人物，曾任旌阳令，故人称许旌阳。

④ 萨守坚：宋代著名道士，号全阳子。

⑤ 务成子：传说为舜的老师，为房中家。

⑥ 慕：原作"暮"，据文义改。

有人于此，尝语人曰：欲不可纵，纵欲成灾，乐不可极，乐极生哀。可谓知养生矣。至于暗居独处之时，目有所接，心火歘起，虽有灾害，亦莫之顾。故曰寡欲，只在谨独。

今之养生者曰：心，神之主也；肾者，精之府也；脾者，谷气之本也。三者交养，可以长生。苟神太烦则困，精太用则竭，谷太伤则减，虽有补益之功，不能胜其旦暮之牿[①]矣。广成子[②]曰：服药千朝，不如独宿一宵。诚哉是言也。

今指利刃语人曰：是可蹈乎？曰：不可。指鸩毒语人曰：是可咽乎？曰：不可。因语人曰：佳丽之色，利于刃也；膏粱之味，毒于鸩也。远而疏之，不可狎也，则群笑而起。一朝病生，迎医治之，贶[③]以百金不爱也。噫！曲突徙薪[④]无恩泽，焦头烂额为上客，其此之谓也。

夫男子十六而精通，至六十四岁而精竭。女子十四而经行，至四十九岁而经断。初生之时，形体虽具，精血犹未生也，必待乳哺之养，水谷之气，日生月长。男子十六而精始溢，女子十四而血乃泻，成之何其难也。男子八八而精竭，女子七七而血尽，败之何其易耶。夫以十年所生之精血，尚不免于百半之用。譬诸草木，气聚于春者，复败于秋也，虽欲留之，只有许多分数。况以难成易败之精血，不知爱惜，反暴弃之，此所以不待八八、七七之期而早毙矣。

交接多，则伤筋，施泄多，则伤精。肝主筋，阴之阳也，筋伤则阳虚而易痿。肾主精，阴中之阴也，精伤则阴虚而易举。阴阳俱虚，则时举时痿，精液自出，念虑虽萌，隐曲不得矣。当是时也，猛省起来，远色断想，移神于清净法界，歌舞以适其情，谷肉以养其身，上药以补其虚，则屋破犹堪补矣。苟不悔悟，以妄为常，乃求兴阳之药，习铸剑之术[⑤]，则天柱折，地维绝[⑥]，虽有女娲氏之神，终不能起冢中之枯骨也。

今人好事者，以御女为长生之术，如九一采战之法，谓之夺气归元，还精补脑。不知浑浊之气，渣滓之精，其机已发，如蹶张之弩，孰能御之

---

① 牿：束缚。

② 广成子：上古黄帝时期的道家人物。

③ 贶：赐与。

④ 曲突徙薪：意为防患于未然。

⑤ 铸剑之术：喻御女之术。

⑥ 天柱折，地维绝：喻男女交接过度身体毁坏。

耶。己之精，自不能制，岂能采彼之精气耶。或谓我神不动，以采彼之气，不知从入之路何在也，因此而成淋沥者有之。或谓我精欲出，闭而不泄，谓之黄河逆流，谓之牵转白牛[①]，不知停蓄之处，为疽为肿者有之，非以养生，适以害生也。

古人有见色不动，如鸠摩罗什[②]之受宫人。这是铁汉，如何学得？必如司马公[③]之不置姬妾，关云长之屏美女，刘琦之却名姝[④]，然后可养此心不动也。坚白[⑤]不至，而欲自试于磨涅[⑥]，其有不磷缁[⑦]者几希。

项羽喑哑叱[⑧]咤千人，自废垓下之变，乃与虞姬对泣。汉高祖见太公置俎上，略无戚容，诛戮功臣，何其忍也，病革之时，乃枕戚姬之膝，而垂涕焉。苏武在匈奴，吞毡啮雪，所持节旄[⑨]尽落，而志不屈，何其强也，乃纳胡妇生子。虽曰项羽之泣虞姬，恨别也；汉高祖之泣戚姬，防患也；苏武之纳胡妇，为养也。然尤物[⑩]移人，终是不免。

古人教子，舞刀、舞剑、学文，朝习夕游焉，所以涵养德性，禁其非心也。故能气质清明，德业成就，福寿绵长。今之人则不然，所以福德不及古者远矣。

配匹之际，承宗祀也；婚姻以时，成男女也；夫妇有别，远情欲也。故身无疴疾，生子贤而寿。今人不知宗祀为重，交接以时，情欲之感，形于戏谑，燕婉之私，朝暮阳台[⑪]，故半百早衰，生子多夭且不肖也。故曰：寡欲者，延龄广嗣之第一紧要也。

《内经》曰："天食人以五气，地食人以五味。"谷、肉、菜、果，皆天地所生以食人者也。各有五气五味，人食之，先入本脏，而后养其血脉筋骨也。故五谷为养，五畜为助，五菜为充，五果为益，不可过也，过

---

① 牵转白牛：指阻止精液外泄。
② 什：原作"付"，形误，据文义改。
③ 司马公：指司马光。
④ 姝：原作"妹"，形误，据文义改。
⑤ 坚白：形容志节坚贞，不可动摇。
⑥ 磨涅：磨砺熏染，比喻经受考验。
⑦ 磷缁：比喻受外界条件的影响而起变化。
⑧ 叱：原作"吒"，据文义改。
⑨ 节旄：旄节上所缀的牦牛尾饰物。
⑩ 尤物：诱人的美貌女子。
⑪ 阳台：指男女欢会场所。

则成病矣。

又曰："阴之所生，本在五味，阴之五宫，伤在五味。"阴者，五脏也。酸生肝，苦生心，甘生脾，辛生肺，咸生肾，此五脏之生，本在五味也。多食酸则伤肝，多食苦则伤心，多食甘则伤脾，多食辛则伤肺，多食咸则伤肾，此阴之五宫伤在五味也。故五味虽所以养人，多食则反伤人也。

四方之土产不同，人之所嗜，各随其土之所产也。故东方海滨傍水，其民食鱼而嗜咸。西方金玉之域，其民食鲜美而嗜脂肥。北方高陵之域，其民野处而食乳酪。南方卑湿之域，其民嗜酸而食胕[1]。中央之地，四方辐辏，其民食杂。故五域之民，喜食不同，若所迁其居，变其食，则生病矣。孔子养生之备，卫生之严，其饮食之节，万世之法程也，何必求之方外哉？

孔子之慎疾曰：肉虽多，不使胜食气，尚澹泊也；不为酒困，慎礼节也；不多食，示俭约也。平日之养生者，无所不慎如此，故康子馈药则不尝，自信其无疾也。子路请祷则不听，自知其不获罪于天也。苟不能自慎，而获罪于天，虽巫医何益。

人之性有偏嗜者何如？曾皙嗜羊枣之类是也。然嗜有所偏，必生有所偏之疾。观其多食鹧鸪，常食鸠子者，发皆咽喉之病。使非圣医知为半夏之毒，急以生姜解之，则二人未必不以所嗜丧其生也。

"饮食自倍，脾胃乃伤。"自倍者，过于常度也。肠胃者，水谷之所藏也。饮食多少，当有分数，苟过多则肠胃狭小不能容受，不能容受则或溢而上出，不上出则停于中而不行。水不行则为蓄水，食不化则为宿食，畜[2]水宿食变生诸病。邵子曰："爽口物多终作疾，快心事过必为殃。"岂虚语哉。

因而大饮则气逆。饮者，酒也，味甘辛苦，气大热，苦入心而补肾，辛入肺而补肝，甘入脾和气血而行荣卫。《诗》云："为此春酒，以介眉寿[3]。"酒者，诚养生之不可阙。古人节之于酒器以示警，曰爵者，有差等也；曰钟者，中也。卮之象觞，云有伤之义，犹舟以载物，亦可以覆物也。若因而大饮，是不知节矣。大饮则醉，醉则肺先受伤。肺主气，肺受

---

① 胕：原作"鲋"，据《素问·异法方异论》改。

② 畜：用同"蓄"。

③ 以介眉寿：犹言"以助高寿"。

伤则气上逆而病吐衄也。岂不危乎！岂不伤乎！信哉，颠覆而杀身矣。

酒虽可以陶情，通血脉，然耗气乱神，烂肠胃、腐筋，莫有甚于此者。故禹恶旨酒，周公作《酒诰》，卫武公诵《宾筵》，谆谆乎戒人不可沉湎于酒也。彼昏不知，壹醉日富[1]。

丹溪云：醇酒宜凉饮。醇酒谓不浓不淡，气味之中和者也。凉谓微凉也。昔司马公晚年得一侍妾，问其所能，答曰："能暖酒。"即是此意。盖胃喜寒而恶[2]热，脾喜温而恶寒。醇酒凉饮，初得其凉以养胃，次得其温以养脾。人之喜饮热酒者，善病胃脘痛。此热伤胃，瘀血作痛也。喜饮冷酒者，善病腹痛，不嗜食而呕，寒伤脾也。夫寒凝海，惟酒不冰[3]。酒入气中，无窍孔得出。仲景云：酒客中风，不可服桂枝汤，谓有热也。夫中风乃宜桂枝之症，而以桂枝为禁，何也？以酒也。日醇于酒，宁无呕血之病乎。

今人病酒者，与伤寒相似，切不可误作伤寒治之，反助其热，亦不可以苦寒之药攻之。盖酒性之热，乃无形之气也，非汗之何以得散。酒体之水，乃有形之质也，非利之何以得泄乎。故宜以**葛花解酲汤**主之。所谓上下分消以去其湿也。

葛花　白豆蔻　砂仁各五钱　木香五分　青皮三钱　陈皮　人参　白茯苓　猪苓各钱半　白术　神曲　泽泻　干生姜各二钱

为细末，每服三钱，白汤调下，但得发汗，酒病去矣。

酒客病酒，酒停不散，清则成饮，浊则成痰。入于肺则为喘，为欬。入于心则为心痛，为怔[4]忡，为噫。入于肝为胁痛，为小腹满痛，为呕苦汁，为目昧不开。入于脾为胀，为肿，为吞酸，为健忘。入于肾为溺涩，赤白浊，为腰痛，为背恶寒。入于胃为呕吐，为泄痢，为胃脘当心而痛。有诸症疾，种种难名，不亟去之，养虎为患。以**十枣汤**主之，只一剂根株悉拔，勿畏其峻，而不肯服。《书》曰：若药不瞑眩，厥疾不瘳。

芫花炒，研末　甘遂末　大戟末，强者三分，弱者折半　大枣肥者十个

水一钟半，煮枣至八分，去枣入药末，搅匀服之，得快下清水，其病

① 彼昏不知，壹醉日富：出《诗·小雅·小宛》。郑玄笺："童昏无知之人饮酒一醉，自谓日益富，夸淫自恣，以财骄人。"
② 恶：原作"思"，据文义改。
③ 冰：原作"水"，据文义改。
④ 怔：原作"症"，据文义改。

去矣，不动再作一服，动后糜粥自养。

因而饱食，筋脉横解，肠澼为痔。饱食者，太过也。食过常分则饱，饱则肠满，满则筋脉皆横，则解散不相连属矣。肠澼者，泄利也。痔者，积也。肠澼为痔，即便血也，近则成痢，久而为脾泄，为脏毒矣。

脾者，卑脏也，乃卒伍使令之职，以司转输传化者也。故脾谓之使。胃者，仓廪之腑，乃水谷之所纳出，故胃谓之市。人以谷气为主者，脾胃是也。脾胃强则谷气全，脾胃弱则谷气绝。全谷则昌，绝谷则亡。人于脾胃可不知其所养乎？养脾胃之法，节其饮食而已。

脾胃者，土也。土寄旺于四时，脾胃寄养于四脏。故四时非土，无以成生长收藏之功；四脏非土，无以备精气筋脉之化。然有阳土、有阴土者，阴土，坤也，万物之所归藏也；阳土，艮也，万物之所以成始成终也。阴土阳土非戊己之谓也，阳土备化，阴土司成。受水谷之入而变化者，脾胃之阳也；散水谷之气，以成荣卫者，脾胃之阴也。苟得其养，无物不长，苟失其养，无物不消，此之谓也。

古人制食，早曰昕[①]食，晏曰旰[②]食，夕曰晡[③]食，谓之三餐。三餐之外不多食也。孙真人曰：早晨一碗粥，饭莫教人足，恐其过饱，伤脾胃也。

《周礼》曰："乐以侑[④]食。"故有初饭、亚饭、三饭、四饭之官。脾好乐，管弦之音一通于耳，脾即磨矣。王[⑤]叔和云："磨谷能消食。"是以声音皆出于脾。夏月戒晚食者，以夜短难消化也。

五味稍薄，则能养人，令人神爽，稍多，随其脏腑，各有所伤。故酸多伤脾，辛多伤肝，咸多伤心，苦多伤肺，甘多伤肾，此乃五行之理。初伤不觉，久则成患也。

古人食必兼味者，相因欲其和也。无放饭无流歠[⑥]者，节之礼，谨防其过也。凡人食后，微觉胸中不快，此食伤也。即服消导之剂，以助脾之腐[⑦]化，不可隐忍，久则成积矣。**加味二陈汤**主之。

① 昕：黎明。
② 旰：晚上。
③ 晡：傍晚。
④ 侑：助兴。
⑤ 王：此字原空缺，据文义补。
⑥ 歠：喝。
⑦ 腐：原作"腑"，据文义改。

橘红　白茯苓各七分　半夏制，一钱　炙草三分　抚芎　苍术　白术各八分　山楂肉钱半　砂仁五分　神曲另研末炒，七分　香附一钱

右除麦蘖炒为末，另包，余药细切，水二盏，姜三片，大枣三枚，煎一盏去渣[1]，调上神曲、麦芽末服之。

凡有喜嗜之物，不可纵口，常念病从口入，惕然[2]自省。如上古之人，饥则求食，饱则弃余可也。苟不知节，必餍足而后止，则气味之偏，害其中和之气。传化之迟，斯成菀莝之积矣，为澼为满为痛。纵一时之欲，贻终身害，善养生者，固如是乎。即当明以告医，攻去之可也。宜分冷积热积，用原物汤，攻而去之。

如伤肉食、曲食、辛辣厚味之物，此热积也，宜三黄枳术丸。即以所伤之物，同韭菜捣烂作团，火烧存性，取起研细，煎汤作引，故曰原物汤，又曰溯源汤，送**三黄枳术丸**。

黄芩酒洗　黄连酒洗　大黄湿纸包煨焙干，各一两　神曲　橘皮　白术各七钱半　只实[3]麸炒，五钱

右为细末，汤浸蒸饼为丸，如绿豆大，每服五十丸，食前服。

如伤瓜桃生冷冰水之类，此冷积也，宜木香清积丸。即以所食生冷物，用韭菜同捣作团，如前法煎下。

木香消积丸

木香去芦　益智仁各二钱　青皮　陈皮各三钱　三棱煨　莪术煨，各五钱　牙皂烧存性，钱半　巴豆肉五钱，醋煮干，另研

为末，醋打面糊为丸，绿豆大，每服二十丸至三十丸，食前服。

凡人早行，宜饮醇酒一二杯，或食糜粥，不可空腹而出者。昔三人晨行，一人饮酒，一人食饭，一人空腹。后空腹者死，食饭者病，饮酒者无恙。

凡辛热、香美、炙煿、煎炒之物，必不可食，多食令人发痈。《内经》曰："膏粱之变，足生大疔。"足，太过也，大疔，疽之最毒者。凡人发疽，如麻如豆，不甚肿大。惟根脚坚硬如石，神昏体倦，烦躁不安，食减嗌干，即疔毒也。其外如麻，其里如瓜，宜**真人活命散**主之，多多益善。

---

① 渣：原作"楂"，据文义改。下仿此。

② 惕然：警觉省悟貌。惕，原作"愓"，据文义改。

③ 只实：即枳实。下仿此。

栝[①]蒌根一钱　甘草节　乳香各一钱　川山甲[②]三大片，蛤粉炒　赤芍　白芷　贝母各一钱　防风七分　没药　皂角各五分　归尾酒洗　金银花三钱　大黄酒煨，一钱　木别肉[③]八分

用金华酒二盏煎服，服药后再饮酒数杯，以助药力。体重者加黄耆一钱，减大黄五分，大便溏者勿用大黄。

① 栝：原作“括”，据文义改。下仿此。

② 川山甲：即“穿山甲”。

③ 木别肉：即“木鳖肉”。

万氏家传养生四要卷之二

罗田密斋万全　编著
汉阳鹤湄张伯琮校定
男恪斋张坦议正讹刻

慎动第二

《易》曰："吉凶悔吝生乎动。"动以礼则吉，动不以礼则凶。君子修之吉，小人悖之凶。悔者吉之萌，吝者凶之兆。君子修之吉也，小人悖之凶也。

周子[①]曰："君子慎动。"养生者，正要在此，体认未动前是甚么气象，到动时气象比未动时何如。若只一样子，便是天理，若比前气象少有差讹，便是人欲，须从此处慎将去却，把那好生恶死的念头，莫要一时放空才好。

慎动者，吾儒谓之主敬，老氏谓之抱一，佛氏谓之观自在，总是慎独工夫。独者，人所不知，而己所独知之处也。方其静也，即喜怒哀乐未发时，所谓中也。与天地合其德，与日月合其明，与四时合其序，与鬼神合其吉凶。君子于此，戒慎乎其所不睹，恐惧乎其所不闻，不使离于须臾之顷，而违天地日月四时鬼神也。及其动也，正是莫见莫显之时，如喜怒哀乐，发而[②]中节，这便是和。和者，与中无所乖戾之谓也。略有不和，便是不中，其违于天地日月四时鬼神远矣。到此地位，工夫尤难，君子所以尤加戒谨于独也。故曰君子而时中。

广成子曰："必清必静，无劳汝形，无摇汝精，乃可长生。"庄子曰："夫失性有五，一曰五色乱目，使目不明；二曰五声乱耳，使耳不

① 周子：指北宋大儒周敦颐。
② 而：原作"闻"，据《礼记·中庸》改。

聪；三曰五臭熏鼻，困惾中颡[①]；四曰五味浊口，使口厉爽；五曰趣舍滑心[②]，使性[③]飞扬。”此五者皆性之害也。

人之性常静，动处是情，人之性未有不善，乃若其情，则有不善矣。心纯性情，吾儒存心养性，老氏修心炼性，佛氏明心见性，正养此心，使之常清常静，常为性情之主。

《悟真篇》云：西山白虎正猖狂，东海青龙不可当，两手捉来令死斗，化成一块紫金霜。谓以此心降伏性情也。

人身之中，只有此心，便是一身之主，所谓视听言动者，此心也。故心常清静则神安，神安则七神皆安。以此养生则寿，殁世不殆。心劳则神不安，神不安则精神皆危，便闭塞而不通，形乃大伤。以此养生则殃。

心之神发乎目，则谓之视；肾之精发乎耳，则谓之听；脾之魂发乎鼻，则谓之臭；胆之魄发乎口，则谓之言。是以俭视养神，俭听养虚，俭言养气，俭欲养精。

五色令人目盲者，目淫于色则散于色也。五声令人耳聋者，耳淫于声则散于声也。五味令人口爽者，口淫于味则散于味也。五臭令人鼻塞者，鼻淫于臭则散于臭也。是故古人目不视恶色，耳不听淫声者，恐其神之散也。

暴喜伤心，暴怒伤肝，暴恐伤肾，过哀伤肺，过思伤脾，谓之五伤。

久视伤血，久卧伤气，久坐伤肉，久立伤骨，久行伤筋，谓之五劳所伤。

视过损明，语过损气，思过损神，欲过损精，谓之四损。

人有耳目口鼻之欲，行住坐卧之劳，虽有所伤，犹可治也。惟五志之发，其烈如火，七情之发，无能解于其怀。此神思之病，非自己乐天知命者，成败利钝，置之度外，不可治也。

喜伤心，恐胜喜；恐伤肾，思胜恐；思伤脾，怒胜思；怒伤肝，悲胜怒；悲伤肺，喜胜悲。所谓一脏不平，所胜平之，故五脏更相平也。

百病主于气也，怒[④]则气上而呕血，喜则气缓而狂笑，悲则气消而息

① 困惾中颡：“惾”原作“恼”，据《庄子·天地》改。困惾，闭塞。中颡，自鼻通于额部位。

② 趣舍滑心：“舍”原作“心”，据《庄子·天地》改。趣舍，即取舍。滑心，心志迷乱。

③ 性：原作“心”，据《庄子·天地》改。

④ 怒：原作“恐”，据《素问·举痛论》改。

微，思则气结而神困，恐[①]则气下而溲便遗。凡此类者，初得病也，积久不解，或乘其所胜，或所不胜者乘之，或所胜者反来侮之，所生者皆病也。故曰：他日有难名之疾[②]也。

凡此五志之病，《内经》有治法，但以五行相胜之理治之。故悲可以治怒，以怆恻苦楚之言感之。喜可以治悲，以谑浪亵狎之言娱之。恐可以治喜，以迫蹙死亡之言怖之。怒可以治思，以污辱欺罔之言触之。思可以治恐，以虑彼忌此之言夺之。凡此五者，必诡诈谲怪无所不至，然后可动人之耳目，易人之视听。若胸中无材，负性使气，不能体此五法也。

人之怒者，必因其拂逆而心相背，受其污辱，而气相犯，及发则气急而上逆矣。其病也，为呕血，为飧泄，为煎厥，为薄厥，为湿厥，为胸满胁痛，食则气逆而不下，为喘渴烦心，为消瘅，为耳暴闭，筋纵；发于外，为痈疽。宜**四物平肝汤**主之：

川芎　当归各五分　白芍一钱　生黄三分　甘草一钱　人参五分　栀子仁炒，七分　香附米童便煮，焙焦黑，杵碎，七分　青皮五分　丹皮三分　陈皮五分　瓜蒌根五分　阿胶炒，三分

水一盏，煎八分，食远服。

人之喜者，偶有非常之遇，乍得非常之福乃发也。喜则志扬气盈，意不在人而缓漫矣。其病也，为笑不休，为毛革焦，为阳气不收，甚则为狂。宜用**黄连安神丸**主之：

黄连一两　炙甘草五分　栀子仁炒，五钱

共杵，和丸如弹子大，每服一丸，麦冬汤下。

人之思者，谋望之事未成，探索之理未得，乃思也。思则心存不放，念久难释，而气结不行矣。其病也，为不嗜食，口中无味，为嗜卧，为躁扰不得眠，为心下痞，为昏瞀[③]，为白淫，女子不月，为长太息，为健忘。宜**加减二陈汤**主之：

陈皮去白，一钱　白茯苓一钱　半夏制，五分　甘草三分　香附制，一钱　贝母五分　苍术米泔浸，七分　抚芎　青皮各五分

水一盏，生姜三片，煎八分，食远服。

人之悲者，或执亲之丧，而惨切于中，或势位之败，而慨叹于昔，乃

① 恐：原作“怒”，据《素问·举痛论》改。
② 疾：原作“疫”，据文义改。
③ 昏瞀：昏沉，或神志昏乱。

悲也。悲则哽咽之声不息，涕泣之出不止，而气消矣。其病也，为目昏，为筋挛，为肉痹，为胸中痛。男子为阴缩，为溺血；女子为血崩。宜**加味四君子汤**主之：

人参五分　白术五分　白茯苓五分　炙甘草五分　黄耆炙，三分　麦冬七分　桔梗三分

水一盏，大枣三枚，煎七分，食后服。

人之恐者，死生之际，躯命所关，得丧之时，荣辱所系，乃恐也。恐则神色俱变，便溺遗失而气下矣。其病也，为心跳，为暴下绿水，为面热肤急，为阴痿，为目失明，为舌短，为声喑，为骨酸，破䐃[①]脱肉。宜**定志丸**主之：

熟黄一两　人参五钱　远志肉　白茯苓各七钱　酸枣仁　柏子仁去壳　桂心各三钱

共为末，炼蜜丸，如梧桐子大，每服三十丸，空心食前温酒下。

人之好动者，多起于意，遂于必，留于固，成于我。意之初，犹可慎也，至于必则无所忌惮矣。故曰：小人悖之凶者，小人而无忌惮也。

《古砚铭》云："笔之寿以日计，墨之寿以月计，砚之寿以世计。"岂非静者寿而动者夭乎。《内经》曰："阴精所奉，其人寿；阳精所降，其人夭。"抑亦动静之谓欤。

湍水无纵鳞，风林无宁翼[②]，动也。动而不止，非聚福之道也。

地下有山，谦[③]，夫[④]地静也。山在地下，安于所止，而亦同归于静，故曰谦。谦者，盈之反也。山在地下，则为剥[⑤]，过于盈也。故曰：天道恶盈而好谦，地道亏盈而流谦，鬼神祸盈而福谦。

震：动也。艮，止也。震艮者，动静之反也。震，有虩虩[⑥]之象，慎也；笑言哑哑，不丧匕鬯[⑦]，慎之效也。艮其背，不获其身，行其庭，不见其人。动亦静也，所以能无咎也。

慎动者，匪真爱身，所以爱亲。身体发肤，父母全而生之，子全而归

① 䐃：隆起的肌肉。

② 翼：原作"冀"，据文义改。

③ 谦：《易经》六十四卦之一。

④ 夫：原作"夭"，据文义改。

⑤ 剥：《易经》六十四卦之一。

⑥ 虩虩：同"虩虩"。恐惧貌。

⑦ 匕鬯：代指宗庙祭祀。

之，孝也。曾子曰："战战兢兢，如临深渊，如履薄冰。"慎之至也，见其平日保身之难也。"而今而后，吾知免夫"，至于殁而后，幸其保之全焉。

慎动主静之用，主静慎动之体。动静不失其常，艮之义也。瞽者，天下之至明也；聋者，天下之至聪也。其心专一，故善视者莫如瞽，善听者莫如聋也。观此则知养生之道矣。

人之学养生，曰打坐，曰调息，正是主静工夫。但到打坐调息时，便思要不使其心妄动，妄动则打坐调息都只是搬弄，如何成得事。孟子曰："夭寿不贰，修身以俟之。"这便是长生秘诀。

打坐，正是养生一件事。养生者，养其性情也。打坐者，收敛此心，不使放去也，岂是呆坐。昔达摩面壁九年，目无所视，耳无所闻，口无所语，此心常在腔子，无思无为，不尘不垢，所以得成证果。承光立雪不动，乃见善学达摩处。

古仙教人打坐说：垂其帘，塞其兑[①]。人学打坐时，只说垂帘者，微瞑其目，不可紧闭也；塞其兑者，闭口勿吐气，但令鼻呼吸而已。曾不知垂其帘者，教人勿视也，塞其兑者，教人勿语也。从打坐时做起，做得熟时，虽不打坐，此目常不妄视，此口常不妄语，自然习与性成，此心自不妄动也。今之学长生者，到打坐时，瞑目闭口，放下打坐，依旧妄视妄语，如何收得此心住。更有一等方士，静静打坐做科范[②]，心下却东西南北走去了，只当弃下个死尸，兀坐在这里。人一身之间，目之于色，耳之于声，口之于味，心之于思，纷纷扰扰，那得一时休息。到得夜来，恩爱之缠，邪辟之私，又无一念自在。古仙照见世人，苦被魔障，所以设法度人，教人打坐，可以长生。此心若是常清常静，虽日夜不眠，也当打坐，若是不能清静，亦似不能打坐。

吾常学打坐，内观其心，是甚么样子，只见火焰起来，收煞不住。乃学古人投豆之法，以黑白二豆分善恶。不问子后午前，但无事便静坐一时，只是心下不得清静凉快。却又将一件事，或解悟经义，或思索诗文，把这心来拘束，才得少定。毕竟系着于物，不能脱洒。到今十年，稍觉得心下凉快一二分，虽不拘束他，自是收煞得住。

有一方士尝教人以打坐法，坐定以目观脐，似一团规，霎时规中现出

① 兑：孔窍。
② 科范：仪式。

景象，如春光明媚，以鼻徐徐吸之，舌腭咽之，下于重楼[①]，直下丹田，如一轮红日出北海，历尾闾，循脊直上泥丸，自然神清气爽。此法子，亦是守中，做得熟时，也有受用。但道无存，相存相是，妄无作为，作为是怪，据其存想景象出入升降，如梦如幻，不特动其心，反把心来没死了。

学长生者，皆自调息，为入道之门。命门者，息之根本也；脉者，息之橐钥[②]也；口鼻者，息之门户也；心者，息之主也。有呼吸之息，有流动之息，有止息之息，而皆统于肾焉。动则息出乎肺[③]，静则息入于肾，一动一静，心实主之。智者动静皆调，昧者只调其静，至于动，息则乱矣。故曰：今夫蹶者趋者，是气也，而反动其心。

《易》曰：天行健，君子以自强不息。夫健者，阳之德也。乾为天，纯阳之精，至大至刚，故一日一夜，行三百六十五度二百三十五分，疆其可见者，日月之差分。四时之行，万物之生长收藏，如环无端，未尝一息之停。君子体之自强，以致其刚大之气，终日乾乾，夕惕若，与天同运。一夕尚存，此志不宜少懈。《诗》曰："维天之命，于穆不已[④]。"盖曰天之所以为天也，于乎不显文王之德之纯，纯亦不已。纯亦不已者，缉熙敬止[⑤]。

《易》曰："何思何虑。"《书》曰："思作睿。"君子非不思也，思无邪，思无斁[⑥]，故能至于睿，此缉熙敬止之功也。不识不知，顺帝之则，文王之德之纯也。佛家善知识者，预知舍宇。只缘此心不妄动，养得心之本体，虚灵不昧，自然明睿，所照无所障碍。

今人静坐，正一件吃紧处，只怕外若静而中未免搅扰者。六祖卢能[⑦]既参五祖受衣钵，却又去从猎者逐兽，正是吃紧为人处，外若搅扰，其中却静。尝闻南岳昔有住山僧，每夜必秉烛造檀林，众僧打坐者数百人，必拈竹篦痛棰之，或袖中出饼果置其前，盖有以窥其中之静不静，而为之惩劝也。人能尝[⑧]自惩劝，则能自静。故曰：心为严师。

① 重楼：吼咙。
② 橐钥：鼓风吹火的装置，犹今之风箱。
③ 肺：原作"脉"，据文义改。
④ 维天之命，于穆不已：意为天命之所归，庄严肃美无穷尽。
⑤ 缉熙敬止：谓光明正大而严肃谨慎。缉熙，光明；敬止，敬之。
⑥ 斁：厌倦。
⑦ 卢能：即慧能，其俗家姓卢，故称。
⑧ 尝：通"常"。

《素问》遗经[①]曰：至真之要，在乎天玄。天玄者，先天太玄之真息，浑沦渊默，何思何为。形既生矣，神发智矣，天玄之息泄矣。人能忘嗜欲，定喜怒，一念不动，如在母腹之时，凝神以养其气，闭气以固其精，使精气自结，名曰圣胎。天玄之息，自归其间。故曰还元至真之要也。

人一呼一吸为一息，一日一夜凡百刻，计一万三千五百息。人身之脉，共八百一十丈，一呼脉行三寸，一吸脉行三寸，一息共行六寸，一日一夜五十周于身。自子初刻，至巳终刻，行阳二十五度；自午初刻，至亥终刻，行阴二十五度。此自然流动之息，与天地同运者也。故养生者，顺之则昌，逆之则亡。每刻至一百三十五息。

息者气也，人物之生，莫不有窍为之出入也。惟口鼻之气，有出有入，人皆知之，若目之气泄于视，耳之气泄于听，前后二阴之气泄于便溺，玄府之气泄于沛空，人则不知也。故俭其视听，节其饮食，避其风寒，此调气之要也，岂特调其呼吸而已哉。

善养生者，必知养气。能养气者，可以长生。故调气者，顺其气也，服其气者，纳其气也，伏其气者，闭其气也，皆曰养气。

今人服气者则不然，乃取童男童女，呵其气而咽之，此甚可笑。殊不知天地之气，从鼻而入，水谷之气，从口而入。利则养人，乖则害人。此等服气之法，乃是一团浊气，其养人乎？其害人乎？可以自喻矣。

养生之诀云：调息要调真息[②]。真息者，胎息也。儿在胎中，无吸无呼，气自转运。养生者，呼吸绵绵，如儿在胎之时，故曰胎息。

人之空窍，元气之门户也。塞其窍则病，闭其窍则死。凡胎生卵生者，初在胎壳中，空窍闭塞，何以不死？曰：缘这团真气，伏藏于中，长养形髓，空窍未开不泄，及其生也，啼声一发，则真气泄而百窍开矣。

人之真气，伏藏于命门之中，即火也。听命于心，以行君火之令。故主安则呼吸与天同运，不失其常。主危则相火衰息，逆贲而死至矣。故曰：

南山猛虎一声雷，撼动乾坤橐钥开；惊起老龙眠不得，轰腾直上九霄来。

方士教人行打坐调息工夫，子前进阳火，午后退阴符，卯酉为沐浴，则不行。此不知天地之化，阴阳之理，惑于傍门之教，以伪乱其真也。

《入药镜》云：一日内十二时，意所到皆可为，何曾分子午卯酉也。

① 遗经：原作“道经”，据文义改。遗经，指《素问》遗篇。
② 息：“息”下原叠“息”字，衍文，据文义删。

《悟真篇》云：莫向天边寻子午，身中自有一阳生。则一念动处，便是活子时，何必夜半后为子时耶？动处便是阳火，意动过后便是阴符。阴阳者，动静之谓，时行则行，进阳火也，时止则止，退阴符也。然所谓进退者，即一时事，祖师不肯说破与人，要人自悟。我今妄猜云：阴阳者，善恶之谓也。一念之善，此阳火发也，即其所发而推广之，谓之阳火。一念之恶，此阴符动也，即其方动而屏去之，谓之退阴符。阳火常进，则所存皆善，日进于高明，便是迁仙道。阴符不退，则所存皆恶，日陷于污下，便是入鬼道。卯酉为沐浴，卯者，阳之中也，酉者，阴之中也，教人用工无太过，无不及，至于中而止。日中则昃，月盈则亏，古人养生，亦以日月沐浴之谓也。

目者，神之舍也，目宜常瞑，瞑则不昏。发者，血之余也，发宜常栉，栉则不结。齿者，骨之标也，齿宜数叩，叩则不龋。津者，心之液也，津宜常咽，咽则不燥。背者，五脏之附也，背欲常暖，暖则肺脏不伤。胃者，谷之仓廪也，腹欲常摩，摩则谷不盈。头者，清阳之会，行住坐卧，风雨不可犯也，犯则清邪中上窍，而头顶之疾作矣。足者，浊阴之聚，行住坐卧，水湿不可犯也，犯则浊邪中下窍而腰足之疾作矣。养生者，宜致思焉。

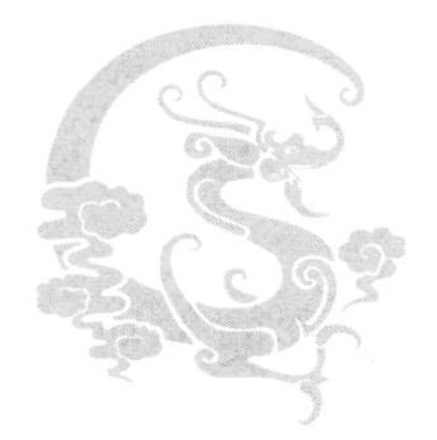

万氏家传养生四要卷之三

罗田密斋万全　编著
汉阳鹤湄张伯琮校定
男恪斋张坦议正讹刻

法时第三

按《内经》曰：圣人春夏养阳，秋冬养阴，以从其根。故与万物沉浮于生长之门。王太仆注云：春食凉，夏食寒，以养于阳；秋食温，冬食热，以养于阴。

春三月，此谓发陈，天地俱生，万物以荣，夜卧早起，广步于庭，披发缓形，以使志生，生而勿杀，予而勿夺，赏而勿罚。此春气之应，养生之道也。

夏三月，此谓蕃秀，天地气交，万物华实，夜卧早起，无厌于日，使志无怒，使华英成秀[①]，使气得泄，若所爱在外。此夏气之应，养长之道也。

秋三月，此谓容平，天气以急，地气以明，早卧早起，与鸡俱兴，使志安宁，以缓秋刑，收敛神气，使秋气平，无外其志，使肺气清。此秋气之应，养收之道也。

冬三月，此谓闭藏，水冰地坼，无扰乎阳，早卧晚起，必待日光，使志闲逸，潜伏隐括，去寒就温，无泄皮肤，使气亟夺。此冬气之应，养藏之道也。

凡天地之气，顺则和，竞则逆，故能致灾咎也。所以古先哲王，立四时调神之法，春则夜卧早起，广步于庭，披发缓形，以顺其发陈之气，逆则伤肝[②]矣。夏则夜卧早起，无厌于日，使气得泄，以顺其蕃秀之气，逆

① 华英成秀：原作“华阴成实”，据《素问·四气调神大论》改。
② 肝：原作“脾”，据《素问·四气调神大论》改。

则伤心矣。秋则早起，与鸡俱兴，收敛神气，以顺其容平之气，逆则伤肺矣。冬则早卧晏起，必待日光，无泄皮肤，以顺其闭藏之气，逆则伤肾矣。

阴阳和则气平，偏胜则乖，乖便不和，故春夏养阳也，济之以阴，使阳气不至于偏胜也；秋冬养阴也，济之以阳，使阴气不至于偏胜也。尝观孔子，当暑袗絺绤[①]，必表[②]而出之，冬则狐貉之厚以居。公都子曰：冬日则饮汤，夏日则饮水。其法天时可见矣。

月令，春食麦与羊，夏食菽与鸡，秋食麻与犬，冬食黍与彘者，以四时之食，各有所宜也。又春木旺，以膳膏香助胃；夏火旺，以膳膏腥助肺；秋金旺，以膳膏臊助肝；冬水旺，以膳膏膻助心。此所谓因其不胜而助之也。

自上古圣神，继天立极，裁成辅相，以赞天地之化育，以左右民者。其见于经，在《易》之复，先王以至日[③]闭关，商旅不行，安静以养其阳，使之深潜固密而无所泄也。在《诗》之《七月》，二之日凿冰冲冲，三之日纳于凌阴，四之日其蚤献羔祭韭，谓藏水发冰以节阳气之盛，使厉气不降，民不夭折[④]也。在《礼·月令》，冬至则君子斋戒，处必掩其身，身欲宁，去声色，禁嗜欲，安形性，事欲静，以待阴阳之所定。在夏至，君子斋戒，处必掩身，毋躁扰，止声色，毋或进薄滋味，毋致和，节其嗜欲，定心气，圣人之忧民如此。故逆天违时者不祥，纵欲败度者有殃。

《礼》仲之月，春雷先发声。先雷三日，奋木铎以令兆民曰：雷先发声，有不戒其容止者，生子不肖，必有凶灾。故孔子迅雷风烈必变，敬天之威也。凡夫妇同寝，如遇迅雷光电，骤风暴雨，日月薄蚀，即当整衣危坐待旦，不可心志蛊惑，败度败礼，不特生子不肖，亦令夭寿。

《礼》春夏教以礼乐，秋冬教以诗书，亦春夏养阳，秋冬养阴之法也。盖春生夏长，乃阳气发泄之时，教以礼乐者，歌咏以养其性情，舞蹈以养其血脉，亦养阳之道也。秋冬收藏，乃阴气收敛之时，教以诗书者，优游以求之，涵咏以体之，亦养阴之道也。

《内经》云："冬不按跷，春不鼽衄。"夫按摩跷引，乃方士养生之

① 当暑袗絺绤：谓夏天穿着粗的或细的葛布单衣。袗，穿单衣；絺，细葛布；绤，粗葛布。

② 表：指穿在外面。

③ 至日：指冬至、夏至。

④ 折：原作"拆"，据文义改。

术。冬月固密之时，尚不可行以扰乎阳，使之亟泄[①]，则有春鼽衄之疾。况以酒为浆，以妄为常，水冰地坼，醉以入房，暴泄其阳者乎。斯人也，春不病温，夏不病飧泄，秋不病痎疟者，未之有也。

今人春月喜服过药利数行，谓之春宣。盖宣者布散之义，春月上升之气，或因寒气所折，郁而不发，则宜用升阳之剂，或吐剂，以助其发生之令，故谓之宣。若无寒折之变，则宣剂亦不必服也。岂可下之，以犯养生之禁，以逆上升之气也耶。此春行秋令，肝必受伤，至秋乃发病也。

人到春时，多生疮疥者，此由冬月不能固密皮肤，使汗易泄，寒气浸之，荣血凝滞，至春发陈，变生疮疥。宜**加减升麻和气饮**主之。

升麻　葛根　赤芍　甘草　当归　川芎　防风　白蒺梨[②]炒　荆芥　生黄　何首乌等分

水盏半，煎八分，温服。干燥加酒、红花、栝蒌根。脓水不干，加黄耆、白芷。

有人但到春来便生疮者，此名风疮。盖肝者风木也，肝藏血，欲为脓血，此有宿毒，故年年发，非新病也。宜服**消毒丸**，外用灸法，则永不发矣。

乌梢[③]蛇干者一条，用酒浸去皮骨，焙取末，一两，其酒留作糊为丸　胡麻炒，一两　苦参酒浸，三两　白蒺藜炒　牛旁子[④]炒，各两半

共为细末，用浸蛇酒煮，面糊为丸，如梧桐子大，每服五十丸，酒送下，此方治梅疮、癣及癞疮极效。

灸风池二穴，曲池二穴，各灸[⑤]三壮。

春温夏热，秋凉冬寒，此四时之气也。春虽温多风，棉衣不可太薄。秋虽凉而寒将至，衣褐宜早渐加也。

曾皙云："暮[⑥]春者，春服既成[⑦]。"《豳风》云："九月授衣[⑧]。"其顺天时，修人事，固宜如此。

---

① 使之亟泄：犹言假使屡次泄。使，假如。亟，屡次。
② 白蒺梨：即"白蒺藜"。下同。
③ 梢：原作"稍"，据文义改。
④ 牛旁子：即"牛蒡子"。下同。
⑤ 灸：原作"火"，据文义改。
⑥ 暮：原作"慕"，据《论语·先进》改。
⑦ 暮春者，春服既成：意思是在暮春三月，穿上春天的服装。
⑧ 九月授衣：意思是从农历九月开始添加衣服，以抵御风寒。

八风者，天之号令也。常以八节，太乙[1]移宫之日，必有暴风雨应之。太乙常以冬至之日，居叶蛰[2]之宫，在坎正北，名大刚风。立春日移居天留，在艮东北，名凶风。春分移居仓门，在震正东，名婴儿风。立夏移居阴洛[3]，在巽东南，名弱风。夏至移居天宫，在离正南，名大弱风。立秋移居玄委，在坤西南，名谋风。秋分移居仓果，在兑正西，名刚风。立冬移居新落，在乾西北，名折[4]风。其风雨之应，或先或后，自其所居之方来，为正风，主生长万物。自其所冲之方来，为虚邪，乃能伤人成病也。昼发民多病，夜发民少病。何以然？盖夜民皆卧，故圣人避此虚风之邪，如避矢石，所以邪弗能害也。

四时之气，如春风、夏暑、秋湿、冬寒，皆能伤人成病，不但八风也。君子慎之，起居有节，食色不伤，虽有贼风苛毒，不能伤也。

邪之所凑，其气[5]必虚，如木腐而蠹生，堤穴而水入。以身之虚，逢天之虚，又直[6]上弦前、下弦后，月廓之空，重感于邪，谓之三虚。如是病者，微则笃，盛则死矣。

如春应温而反寒，夏应热而反凉，秋应凉而反热，冬应寒而反温，此天地杀气，非正令也。尤宜慎之，以免瘟疫之病。

凡大寒大热，大风大雾，皆宜避之，不可恃其强健而不畏也。《诗》曰：畏天之威，于时保之。此之谓也。

人皆曰：夏月宜食寒，冬月宜食热。殊不知太热则伤胃，太寒则伤脾。夏月伏阴在内，如瓜、桃、冰之类，不可多食，恐秋生疟痢之疾。冬月伏阳在内，如辛燥炙煿之物，不可多食，恐春目痛，秋生热厥。所以古人四时节其饮食，适其寒温，热无灼灼，寒无沧沧[7]也。

修养家尝曰火候。火者，纯阳之阴气也；候者，阴气升降之候。曰火候者，谓阴气之升降不可得见，观于七十二候，斯可见矣。盖欲于此求之，以一年为一月，朔后阳渐长，至望而极，望后阳渐消，至晦而极。又以一月为一日，子后一阳生，至巳而极，午后一阳消，至亥而极。又以一

① 太乙：星名。
② 蛰：原作“艺”，据文义改。
③ 洛：原作“乐”，据文义改。
④ 折：原作“拆”，据文义改。
⑤ 气：原作“风”，据文义改。
⑥ 直：逢。
⑦ 沧沧：寒冷貌。

日为一时，初初刻，阳之长也，至初四刻而极。正初刻，阳之消也，至正四刻而极。又以一时为一息，呼出阳之长也，吸入阳之消也。故天地之大，自其不变者观之，只一息耳，自其变者而观之，则流散无穷矣。

春月无暴寒冰雪，人有病热者，勿误作伤寒治之。此因冬伤于寒，至春发为温病也。仲景云："太阳病，发热而渴，不恶寒者为温病"。可见温病则不恶寒而渴，伤寒则不渴而恶寒也，以此辨之。春温病，宜用易[①]老**九味羌活汤**：

羌活　防风　苍术各钱半　川芎　白芷　生黄　黄芩　甘草各一钱　细辛三分

渴加知母，水煎服。此药不犯禁忌，乃解利之神方也。

夏月有病，似外感而餐泄者，水谷不化，相杂而下，或腹痛，脓血稠粘，此由春伤于风，至夏病泄也。其水谷不化者，宜用良方**神术散**：

苍术二钱　川芎　藁本各七分半　羌活五分　炙草　细辛各三分

姜三片，用水盏半，煎八分，要汗加葱白。

如脓血稠粘者，用**胃风汤**：

人参　白茯苓　川芎　当归　白芍　白术

各等分，粟米一撮，水煎。

人于夏后，有病霍乱吐泄，此由内伤生冷得之，与上证不同，宜用**六和汤**主之：

人参　半夏　杏仁微炒，去皮尖　炙草[②]　砂仁各五钱　白茯苓　藿香　木瓜　白扁豆炒，各二钱　厚朴姜汁炒，钱半　香薷二钱　姜三片

水二盏，煎服。

人于夏月，日在烈日之中，奔走劳役得病，此动而得之，谓之中热。宜**猪苓汤**合一元散服之：

香薷　白术　炙草各一钱　扁豆炒，一钱　猪苓　泽泻　白茯[③]　厚朴姜汁炒，各五分

水煎，去渣入一元散二钱，调服。

益元散[④]　白滑石水飞过，六两半　粉草一两

---

① 易：原作"易"，据文义改。

② 炙草：指"炙甘草"。下同。

③ 白茯：指白茯苓。

④ 益元散：疑即上文所云"一元散"。

共再筛箩匀听用。

人于夏日，纳凉于高堂广厦之中得病者，此病静而得之，谓之中暑。宜用**清暑益气汤**主之：

升麻　黄耆　苍术各一钱　神曲炒　人参　白术　陈皮各五分　黄柏炒　炙草　麦冬[1]去心　归身各六分　葛根三分　五味九粒　泽泻五分　青皮二分

水煎服。仲景太阳中暍[2]症，禁汗、下，温针，无有治方，宜用此方。

孙真人制**生脉散**，令人夏月服之。东垣云："夏月用生脉散，加黄耆、甘草，令人有力。"

人参　五味　麦门冬等分　加黄耆　炙草

水煎，夏月时时代汤服之。

有人春末夏初头痛，脚软，饮食少，体热者，名曰注夏。属阴虚元气不足病，宜用补中益气汤，去柴胡、升麻，加炒黄柏、白芍。更早服大补阴丸，晏服参苓白术丸，大效，方见下。

今人好事者，夏月用绿豆粉，以新薄荷叶蒸制，名玉露霜，时时食之，以解暑毒。不知薄荷乃新香发散之药，多食令人虚汗不止。

秋月人多病疟者，此因夏伤于暑得之。暑伤元气，致秋为痎疟也。痎者，久也，不可轻截，宜**补中益气汤**主之：

黄耆　人参　炙草各一钱　白术　归身　柴胡　升麻　陈皮各五分　加干姜　青皮各五分

水煎服。热多加知母，寒多加桂枝，无汗去白术加苍术。

秋月多疾痢[3]者，此因夏月内伤生冷，至秋阳气不降，乃结涩之物与湿热之气同坠下也。腹痛窘迫者，用**加味小承气汤**主之。

只实[4]钱半　厚朴姜汁炒，钱半　大黄酒煨，三钱　木香五分　槟榔米二钱半

水煎服。腹痛当止，止则积去矣，窘迫减则热除矣。宜用**加味白芍汤**和之，以平为期。

白芍一钱　人参　当归　黄连酒炒　黄芩酒炒　陈皮各五分　木香　槟榔　炙草各三钱

水煎，食后服。

---

① 麦冬：指麦门冬。

② 中暍：中暑。

③ 疾痢：常例当作"痢疾"。

④ 只实：即"枳实"。下仿此。

冬月有病咳嗽者，此因秋伤于湿得之，宜**参苏饮**：

苏叶五分　葛根　陈皮去白　前胡各七分半　人参　半夏制　白茯苓各四分　只壳　桔梗各三分　甘草二分　乌梅洗，去核，一个

生姜三片，枣三枚，水煎，食后服。

大法：春宜吐，夏宜发汗，秋冬宜下。此教人治病者，不可犯时禁也。设遇可吐、可汗、可下之症，虽犯时禁，亦为之。所谓发表不远热，攻里不远寒也。若无病之人，春与吐，夏与发汗，秋冬与下，此诛伐无过，所谓大惑也。

春宜吐者，顺其上升之气也。人之胸中，觉有痰积，不得不吐者，宜用二陈汤加升麻、防风、桔梗，水煎成汤，向无风处，先以软布束勒脐腹，然后服药，少顷，以鹅翎探吐之。可以去病，且不坏人元气。

按子产论晋侯之疾，曰：君子有四时之调摄，朝以听政，昼以访问，夕则静坐，夜则安身，于是乎节宣其气，勿使有壅闭湫底[①]，以露其体。兹心不爽而昏乱百度。今无乃壹之，则生疾矣。

① 湫底：积滞不畅。

万氏家传养生四要卷之四

罗田密斋万全　编著
汉阳鹤湄张伯琮校定
男恪斋张坦议正讹刻

却疾第四

吾闻上工治未病，中工治将病，下工治已病。治未病者十痊八九[①]，治将病者十痊二三，治已病者十不救一。

善治者治皮毛，不善治者治骨髓。盖病在皮毛，其邪浅，正气未伤，可攻可刺。病至骨髓，则邪入益深，正气将惫，针药无所施其巧矣。噫，勾萌[②]不折，至用斧柯，涓涓不绝，流为江河，是谁之咎欤？

邵子曰：与其病后才服药，孰若[③]病前能自防，即圣人所谓不治已病治未病之谓也。夫病已成而后药之，乱已成而后治之，辟[④]犹渴而穿井，乱而铸兵，不亦晚乎？

今人有病，不即求医，隐忍冀瘥，至于病深，犹且自讳，不以告人，诚所谓安[⑤]其危，利其菑也。一旦病亟，然后求医，使医者亦难以施其治。《诗》云“既输尔载，将伯助予[⑥]”，斯之谓乎。

《心印经》云：生药三品，神与气、精。夫大虚之谓神，生生之谓

① 十痊八九：原“十”作“上”，“八”作“人”，据文义改。
② 勾萌：草木的嫩芽。
③ 若：原作“药”，据宋·邵雍《仁者吟》改。
④ 辟：通“譬”。
⑤ 安：原作“一”，据《孟子·离娄章句》改。
⑥ 既输尔载，将伯助予：出自《诗经·小雅·正月》。郑玄笺：“输，堕也。弃女车辅则堕女之载，乃请长者见助”。

气，象形之谓精。今人之有身，由父母之构[①]精所生也。阳精随气以运动，阴精藏神而固守，内外交养，动静互根，神依气，气依精，精归气，气归神，故能神与形俱，与天地悠久也。此之谓上药。五谷为养，五畜为助，五菜为充，五果为益。精不足者，温之以气，形不足者，补之以味。精食气以荣色，形食味以生力。味归气，气归精，精归神，故亦可以形体不敝，精神不散，益寿而以百数。此之谓中药。水、土、金、石，草木、昆虫，气味合而服之，可以攻邪。如辛凉之药，以攻风邪，可使正复[②]，此之谓下药。今人弃上药而不求，饵中药而不知。至于有病，以下药为良剂。舍尔灵龟，观我朵颐[③]。无怪乎斯民之不寿也。

善养生者，当知五失：不知保身，一失也；病不早治，二失也；治不择医，三失也；喜峻药攻，四失也；信巫不信医，五失也。

东坡尝曰：吾平生求医，盖于平时验其工拙。至于有疾，必先尽告其所患而后诊视，使医者了然，知厥疾之所在，虚实冷热先定于中，则脉之疑似不能惑也。故虽中医，疗疾常愈。盖吾求病愈而已，岂以困医为事哉？诚哉斯言，真警俗[④]之砭剂也。

吾尝治病，以色为先，问次之。为问者，问其所好恶也。问其曾服何药也，而与血脉相参。制方之时，明以告人，某药治某病，某药为佐使，庶病者知吾使用之方。彼有疑忌者，又明以告之，有是病必用是药，使之释然，所以偶中者多。惜乎，吾见自用自专，日趋于下，无能继其志者，敢曰三世云乎哉！

治病之法，虚则补之，实则泄之。邪气盛则实，正气衰则虚。泻者谓攻其邪也。攻者，汗、吐、下、针、灸五法也。假如外感风寒，不急汗之，何以得解？内伤饮食，不急吐下之，何以得解？惟虚怯之病，贵乎用补，不可攻也。故攻其邪气者，使邪气退而正气不伤，此攻中有补也；补其正气者，使正气复而邪气不入，此补中有攻也。

用药如用兵，师不内御者胜。如知其医之良，即以其病附[⑤]之，用而

① 构：通“媾”。

② 正复：正气恢复。

③ 舍尔灵龟，观我朵颐：此出《易经·颐卦》初九爻辞，意思是放弃自己的优厚工作，只顾垂涎别人的生活。形容自己不思进取，只顾羡慕别人的成功。灵龟，喻美好福气。朵颐，形容吃东西时两腮鼓起来。

④ 俗：原作“述”，据文义改。

⑤ 附：通“付”。

不疑也。苟不相信，莫若不用。吾尝见病家自称知医，医欲用药则曰："某药何用"，无以异于教玉人雕琢玉者。幸而中，则语人曰："是吾自治也。"设有不效，则归罪于医矣。功则归己，罪则归人，存心如此，安望其医者之用心，而致其病之痊乎？

《内经》云："恶于针石者，不可与言至巧；惑于鬼神者，不可与[①]言至德。"吾见世人有病，专务祈祷。此虽胡貊[②]之俗，自少昊氏[③]以来，民相惑以妖，相扇以怪，迄今久矣。况彼蛮烟障雾之中，多魍魉狐蜮之气，民惑于妖，性不嗜药，故以祷为主也。若五痨六欲之伤，七损八益之病，必有待于药饵。医家有龙术王祝由科，乃移精变气之术，诚可以治中恶之病、传驻之气、疫疠之灾，不可废矣。

昔有人暑月深藏不出，因客至坐于窗下，忽以倦怠力疲，自作补汤服之反剧，医问其由，连进香薷汤，两服而安。

《宝鉴》云：谚云，无病服药，如壁里安柱，为害甚大。夫天之生物，五味备焉，食之以调五脏，过则生疾。至于五谷为养，五果为助，五畜为益，五菜为充，气味厚合而服之，以补精、血、气，倘用之不时，食之不节，犹或生疾。况药乃攻邪之物，无病岂可服哉！

《圣济经》云：彼修真者，蔽于补养，轻饵金石补阳之剂，一旦阳剂刚胜，病起则天癸竭而荣涸；阴剂柔胜，病起则真火微而卫散。一味偏胜，则一脏偏伤，安得不病？

孙真人曰："药势有所偏助，则脏气不平。"

唐裴济谏宪宗曰："药以攻疾，非朝夕常用之物，况金石酷烈有毒，又加炼有火气，非人脏腑所能经也。"

唐张皋谏穆宗曰："神虑清则血气和，嗜欲多而疾病作。盖药以攻疾，无疾[④]不可用也。"

韩昌黎铭孝子之墓曰："余不知服食说起自何[⑤]世，杀人不可数计，而世人慕之，至此甚惑也。"

洁古云："无病服药，此无事生事。"

---

① 与：原作"语"，据《素问·五藏别论》改。

② 胡貊：指北方民族。

③ 少昊氏：黄帝的长子。

④ 无疾：此二字原脱，据《资治通鉴·唐纪》补。

⑤ 何：原作"世"，据唐·韩愈《故太学博士李君墓志铭》改。

张子和云：人之好补者，或咨诸庸医，或问诸游客。庸医以要利[①]相求，故所论者轻，轻则草木。草木者，苁蓉、牛膝、巴戟、菟丝之类。游客以好名自高，故所论者重，重则金石。金石者，丹砂、阳起石、硫黄之类。吾不知比为补者，补何脏？子以为补心耶？心得热则疮疡之病生矣。以为补肝耶？肝得热则神眩之病生矣。以为补肺耶？肺得热则病积郁矣。以为补脾耶？脾得热则肿满矣。以为补肾耶？肾为癸水，其经则子火君火也。补肾之火，火得热而益炽；补肾之水，水得热而益涸。百病交起，由无病而补元所得也。

全按：无阳则阴无以长，无阴则阳无以化，阴阳互用，如五色成文而不乱，五味相济而得和也。凡养生祛邪之剂，必热无偏热，寒无偏寒。温无聚温，温多成热；凉无聚凉，凉多成寒。阴则奇之，阳则偶之。得其中和，此制方之大旨也。

治寒以热，治热以寒，中病则止，勿过其剂也。

王太仆云："攻寒令热，脉不变而热疾已生；制热令寒，脉如故而寒疾又起。欲求其适中，安可得乎？"

《内经》曰：不远热则热至，不远寒则寒至。寒至则坚痞，腹满痛急，下利之病生矣。热至则吐下霍乱、痈疽疮疡、瞀郁注下、瞤瘈、肿胀，呕、衄血、头痛、骨变、肉痛、血泄、溢血、泄、淋、闭之病生矣。

论曰：心肺损而色敝，肾肝损而形痿，谷不能化而损脾。感此病者，皆损之病也，渐溃之深，皆虚劳之疾也。

夫禀中和之气而生身，曰元精，曰元气，曰元神者，本身之真精、真气、真脉也。心之合脉也，其神不可见，其机见于脉也，故曰神机。夫真精真气真脉也，其原皆出于肾，故曰原丹。《经》所谓水乡，铅者是也。精者，五脏之真精也。《经》云：肾者主受五脏六腑之精而藏之，故五脏盛乃能泻。谓之天癸者，天一所生之水也。两肾之间，谓之命门。《难经》云："命门者，诸精神之所舍，原气之所系也。"原气之出于肾者如此。脉之动也者，肾间之动气所发也。故人之脉以尺为主，如树之根，此真脉之出于肾者如此。夫肾者，生之本，为阴阳之枢纽，荣卫之根柢[②]，所以有补无泻也。丹溪滋阴大补丸最佳。

按滋阴大补丸，乃六味补肾地黄丸除去丹皮、泽泻，合六味、煨肾

① 要利：即"求利"。利，原作"和"，据文义改。

② 柢：原作"抵"，据文义改。

散，除青盐，加牛膝、五味子、石菖蒲、甘州枸杞四味，共十三味为剂。盖精者，木之液也，其脏属肝，藏于金里。金者，水之母也，其液属肺。金木交构，变化凝结，而肾纳之，谓之元精，即真水也，又曰婴儿。《悟真篇》云“金公[①]本是东家子，送在西邻寄体生，认得唤来归舍养，配将姹女[②]作亲情”是也。气者，火之灵也，其脏属心，聚于膻中。膻中者，气之海也，其位在肺。肺调百脉，游行三焦之中，归于命门，谓之元气，即真火也，又曰姹女。《悟真篇》云“姹女游行[③]自有方，前行虽短后行长[④]，归来却入黄婆舍，嫁个金公作老郎”是也。黄婆者，真土也。坎中有戊，离中有己，故曰：只缘彼此怀真土，遂使金丹有返还也。神者，精气混合之名也。故人未生之前，精气自神而生；既生之后，神资精气以存。《心印经》云：“人各有精，精合其神，神合其气，气合体真。”此之谓也。

滋阴大补丸

熟黄四两　川牛膝去芦，酒洗过　山药各一两半　杜仲姜汁炒去丝　巴戟去心　山茱萸去核　肉苁蓉酒洗，焙　五味子　白茯苓去皮　小茴香炒　远志去心，甘草同煮，各一两　石菖蒲一寸九节者　枸杞各五钱

右为细末，用红枣三十六枚，蒸去皮核，杵烂和炼蜜入药末，杵千余下为丸，如梧桐子大，每服五十丸，淡盐汤或温酒空心送下。

此方以五味子补肺，滋其水之化源；山茱萸补肝；山药、红枣补肾脾；石菖蒲补心；又熟地黄、枸杞、苁蓉、山茱萸、牛膝、杜仲以补元精固精；山药、红枣、五味、小茴以补元气调气；巴戟、远志、石菖蒲、白茯苓以补神安神。其性味清而不寒，温而不热，温凉相济，阴阳适调，滋补之巧，岂金石所能及也？丹溪云：“非深达造化之精微者，未足以议此也。”

无极之真，二五之精，妙合而凝，以成男成女者，元气也；五谷为养，五果为助，五畜为益，五菜为充者，谷气也。肾为元气之根，脾胃为谷气之主，故修真之士，所谓先天之气，真水真火者，即此元气也。所谓真土为刀圭者，即此谷气也。圭者，戊己二土也。刀者，脾之形象也。澄

① 金公：道家炼丹术对铅的称谓。

② 姹女：道家炼丹术对水银的称谓。

③ 行：原作“方”，据《悟真篇·绝句六十四首》改。

④ 前行虽短后行长：《悟真篇·绝句六十四首》作“前行须短后须长”。

心静虑，惜精爱气者，所以养此元气也。饮食必节，起居不时者，所以养此谷气也。无元气则化灭，无谷气则神亡，二者当相交养也。古人制参苓白术散谓补助脾胃，此药最妙，今作丸剂，与前滋阴大补相间服之尤佳。

参苓白术丸

人参　白术　白茯苓　山药　白扁豆去壳，姜汁炒，各两半　炙甘草　桔梗　薏苡仁　莲肉去皮心，各一两　加陈皮去白，两半　砂仁一两

炼蜜为丸，如弹子大，约一钱重，每服二丸，枣汤化下。此方以白术、甘草平肝，以人参、桔梗补肺，茯苓补心，山药补肾，乃四君子加山药、莲肉、白扁豆、薏苡仁，专补脾胃之虚弱；橘红、砂仁、桔梗以助糟粕去滞壅也。

夫阴阳者，万物之父母也；水火者，阴阳之征兆也；坎离者，阴阳之定位也；心肾者，坎离之配合也。故水居坎位而肾配坎，为阴中之阳；火居离位而心配离，为阳中之阴。心配离，离中虚，故心虚斯能虚物；以肾配坎，坎居实，故肾实则能全形矣。然心虽阳也，其中之阴，谓之真阴，乃水之源也；肾虽阴也，其中之阳，谓之真阳，乃火之主也。故水为精，精中有神，益精以全神者，谓之水府求玄火为神。神中有精，存神以固精者，谓之离宫修定。此心肾之所宜交养也。盖心为手少阴君火，肾为足少阴子水。少阴者，体也；水火者，用也，同体异用。古人制方，以滋阴大补丸补肾，天王补心丹补心，药类气味，其揆[①]一也。

按《易》云："先庚[②]三日，后庚三日。"庚者，更也。阳尽消而再长，月既魄[③]而复明。月出庚方，此之谓也。先庚三日[④]，丁也；后庚三日，癸也。丁者，心火也，阳之所生，谓之天根；癸者，肾水也，阴之所生，谓之月窟。一阴一阳，互为其根。故邵子云："天根月窟闲[⑤]往来，三十六宫都是春。"此补心补肾之方，互为其用也。

天王补心丹

熟黄　白茯苓　人参　远志去心，甘草水煮　石菖蒲　玄参　柏子仁去壳　天冬去心　麦冬去心　丹参　炙甘草　酸枣仁去壳，炒　归身酒洗　杜仲

---

① 揆：道理。

② 庚：指庚日，每十天出现一个庚日，即一旬中的第七天。

③ 魄：通"霸"，月出月没时的微光。

④ 日：原作"百"，据文义改。

⑤ 闲：原作"开"，据宋·邵雍《观物吟其一》改。

去皮，姜汁炒断，取末　五味各一两，炒

右十五味[①]，共为末，炼蜜杵为丸，如弹子大，每丸重一钱，金箔[②]为衣，每服一丸，枣汤化下，临卧食远服。

此方熟黄、白茯苓、天冬、玄参、杜仲、五味，皆补肾之药也。其制方之法，以熟黄、当归、五味、杜仲益血固精；以人参、白茯苓、柏子仁、远志、菖蒲、酸枣仁宁心保神，除惊悸、止怔忡，令人不忘；以天麦门冬、丹参、玄参、甘草，清三焦，去烦热，疗咽干。此方可与上二方相间服之。

早服滋阴大补丸，昼服参苓白术散，夜服天王补心丹最妙。此三方延年之要也。

夫五脏各一，肾独有两者，以造化自然之理也。盖太极生两仪，一阴一阳之谓也。草木初生，皆有两瓣，谓之甲坼，左曰阳，右曰阴。故人受形之初，便生两肾。东方曰青龙，南方曰朱雀，西方曰白虎，都是一体。北方曰玄武，乃有二体，乃龟蛇二体也。蛇属阳，龟属阴。子半以前属阴，龟之体也；子半以后属阳，蛇之体也。肾者，水脏，上应北方玄武之象，故有两枚也。人之初生，水火自平，阴阳和均，无有差等。至于天癸之动，不知爱惜，始觉一多一少，故有“阳有余，阴不足”之论，而将一肾分为两体也。不知节欲，保守残阴，反服补阴益阳之剂，吾恐已伤之阴未能遽复，而幸存之阳今又见伤也。阴阳俱伤，元气渐损，人能久存乎？是以所取补肾之方，以滋阴大补丸为主也。

人有误服壮阳辛燥之剂，鼓动真阳之火，煎熬真阴之水，以致相火妄动，阴精渐涸者，其法以滋水为主，以制阳火。盖肾若燥急，急食辛以润之。滋水者，滋其水之化源，以御[③]其辛燥之邪。燥邪既退，阴水自生，水生不已，则火有所制而不动矣，以**补阴丸**主之：

黄柏盐水拌，新瓦上炒制褐色，四两　知母去皮，酒拌，新瓦上炒，四两　淮庆熟地酒洗，焙，十六两　天冬去心，新瓦上焙，一两

共为末，炼蜜为梧子大，每服五十丸，空心食前盐汤下。

肾恶燥，用知母之辛以润之；肾欲坚，用黄柏之苦以坚之；虚则以熟地黄补之。盖虚则补其母，肺乃肾母，金体本燥，今用辛燥之药，恐肺益

① 味：此字原脱，据文义补。

② 箔：原作“泊”，据文义改。

③ 御：原作“肾”，据文义改。

燥，故以天冬而补肺，使之润燥泻火而滋肾之化源也。

昔中丞孙淮海公，年四十无嗣，尝闻予以广嗣之道，且语其故。予告曰：《易》云“男女构精，万物化生”。夫男子阳道之坚强，女子月事之时下，应期交接，妙合而凝，未有不成孕者矣。男子阳道不强者，由于肾肝之气不足也。肾者，作强之官；肝者，罢极之本。肝之罢极生于肾之作强也。故阴痿而不起不坚者，筋气未至也。肝主筋，肝虚则筋气不足矣，阴起而不坚不振者，骨气未至也。肾主骨，肾虚则骨气不足矣。又有交接之时，其精易泄流而不射，散而不聚，冷而不热者，此神内乱，心气不足也。凡有此者，宜各随其脏气之不足而补之。在肝则益其肝，如当归、牛膝、续断、巴戟之类。在肾则益其肾，如熟黄、苁蓉、杜仲之类。在心则益其心，如五味、益智、破故纸之类。用枸杞、菟丝、柏子仁以生其精，使不至于易乏。山茱萸、山药、芡实以固其精，使不至于易泄，修合而服，其药勿杂，其接以时，则兆罴熊之梦[①]，麒麟之子，可计日而待矣。命其方曰**螽斯丸。**

熟地二两　归身酒洗　牛膝酒洗　川续断酒洗　巴戟去心　苁蓉酒洗，焙　枸杞　菟丝子酒蒸　杜仲姜汁炒尽丝　柏子仁[②]去壳　山茱萸肉　芡实肉　山药各两　破故纸炒　益智仁　五味各五钱

共为末，炼蜜为丸，梧子大，每服五十丸，空心温酒下。

公问女子月事，或前或后，无定期者，何以调之？全曰：此神思之病，无以治之。公曰：何故？全曰：宠多而爱不周，念深而幸不至，是以神思乱也。况女子者，以身事人，而其性多傲，以色悦人，而其心多忌，故难调也。公曰：据此意制方，平其气，养其血，开其郁，宜无不可。全曰：谨如教。乃进**调经丸**，方用香附、川芎、陈皮，以开郁顺气，白术补脾，当归养心，以治心脾之病。

香附米杵净一斤，以醋浸，春五日．夏三日，秋七日，冬十日，瓦罐煮干，又焙干取末　川芎　当归　白术　陈皮各五钱

为末，酒煮面糊为丸，梧子大，每服五十丸，空心食前米汤下。

人有阳道常痿者，多致无子，不可不虑也。惟其求嗣之急，易为庸医之惑，或以附子、起石为内补，或以蟾酥、哑芙[③]蓉为外助。吾见阳事未兴，

① 罴熊之梦：祝人生子。《诗经·小雅·斯干》：“维熊维罴，男子之祥。”
② 仁：“仁”字原脱，据文义补。
③ 芙：原作“美”，据文义改。

内热已作，玉茎虽举，顽木无用，终身无子，而夭殁者有之。深念此辈无辜，而受医药之害。遍访诸方，无逾此者，出以示人，命之名曰**壮阳丹**。

熟黄四两　巴戟去心，二两　仙灵皮二两　破故纸炒，二两　阳起石炒，另研，水飞，一两　桑螵蛸真者，焙，一两

右为末，炼蜜为丸，如梧子大，每服三十，空心无灰酒下，亦不可持此自恣也，戒之。

按：秋石五补丸亦同紫河[①]车之意。《丹经》云；“可惜可惜真可惜，腰间有宝人不识，将钱卖与粉髑髅[②]，却到街头问秋石。”可见秋石者，亦以人补人也。但炼者必以火，虽有滋补之功，不能无火性之毒，方士乃设为水炼之法、大阴炼法、火升之法以诳人。人喜其说，耳为所诳而不悟。谓水炼者，譬如海滨煮盐者，用水耶？用火耶？可以类推矣。虽有凝底污浊之渣，臭秽之气，其可服乎？设以水澄之，如盐入水，消化不复再聚矣。其有凝聚者，乃假他物在中，如取靛者之用石灰，靛化而灰存。闻彼谓大阴炼者，此日晒夜露之卤垢也，如年久粪缸之上所结人中白者，亦可代秋石乎？彼谓水升者，水曰润下，过颡在山[③]，岂水之性哉！虽曰火酒烧成者，乃上升之气化而为液，复下而成酒也，惟朴硝与水银，见火则上升而成粉也，然则上升之秋石，乃朴硝水银之属乎？方士之诳人者，巧如穿窬[④]，明哲之士，未有不为所惑者也。故谓其能除咸去臭，臭诚可去矣，润下作咸，咸者水之性也。五味在物，各有自然，谓咸可去，此无根之言而人乃信之，何也？吾炼秋石之法，得于异人之传，可代盐食，又无火毒。

秋石咸平，水之精　补骨脂苦温，炒，火之精　五味酸温，焙，木[⑤]之精　小茴辛温，炒，金之精　巴戟甘温，去心，土之精[⑥]

各等分为末，山药作糊为丸，如梧子大，每日空心服五十丸，红枣煎汤送下。

炼秋石法

取童男八岁以上，童女七岁以上，至精血未动者之小水，不拘多少，

① 河：原作“何”，据文义改。

② 粉髑髅：喻妓女耗人精气致死。粉，粉头，指妓女。

③ 过颡在山：指水若搏击的话，可以高过人的额头；若让它逆流，可以往山上流。颡，额头。

④ 穿窬：挖墙洞和爬墙头。

⑤ 木：原作“水”，据文义改。

⑥ 去心，土之精：原作“去土，心之精”，据文义乙正。

各半，用大缸一口作灶，放阴阳二水在中，文武火煮将干。预置一铁铲安柄似锹形，不停手四边铲动，又用桑白皮二三斤剉碎，放在内，以铲铲作一团，和匀。却用武火烧令锅红，并桑白皮烧成灰为度，去火待冷定，然后铲起，秤多少重。再取小锅一口，只用砖架，以便易取易放，将铲起秋石研筛过秤，每秋石一斤，河水斤半，同入小锅中，用火再煮干。以小铁铲铲动，勿令粘锅，照前烧令锅红，炼二次去火，取起放铁锅中，乘热研细末，安置瓷盆中。又秤水一斤半，放里以物盖定，勿令泄气。候冷别用一瓷盆放筲箕[①]在上，下铺细布一层，再又绵纸一层，别用竹篦作一团圈，以布漫定，如取鱼之箄，亦铺绵纸一层在内，倾水入里，放箕上，隔一物滤过，其滓弃去，只用澄过清水。又用砖作一字长炉，约三四寸阔，安炭火，勿紧勿慢，却以白磁盆置其上，一字排定，每盆中放水半杯，少顷，凝结如冰，洁白可爱，秋石成矣。此为三炼，无中生有，渣滓之物，臭秽之类尽绝矣。或欲铸锭送人，却以锭模子取之。

按补髓丹乃葛可久先生治痨瘵后之调养方也。此方滋补[②]之功甚大，无疾之人可以长服，以免血枯气少，髓干精竭之病。一名**十珍丸**。

豮猪[③]脊髓一条，完者　牯牛[④]脊髓一条，完者　团鱼九肋者一个　乌雄鸡白毛乌骨者一只，牧养笼中，以火麻子喂一七，勿令虫食

四味净制，去骨存肉，醇酒一大碗，于砂锅中煮熟，擂烂再入：

大山药五条　莲肉去心皮半斤　京枣一百枚，去皮节　柿饼有霜者，十枚。

四味修制，用井花水一大瓶，于沙锅煮熟擂烂，与前熟肉和一处，再用慢火熬之。却下：

鹿角胶四两　真黄腊三两

右二味逐渐下，与前八味和一处，捣成膏子，和平胃散末、四君子末、知母、黄柏末各一两，共十一两，搜和成剂，十分硬，再入炼蜜，放石臼中杵千[⑤]余下为丸，如梧子大，每服百丸，不拘时，枣汤下。

人之梦泄，其候有三：年少气盛，鳏旷矜持，强制情欲，不自知觉而泄精者，如瓶注水，满而自溢也。人或有之，是为无病，不须服药。如

① 筲箕：淘米洗菜用的竹器。
② 补：原作“方”，据文义改。
③ 豮猪：阉割的猪。
④ 牯牛：阉割的牛。
⑤ 千：原作“于”，据文义改。

邪克于阴，神不守舍，心有所感，不能主宰，或心受热，阳气不收而泄精者，如瓶之侧而水出也，人多有之，其病尤轻，合用平和之剂。至若脏腑积弱，真元久亏，心不摄念，肾不摄精，夜梦魂交而泄者，如瓶之罅而漏也，人少有之，此病最重，非固涩之剂，恬静之心，必不能治也。或谓梦泄盛于房劳者，盖阴阳交接，二气相应，真精虽泄，真气不走，若在梦中，则精气俱泄矣。又有一等人，念虑邪淫，神气消靡，游魂为变，邪气乘虚，往往与鬼魅交通，是又厄运之不可挽者，法药相助。诚哉，是言也。

治梦遗法

除满而自溢者，其情有所感，心有所慕，宜服前滋阴大补丸并固精丸。更宜清心寡欲，一妄不生可也，否则久亦成虚滑矣。若因酒色纵恣，下元虚损者，必用妙应丸秘精固涩之药，以救其脱；用前药河车丸滋补之药，以滋其阴；清净以安其神，戒惧以防其败，或有能济者矣。否则虚损无补，其何能淑？更有睡法，夜只侧卧，或左或右，伸下足，屈其上足，以挽下足之膝腕中。上手掩脐，下手握固，枕其首，于攀起其茎，勿令挨肉，则通宵[①]不泄矣。

固精丸 治心神不安，肾虚自泄精。

知母炒 黄柏酒炒，各一两 牡蛎左顾者，煅 白龙骨火煅 芡实去壳 莲蕊无，薏苡仁代 白茯苓去筋膜 远志去心 山茱萸肉各三钱 朱砂水飞过，三钱为衣 山药二两，研作糊

右山茱萸以上九味，研为细末，水煮山药糊丸，如梧桐子大，朱砂为衣，每服五十丸，枣汤送下。

妙应丸 治遗精白浊，乃固涩去脱之法也。

真龙骨 朱砂水飞 石菖蒲各二钱半 白茯苓 苡仁 石莲肉 砂仁各一钱半 桑螵蛸焙 菟丝子酒浸一日，焙，各五钱 牡蛎用破草鞋包火煨，细研，一钱

右为细末，山药糊丸，梧桐子大，每服五十丸，粳米饮下。

金锁秘精丹 治男子嗜欲过度，精气不固，固涩去脱之剂。

莲肉去心 芡实肉各四两 白龙骨一两，煅 桑螵蛸焙，一两

共为细末，又以金樱子霜后半黄者，去刺，劈两片，去子，水淘净捣

① 宵：原作“霄”，据文义改。

烂入锅中，水煎，不住火，约水耗半，以布滤去渣[1]，再煎如稀饧，和药末，杵千余下，为丸，梧桐子大。每服三十，空心盐汤送下。更以豮猪腰子二枚，煨熟，压之，助其药力。

人之生也，水为命，火为性，土为形。故水火非土则无所载，性命非形则无所附。形者性命之舍，犹果之仁有壳也。何谓土？戊己是也。何谓形，脾胃是也。胃为戊土，以司受纳；脾为己土，以司传化。胃阳主气，脾阴主血，荣卫乎一身者也。故脾胃实，则糟粕变化，津液流通，神安而性静，气盛而命立，则无病矣。脾胃若伤，则水谷入少，荣卫气衰，形敝而性命无所依附矣。此东垣《脾胃论》，诚发千古不传之秘也。

人读东垣书，用补中益气汤，只说内伤是不足之病，不知其有余之为内伤也。盖不足者，脾胃之正气不足也；有余者，水谷之邪气有余也。故诸补中益气方者，皆治其不足之病；诸导滞消积方者，皆治其有余之病也。

人有平日食少者，必无伤食之病，间或有之，只从不足一边论，补中益气内少加曲蘖，以消导之可也，不可妄攻，致成虚损。人之善食者，脾胃素强，自恃其强而倍之，即成伤矣。虽大吐大下，未为不可。

人之伤食者，未可便吐下之，恐伤胃气。如伤之轻者，损谷自愈，不必服药。若觉胸腹痞胀，当时自以指探而吐之可也，或服前加减二陈汤一二剂，或取保和丸服之，以快为度，不可遽下。惟觉腹[2]中满痛，烦躁不安，不可下。当问其所伤之物，以前取积丸攻而去之，不可隐忍，便成积[3]聚。

保和丸　消宿食，无留滞之积，助脾胃，成变化之功。尤宜小儿。

橘红一两　只实麸炒　黄连姜汁炒，各五钱　白术两半　木香三钱　山楂肉　神曲炒，各七钱　麦牙炒　莱菔子炒，各五钱

为细末，汤浸蒸饼，为丸，白汤下。

脾胃素强能食之人，宜常服枳术平胃丸，以免伤食之病。

白术　苍术米泔浸　陈皮各四两　厚朴姜汁炒　只实麸炒　香附童便浸，各二两　砂仁　炙草各一两

为细末，荷叶包，粳米煮饭为丸，梧桐子大，每服五十丸，米饮下。

---

① 渣：原作“楂”，据文义改。

② 腹：原作“服”，据文义改。

③ 积：原作“损”，据文义改。

脾胃素弱食少之人，宜常服**健脾散**，以助中和气。治脾泄尤妙。

人参一两　白术　白茯苓各二两　炙甘草二两　山药　莲肉去心　薏苡仁　芡实去壳　白扁豆去壳，炒，各四两

右为细末，每服二钱，姜汤调服。

人有善饮者，当服**神仙醒酒方**，解酒毒，醒宿酒，饮酒不醉。

葛花五两　赤小豆花三两　家葛根澄粉，八两　白豆蔻去壳，取末，七钱

右为细末，用生藕捣汁和丸，如弹子大，每服一丸，嚼烂，津咽下。

凡丈夫无子者，有二病焉：一曰禀赋不足，二曰色欲太过，所以阳道痿弱，精气衰冷，故无子者，天命之限，亦人事之尽，方无悔也，宜服**巴戟丸**。

巴戟酒浸，去心　杜仲盐酒炒尽丝　益智仁　菟丝子酒浸蒸杵　川续断　白茯苓　山药　远志去心，甘草水炙　蛇床子炒　牛膝去芦，酒浸，各一两　山茱萸去核　五味子各一钱　肉苁蓉酒浸，二两

为末，炼蜜为丸，梧子大，每服二三十丸，空心温酒下。

凡妇人无子者，有三病：一曰血海虚冷，二曰神思困郁，三曰饮食减少。所以经候不调，朝夕多病，故无子也。宜服**乌鸡丸**。

白毛乌骨鸡一只，重二斤半许，关在笼中以陈老米饭喂养一七，勿令食虫，闭死，去毛肠净，用丹参四两，剉细，放鸡肚中，以瓦罐一个，装鸡在内，再入醇酒浸煮，约高一二寸许，慢火煮熟[①]，取出，和骨捣烂，捏作薄饼，蘸余汁焙至干，研为末　香附米净一斤，分四主，一主米泔水浸，一主童便浸，一主醋浸，一主酒浸。春秋二日，夏一日，冬四日，捣碎，焙干　熟地黄四两　当归酒洗　白芍药　鳖甲九肋，醋炙　人参各三两　川芎三两半[②]　牛膝去芦，酒洗　白术　知母各二两　丹皮　贝母　柴胡各二两　地骨皮　干姜炒　玄胡　黄柏炒，各一两　秦艽两半　白茯　黄芪炙，各二两　生地黄酒洗，三两

为末，并鸡末和匀，酒浸各半，煮面糊丸，如梧子大，每服五十丸，温酒米饮任下，忌煎炒辛辣之物及苋菜。

男女之无子者，非情不洽则神不交也。何谓情不洽？或男情已动而女情未洽，则玉体方交，琼浆先吐，阳精先至而阴不上从乎阳，谓之孤阳；或女情动而男情未洽，则桃浪虽翻，玉露未滴，阴血虽至而阳不下从乎阴，谓之孤阴。两者不和，若春无秋，若冬无夏，故不成胎也。若此者，

① 熟：原作“热”，据文义改。

② 川芎三两半：此一味在“人参”之前，据文义移此。

服药何益！

腰者肾之府，人身之大关节也。行则伛偻，肾将惫矣，故腰痛之病，多属肾虚，曰风曰湿。因虚感之人，年四十以后，肾气始衰，宜常服煨肾散、青娥丸二方，庶免腰痛之疾。或以腰卒痛者，煨肾散服之立止。

煨肾散 杜仲苁蓉巴戟天，茴香故纸及青盐。猪羊腰子烧来服，八十公公似少年。

杜仲盐水炒去丝 肉苁蓉酒洗 巴戟去心 小茴炒 破故纸酒淘净，炒 青盐各等分

右为末和匀，用豮猪腰子，竹刀劈开，内划成纵横路，入药一钱，湿纸包裹，火中煨熟[①]食之。温酒咽下，每日食一枚。牯羊腰子亦可。

青娥丸 昔赵进士[②]从黄州太守得此方，久服大有神效。遂作诗以记其功云：十年辛苦走边隅，造化工夫信不虚。夺得风光归掌内，倾城不笑白髭须。

破故纸十两，水淘净，待干，用黑芝麻同炒，去麻 杜仲去皮，剉碎以生姜自然汁拌炒尽丝，取末，五钱

二味各等分，为细末，用胡桃肉五十个，以糯米粥相拌，臼内捣如泥，布滤去滓，只用此糊[③]为丸，梧子大。每服三十丸，空心盐汤下。

人年四十肾始衰，阴气自半。肾之荣，发也。故发始斑[④]者，宜服**何首乌丸**。填精补髓，发永不白。

何首乌新取赤白二种，各半，用米泔水浸一夜，竹刀刮净，忌铁 牛膝去芦，半斤 黑豆三升，酒浸

用柳木甑一个，作平底箄，放高些，勿近水。铺黑豆一升在底，即铺何首乌片六两，一层。又铺牛膝二两七钱，作一层。又如前铺黑豆、首乌、牛膝，以物盖定，慢火熬至豆烂为度。取出，去豆。以竹刀剉碎，暴干用石碾、石臼取末，勿[⑤]犯铜铁。

牛膝末半斤 何首乌末一斤 熟黄酒蒸，焙干，取末，半斤，忌铁

三味和匀，炼蜜放木臼内杵千余下，为丸，梧子大，每服五十丸。

① 熟：原作“热”，据文义改。
② 士：原作“食”，据文义改。
③ 糊：原作“胡”，据文义改。
④ 斑：原作“班”，据文义改。
⑤ 末勿：此二字原脱，据文义补。

用先蒸过黑豆，晒干，为末，收贮。每用七粒，煎酒吞药。忌羊血、萝卜、生葱并藕。

人年五十肝叶焦，胆汁减，目始不明。夫目者精明之府，肝之窍也。水者，木之母也，肾为水脏，其液藏于肝胆，上注乎目。自四十肾衰精少液干。故五十肝叶焦，胆汁减者，皆肾气不足所致也。虚则补其母，宜用**育神夜光丸**。

熟地黄酒洗，蒸，焙　生黄酒洗，焙，各二两，取末　当归酒洗　牛膝去芦，酒洗　远志去心，甘草水煮　地骨皮净　枸杞酒洗　甘菊花　五味子各一两　兔丝子酒洗，淘去灰土，再以酒浸一夜，蒸捣为饼，晒干　只壳麸炒

为末，炼蜜为丸，梧子大，每服五十丸，空心盐汤下，食后酒下，临睡茶汤下。

夫齿者骨之余，肾之标也，故肾气盛则发长齿坚；肾衰则齿去发落。古人用搽牙散，如西岳华山方可用，切不可以苦参揩牙。昔有人用之病腰痛者，以肾受伤也。吾有一方，白牙固齿，去风除龋，屡用甚效。

熟黄二两　香附二两　嫩槐枝四十九寸长，新缸瓦上炒成炭存性，取起，择去梗　石羔煅，一两　旱莲草二两　升麻炒，一两　细辛五钱　白芷五钱　羊胫骨烧灰，五钱　青皮炒，五钱

为末，用黑铅作盒盛之。

人年六十，常苦大便艰涩秘结，此气不调，血不润也。盖肾开窍于二阴，肾虚则津液不足，津液不足，则大便干涩不通，切不可用攻下之剂，愈攻愈秘，转下转虚，虽取一时之快，适贻终身之害。古人用苏麻粥以养老，丹溪以三子养亲汤事其母，皆美法也。吾制地黄四仁丸，治老人便秘之病。

地黄四仁丸

火麻仁净内，二两，另研　郁李仁去壳，另研，一两　桃仁去皮尖，四十九粒　杏仁制，数同　熟黄酒洗，蒸，焙，另研，二两

右五味，各研极烂不筛，放舌上无渣①方好，炼蜜为丸，梧子大，每服五十丸，枣汤送下。

此方以地黄补肾生津液；麻仁、桃仁治血秘，又润血中之燥；郁李仁、杏仁治气秘，润气中之燥。和之以蜜，亦以润燥也。

苏麻粥

用真苏子五钱，炒　火麻子一两，炒

① 渣：原作“楂”，据文义改。

研烂以熟绢袋盛之，用水二盏，于绢袋子中煮之，三沸取出，挂当风处，令干。下次再煮。每药一袋，可煮三次，却以本水入粳米煮糜粥食，自然大便润快。以麻仁润血，苏子行气也。

三子养亲汤

用苏子炒　萝卜子炒　白芥子炒

各研为末，三处收。临时以一味为君，二味为臣。君者五两，臣者二两半，每药一钱，滚白水点服。如气盛以苏子为君，痰盛以芥子为君，食积以萝卜子为君。

人中年以后，多脾泄之病，前健脾散乃圣药也，切不可用却涩之剂。

按**永寿丸**方者，大梁郭之卿为尚书时常服之，年逾八十，精力倍加。此方大补元阳，益脾胃，调顺气血，添补精髓。人年四十以后，宜常服之。

莲肉一斤，去心，先用酒浸一日，后装入雄猪肚内，缝紧，却将浸莲肉酒添水煮热，取出晒干，肚子不用　苍术刮净，一斤，分作四分，用酒、盐水、米泔、醋分浸，按时定日　白茯苓四两　熟黄四两　川练肉炮，取肉　枸杞　山药　柏子仁炒，另研　破故纸用麻油同炒香，去麻，各二两　青盐炒，五钱　沉香　木香各一两　五味子　小茴香炒，二两

十四味为末，酒和，杵匀为丸，如梧子大，每服五十丸，加至七十丸，空心温酒下、盐汤送下。此方比草灵丹尤胜。

人之病者，有十病九痰之说。然则，痰之为物也，乃肾之真水，五脏之真精，肠胃之精液。人之有痰，犹鱼之有涎，木之有液，苟无是痰则死矣。惟人气失其平则气逆，气逆则津液不行，不行则荣卫不通，不通则水谷之气不能传化，并其糟粕之滓，凝聚而成痰矣。痰者水谷之养所变也。古人治痰，以通气为主，意可见矣。肥人之痰从湿，瘦人之痰从火，不可不知。

肥人痰者，奉养太厚，躯脂塞壅，故荣卫之行少缓，水谷之化不齐，所以多痰。故治肥人者，补脾益气为主，宜用**益气化痰丸**。

南星去皮、脐，二两　半夏汤泡七次，三两

为细末，用姜汁捏作饼，勿太软。用楮叶包裹如盦[1]酱样，待生黄衣取出，晒干。此须在三伏天作之，半夏曲亦如此作。加：

人参五钱　白术　白茯苓　陈皮各两半　苍术米泔浸　香附童便浸　只实麸炒，各一两　苏子炒，另研　白芥子炒，另研　炙甘草各五钱　神曲炒，一两

① 盦：覆盖。

桔梗炒，一两

为末，用姜汁浸，蒸饼为丸，梧子大，每服五十丸，白汤送下。

瘦人之痰，房劳太过，暴怒无常，冲任之火妄动，水谷之气不化，所以生痰。治瘦人者，以补肾降火为主，宜用**滋阴降火丸。**

熟黄姜汁拌，焙　天冬去心　白茯苓　知母　黄柏炒火色，各十两　贝母　陈皮去白，盐水炒　苏子炒，另研　括蒌霜各五钱

为末，炼蜜为丸，梧子大，每服五十丸，空心淡姜汤下。

人之病痨者，动曰火症，此虚损之病，要分五脏治之，不可误也。

病者憎寒，壮热，自汗，面白，目干，口苦，精神不守，恐畏不能独卧，其病在肝。宜服柴胡四物汤、金匮肾气丸治之。

柴胡四物汤　即小柴胡、四物汤二方合也。

人参五分　黄芩一钱　半夏炮，三分　柴胡一钱　炙甘草五分　当归身七分　川芎五分　白芍五分　生黄酒洗，一钱

生姜三片，水煎。

金匮肾气丸　即六味地黄丸，乃补肝之母也。

山药四两　山茱萸肉四两　泽泻　丹皮去末　白茯苓各三两　熟黄八两

为末，炼蜜丸，每服五十，空心酒下。

病者寒热，面黑，鼻烂，忽忽喜怒，大便苦难，或腹清泄，口疮，其病在心，宜服**加减八珍汤**、天王补心丹。

人参　白茯苓　炙甘草　归身　生黄　白芍　麦冬各五分　五味九粒　酸枣仁炒，三分　泽泻三分　黄连[1]

水一盏半，灯心十二根。水煎八分，食后服**天王补心丹**。方见前。

病者憎寒热，面青，唇黄，舌本强，不能言，饮食无味，体重肌痛，口吐涎沫，其病在脾，宜服补中益气汤、参苓白术丸。

补中益气汤

升麻五分　黄芪炙　炙甘草五分　人参一钱　白术五分　归身五分　柴胡五分　陈皮五分

水盏半，煎八分，食远服。

脾胃益虚，肺气先绝，用黄芪以益皮毛而开腠理。不冷，自汗上喘气逆短，损其元气，用人参补之。心火乘脾，用炙甘草以泻火热而补胃之元气。若脾胃急痛，腹中急缩者，宜多用之。此三味乃除湿热、烦热之圣

① 黄连：分量原缺。

药也。白术甘温而苦，除胃热，利腰间血；升、柴苦平味薄，能升胃中清气；又引黄芪、甘草，甘温之气上升，能补卫气之散解而实其表；用当归以和血脉；用陈皮以理胃气，又助阳气上升，以散滞气而助甘辛之药力。如咽干加干葛；心刺痛倍加当归；精神短少，倍加人参，外加五味子；头痛加蔓荆子，痛甚加川芎。咳嗽夏加五味、麦冬，秋加连节麻黄，春加佛耳草、款冬花，久嗽者去人参。食不下者，或胸中有寒，或气滞加青皮、木香、陈皮；寒月加益智仁、草豆蔻，夏月加芩连，秋加槟榔、砂仁。心下痞加芍药、黄连。腹胀加只实、木香、砂仁、厚朴；天寒加生姜、肉桂，夏加黄芩、干葛、白芍，冬加益智仁、草豆蔻、半夏。胁痛或缩急，加柴胡、甘草。膝下痛加熟黄；不已，是寒，加肉桂。大便秘结加当归，外加大黄。脚弱或痛加黄柏，不已，加防风。气浮心乱，以朱砂安神丸镇之。

右此方加减之法，乃饮食、劳倦、喜怒不节之症。若症属热中者，宜用此方；若症属寒中者，则此方中黄芪、人参、甘草、白芍、五味能益其病，不宜用此方。

参苓白术丸方见前。

病者憎寒发热，面鼻干，口燥，毛折，咳嗽，喘急，时吐白沫，或有红血线，其病在肺。宜服加味紫菀散、大阿胶丸。

加味紫菀散　即海藏治虚劳，咳中有血方加天冬、麦冬。

人参三分　紫菀二分　知母一分　贝母五分　桔梗三分　甘草三分　五味九分　白茯苓五分　阿胶炒成珠，五分　天冬去心　麦冬去心，各八分

水一盏，煎八分，临睡服。

大阿胶丸　凡嗽血俱效。

真阿胶蛤粉炒成珠　生黄　天冬去心　白茯苓　五味子肥者　山药各一两　贝母　知母　款冬花　桔梗　桑白皮蜜制　杏仁炒，去皮　人参　甘草各二钱半

为末，炼蜜为丸，弹子大，每服一丸，薄荷汤下。

病者憎寒，面黄，耳聋，焦枯，骱骨酸痛，小便白浊淋漓，其病在肾，宜服：

加味四物汤　此补肾虚之要药也。

熟黄二钱二分　川芎五分　归身五分　白芍一钱　知母八分　黄柏炒褐色，八分　天冬去心，一钱　五味十二粒　柏子仁五分

水二盏，煎一盏，空心服下。

又宜服**紫河车丸**。方见前。

此上三条，乃治虚劳之法也。

人有常病实热者，热久不退，元气受伤，所谓壮火食气也。宜生熟三补丸主之：

生熟三补丸　此方泻壮火，以去元气之贼，除客热以滋肾水之源。水升火降，成既济之功；天清地宁，致交会之用，岂小补云乎哉。

黄芩　黄连　黄柏俱半生半炒　甘草半生半炙

各一两，为末。炼蜜为丸，梧子大，每服五十，淡姜汤下。

人有脾虚生痰者，宜**只实**[①]**化痰丸**主之。

白术二两　只实面炒，二两　陈皮去白留红，七钱半[②]　半夏曲一两　香附童便浸，两半　神曲一两，炒　苍术米泔浸，两半

为末，荷叶包米煮饭为丸，梧子大，每服五十丸，淡姜汤下。

此方健脾胃，成传化之功，进饮食，无留滞之积。开郁而气自顺，化痰而饮不蓄，药品虽微，其功最大。

《内经》曰："大毒治病，十去其三；小毒治病，十去其五；无毒治病，十去其七"。制为定数者，恐伤正气也。又曰"谷肉菜果，以食养尽之"者，谓以谷肉菜果，去其未尽之邪也。可见谷肉菜果皆药也。

凡肝病者宜食酸，麻子、犬肉、韭，皆酸，所谓以酸泻之也。

心病者宜食苦，小麦、羊肉、杏、薤皆苦，所谓以苦泻之也。

脾病者宜食甘，粳米、牛肉、枣、葵皆甘，所谓以甘泻之也。

肺病者宜食辛，黄黍、鸡肉、桃、葱皆辛，所谓以辛泻之也。

肾病者宜食咸，大豆、猪肉、粟、藿皆咸，所谓以咸泻之也。

今人无事，多喜服酒药者，谓其去风湿也。盖人身之中，阳主动，阴主静，阳常有余，阴常不足。酒者辛燥之物，助阳耗阴者也，加之辛燥之药，不已甚乎。辛则发散，燥则悍热，春夏饮之，则犯远温远热之禁；秋冬饮之，则失养收养藏之道。果有风湿之疾，饮之可也；无风无湿，饮此辛散燥热之剂，则腠理开，血气乱，阳不能固，阴不能密，风湿之气，因而乘之，所谓启关纳寇也。吾平生不妄与人以古方，必有是病，可与酒助其药力者，则与以对症之药，而乌附草药不敢用也。若夫常饮之酒，则有仙家可以调气，可以怡神，岂特却疾而已哉。

① 只实：即"枳实"，原作"只壳"，据方中药名改。

② 七钱半：原"七"上衍"各"字，据文义删。

地黄酒法

每糯米一斗，用生黄三斤同蒸，以白面拌之，候熟任意用之。盖地黄味甘、苦、寒，无毒，大补五脏内伤不足，通血脉，填骨髓，益气力，利耳目。古诗云：床头一瓮地黄酒。

薯蓣酒

用山药生者佳，如无生者，取干山药，蒸熟，去皮，一斤。酥油三两，无，以牛膝代之。同研丸，如鸡子大，每服一粒。用酒半斤烫热，以丸入酒中，化开饮之。盖山药味甘，性温无毒，补虚病，充五脏，强阴。久服耳目聪明，轻身不饥。书云：薯蓣凉而能补，大有益于补养。

何首乌酒

新取用竹刀刮净，薄切，米泔浸一夜，取出日干，木石臼杵为末，磁器盛之。每日空心称一钱，酒调服。盖何首乌味甘温，长筋骨，益精髓，壮气力，黑须发，久服令人有力，遇偶日服之为良。忌羊血。赞曰：神物着助，道在仙书；雌雄相交，昼夜合之；服之去壳，日居月诸；返老还少，保安病躯。

天门冬酒

新取天门冬一二十斤，去皮心，阴干捣罗为末，每服三钱，酒调下。盖天门冬味苦、甘、寒，强骨髓，养肌肤，镇心补肾，润五脏，益气力，杀三虫，去伏尸，久服延年，令人多子。此药在东岳，名淫羊藿；在中岳名天门冬；在西岳名藿香、藿松；在北岳，名无不愈；在南岳，名百部；在京洛山阜，名颠棘，处处有之。其名虽异，其实一也。忌鲤鱼。

春寿酒方　常服益阴精而能延寿，强阳道而得多男，黑须发而不老，安神志以常清，盖取为此春酒，以介眉寿之义，而立名也。

天门冬去心　麦冬去心　生黄　熟黄　山药　莲肉去心　红枣去皮核，各等分

每一两，煮酒五碗，旋煮旋饮。其渣于石臼中杵极烂为丸，梧子大，每服五十丸，酒下。此方大有补益。

治诸风痪，**紫背浮萍酒方**。歌曰：天生灵草无根干，不在山兮不在岸；始因柳絮逐东风，点点飘来浮水面；神仙一味去沉疴，要采之时七月半；管甚瘫风与痪风，些小微风都不算；豆淋酒内服一丸，铁幞头上也出汗。

其萍以紫背为上，采回摊于竹筛中，下着水盆，曝之乃干，研末，炼蜜为丸，如弹子大，每服一丸，用黑豆煮酒化下。治左瘫右痪，三十六种

风，偏正头风，手足不举，口眼㖞斜，癜风、癞风，服过百粒，即为全人。

比天助阳补精膏，歌曰：灵龟衰弱最难痊，好把玄经仔细看；补髓添精身体健，残躯栽接返童颜。

此方添精补髓善助元阳，润皮肤，壮筋骨，理腰痛。下元虚冷，五痨七伤，半身不遂，脚膝酸弱，男子阳事不举，阴精易泄，贴之可以兴阳固精，行步康健，气力加添；治女子下元虚冷，经水不调，崩中带下无子者，贴之可以暖子宫和血气。其功不可尽述，惟在至诚修炼，药力全备，火候温养，以二七为期，其功成矣。

真麻油一斤四两，用净锅一口，以砖①架定，三足安置，白炭三十斤，慢火煎炼，不可太急，恐损其药　槐柳桃榴椿杏杨各二枝。

第一下甘草去皮，二两，煎至不鸣　第二下天冬去心　生黄酒洗　熟黄酒洗　远志去心　麦门冬去心　蛇床子制　肉苁蓉酒洗，焙干　牛膝去芦，酒洗　鹿茸酥制　续断　虎胫骨酥，炙　紫稍花去草　木鳖去壳　谷精草　大附子去皮　杏仁去皮，尖　肉桂　兔丝子酒淘净，捣烂，焙干　肉豆蔻面包煨　川楝子去核

右二十味各钱半，剉碎煎至成炭，取起，以布滤去渣，要净，再上砖架定，取嫩桑条如拇指，大约长一尺六寸者一根搅油。

第三下黄丹水飞，炒干，半斤　黄腊鲜明者，五两

烧油令滚，以茶匙抄丹细细入油，桑枝不住手搅，滴水成珠不散为度，又取起，摊，候温，又上架。

第四下雄黄透明者　白龙骨　倭硫黄　赤石脂各钱

研细末。勿令油大沸，只大温，微火煎，不住手搅，又摊起，候温，上架。

第五下乳香　没药　丁香　沉香　木香各钱

为细末。入膏内，不住手搅微火温养。

第六下麝香当门子　蟾酥乳汁制　阳起石煅　哈芙蓉各一钱

为细末，入膏内，不住手搅。微火养炼，务要软硬得宜，贴不移动，揭之无迹为度。取起收磁罐中，密封口，埋土中三日夜，去火毒。每用膏五钱，拥在厚细素缎绢上，贴脐下关元穴及背后肾俞二穴。每一个可贴六十日方换，其效如神。但不可恃此固纵，以伤真元也。

① 砖：原作“专”，据文义改。

万氏家传养生四要卷之五

罗田密斋万全　编著
汉阳鹤湄张伯琮校定
男恪斋张坦议正讹刻

养生总论

养生之道，只要不思声色，不思胜负，不思得失，不思荣辱，心无烦恼，形无劳倦，而兼之以导引，助之以服饵，未有不长生者也。服饵之物，谷肉菜果为上，草木次之，金石为下。盖金石功速而易生疾，不可轻饵，恐毒发难制也。近观服杏仁者，至二三年，或泄，或脐中出，皆不可治。服楮实者，辄成骨痿。服钟乳、阳起石、硫黄、丹砂、雄黄、附子、乌头之属，多为虚阳发热作疾。服女子初经作红铅者亦然。悉宜屏之，勿轻信也。

方士惑人，自古有之。如秦始皇遣人入海，求不死之药；汉武帝刻意求仙，至以爱女妻之，此可谓颠倒之极，末年乃悔悟曰：天下岂有仙人？惟节食服药，差可少病而已。此论甚确。刘潜夫诗云：但闻方士腾空去，不见童男入海回。无药能令炎帝在，有人曾笑老聃来。

《南史》范云初为陈武帝属官，武帝九锡之命在旦夕，忽感寒疾，恐不获愈。预庆事召徐文伯诊视，以实恳之曰："可得便愈乎？"文伯曰："欲便差甚易，恐二年不复起耳。"云曰："朝闻道，夕死可矣，况二年乎！"文伯以火烧地，布桃叶置云其上，顷刻汗解，裹以温粉[①]。易日疾瘳，云喜甚。文伯曰："不足喜也。"越二年，果卒。观此可为求速效者之戒。

病有坚痞，风气结在皮肤肉腠者，可用针，分寸如法。在胸腹腰脊，

① 粉：原作"松"，据《医说》卷三改。

近脏腑肠胃者，非是上医，勿便用针。

按《素》《难》，凡治脏腑之病，取手足井[①]、荣、俞、经、合，以行补泻之法。故八法针天星十二穴者，上取下取，左取右取，合担则担，合截则截。吾有秘传，皆不离手足，了尽一身之疾。凡有疾者，头项胸腹腰脊肋胁戒勿用针。

凡头面胸腹脊膂诸穴，有宜灸者，不过三壮，不可多灸。有人灸丹田穴，动则五六十壮，谓之随年壮。人问其故，答曰：若要身体安，丹田、三里常不干。噫！此齐东野人语[②]也。人能谨其嗜欲，节其饮食，避风寒，虽不灸丹田、三里，身自无病而常安也。否则正气一虚，邪气自攻，以灸补虚，是以油发[③]火也，无益而反害之。

凡用针灸后，常宜慎欲，至疾愈方可，不然则无效矣。

延年益寿不老丹

生黄三两，酒浸一夜，晒干　熟黄三两，洗净，晒干　地骨皮五两，酒洗净，晒干　人参三两　天冬三两，酒浸三时，去心，晒干　麦冬三两，制同　白茯苓五两，去粗皮切片酒浸，晒干　何首乌半斤，鲜者，用竹刀刮去皮，切片，酒浸，晒干；干者，用米泔水浸软，刮去皮，切片，用砂锅内先下乌羊肉一斤

黑豆三合，量着水于上加竹蓖，放此药后覆盖蒸一二时辰，取出晒干，共为细末，炼蜜为丸，梧桐子大。每服三五十丸，酒送下，清辰[④]服之。此药千益百补，或十日或一月，自知为另等人也。常服功效难言。得此药者，不可以为药易而轻传也。

鹿角霜丸

黄柏八两，去粗皮，用人乳拌匀，晒干，如此三次，炒褐色用之，或五六两或七两，随时加减　鹿角霜八两　天门冬二两，去心　麦门冬二两，去心　人参一两或二两　生黄二两，置水中，去浮者，酒浸一夜　熟黄酒浸一夜，二两，晒干

为末，炼蜜为丸，梧子大，每服七十丸，加至百丸。淡盐汤送下，酒亦尤佳。

煮鹿角霜法

鹿角用本年解及新锯，血气不干枯者，截寸半，置长流水中浸七昼

① 井：原误作“并”，据文义改。

② 齐东野人语：意谓道听途说，不足为凭。典出《孟子·万章上》。

③ 发：疑当作“泼”。

④ 辰：通“晨”。

夜，涤去腥秽。每角一斤，加桑白皮二两，黄蝎[①]二两，楮实子一两，放银器内，或盐泥固济的好坛，炭灰煮七昼夜，水耗以熟水添之，旋耗旋添。角软如熟样，取出晒干听用。将煮角汁去药渣并蜡皮，火熬胶收贮。每用三钱，酒化融服，其功更胜。若是麋角尤佳，煮制之法相同。

何首乌丸

八月采赤白各[②]半，极大者佳，以竹刀刮去皮，切碎，用米泔水浸一夜，漉出晒干，以壮妇生男乳汁拌晒三度，候干。用木臼舂为末，罗细，以北红枣，密云县出者佳，于沙锅内煮去皮核，取肉和药末，千杵为丸，焙燥，以磁器盛之。初服二十丸，每十日加十丸，至百丸止。空心盐汤下。忌铁与诸血、萝卜。

此长生真人保命服食：

治五痨七伤，虚损无力，四肢困倦，脚手顽麻，血气耗散，面黄肌瘦，阳事不升，虚晕恶心，饮食减少。此药能治诸虚，添精补髓，滋润皮肤，充神壮气，身体轻健、光泽，开胃进食，返老还童，发白再黑，齿落更生，大有神效。

茯苓四两　天冬四两　山药四两　熟黄四两　枸杞四两　何首乌四两　干姜二两　大茴一两，炒　青盐少许　鹿角霜四两　莲肉半斤，去皮　没石子一两　破故纸四两，净香油炒　大核桃肉半斤　麦冬四两

为末，空心白汤调匀二三匙，日进二服，不拘在家在外，少者一服，老者二服，功不尽述。

松梅丸　肥肠健髓之验。

松脂一斤，炼热者　怀庆地黄十两，酒蒸　乌梅肉六两

如后法制，炼蜜为丸，梧子大，每服五十丸[③]，空心米饮盐汤下。

此方得之南京吏部尚书大人者，自云西域异人所授，后服之果能加饮食，致身肥健，小便清，大便润，精神不倦。愚考诸本草云：松脂味苦，甘温无毒，安五脏，除胃中伏火、咽干消渴，久服轻身不老，聪耳明目，固齿润肺，辟邪气，去历节风、励[④]风酸痛不可忍，仙家多炼服，日无倦怠，老年发白返黑。若同茯苓末炼蜜服，可以辟谷。

---

① 黄蝎：疑当作“黄蜡”，是“蠟”误为“蝎”。“蠟”乃“蜡”的俗写。

② 各：“各”字原脱，据文义补。

③ 丸：“丸”字原脱，据文义补。

④ 励：疑当作“疠”。

炼法：用明净松脂十余斤，先以长流水入沙锅内，桑柴火煮拔三次，再淋桑灰汁，仍煮七八次，扯拔，又用好酒煮二次，完则以长流水煮过一次，扯拔色白，味不苦涩为度。阴干，入石臼内杵捣取净末，依方配合再捣。一日九次，须要日干乃佳。又查熟黄，味甘苦无毒，填骨髓五脏不足及男女痨伤，通血脉，益气力，利耳目。一名曰地髓，久服轻身不老，黑发增寿。服此药忌三白，禁银铁器。取沉水者佳，晒干称用，以清油洗净，木甑沙锅蒸半日，入臼舂用。乌梅肉味酸平无毒，能下气除热，安心神，疗肢体痛，生津液[①]及好睡口干，利筋脉，去痹消痰，治骨蒸虚劳，羸瘦，解烦毒。久服令人思睡不睡。故东垣有言：凡酸味最补元气，谓其有收之义耳。取润大者三五斤，以温酒浴洗，甑内蒸熟，去核取肉，捣和前二味成丸。

鹿角霜丸

鹿角锯成寸段，长流水浸七日，入砂锅内，用桑柴火煮七日夜，取出，外去粗皮，内去血穰，研细，净，一斤　知母去皮，盐酒炒黄色，为末，净，半斤　生黄酒浸一夜，晒干，为末，净，四两　熟黄酒浸一夜，晒干为末，净，四两　天冬酒浸，去心，晒干，为末，净，四两　麦冬酒浸，去心，晒干，为末，四两　当归全，用酒洗，为末，二两　何首乌去皮，用人乳拌匀，九蒸九晒，为末，二两，不犯铁器　白茯苓去皮，为末，用水淘净去筋膜，二两　麋角制法同前，净末，一斤　黄柏去皮，切为咀片，酒炒老黄色，为末，净，半斤

共为一处拌匀，炼蜜为丸，梧子大。每服五十丸[②]，空心温酒送下，或盐汤送下亦好。

乌须固本丸

何首乌半斤，米泔水浸三宿，竹刀刮去皮，切片，方加黑豆五升，同首乌滚水泡一时，蒸熟去豆　生黄二两，酒浸　黄精四两，用黑豆二升，同煮熟，去豆，忌铁器　熟黄二两，酒浸　天冬二两，去心　麦冬二两，去心　白茯苓二两　赤茯苓二两，各去心　片术二两　人参二两　五加皮二两　巨胜子二两　柏[③]子仁二两　松子仁二两　核桃仁二两　枸杞二两

为细末，炼蜜为丸，梧子大，每眼七八十丸，空心温酒盐汤下。

却老乌须健阳丹

何首乌半斤，米泔浸三夜，竹刀刮去皮，打碎如棋子大，赤白各一斤　牛膝半

---

① 液："液"字原空缺，据文义补。

② 丸："丸"字原脱，据文义补。

③ 柏：原作"百"，据文义改。

斤，同前何首，用黑豆五升，入沙锅内煎三次，为末 枸杞半斤，酒浸洗，晒干，为末 当归半斤，酒浸一夜[①] 故纸五两，炒黄为末 茯苓赤，一斤，牛乳浸，白一斤，人乳浸。俱一夜，晒干 兔丝子半斤，酒浸三日，晒干，为末

右七味，各不犯铁器，炼蜜为丸，如弹子大，日进三丸。早进一丸，空心酒下；午后一丸，姜汤下；临困一丸，盐汤下。初服三日，小便杂色，是去五脏杂病；二十七日唇红口生津液，再不夜起；四十七日，身体轻健，两乳红润，至一月后，鼻头辛酸，是诸风百病皆出；四十九日，目视光明，两手火热，精通，白发反[②]黑，齿落更生，阳事强健，丹田如火，行步如飞，气力倍加，非人不可轻泄，乃神秘之方也。

益母草，单一味为末，不犯铁器，炼蜜为丸，如弹子大，每服一丸，久服亦令人有子。此先祖兰窗公常用有验者，其妇人胎前产后，诸疾治之皆效。加减汤引于右。

本方加木香、当归、赤芍尤佳。无子者，温酒下，服一月其经自调—方于上加外，又有川芎。腹有症瘕加三棱、莪术。胎前产后，脐腹刺痛，胎动不安，下血不止，用煎秦艽汤下，或当归汤下，半夏汤亦可。

胎前产后，脐腹作痛有声，寒热往来，俱用米汤下。临产及产后，先用一丸，及童便酒下，血气自然调和。又能破血痛，调经络，极效。

产后胎衣不下，及一切产难横生，或死胎经日不下，胀满心闷、心痛，炒盐汤下。

产后中风，牙关紧闭，半身不遂，失音不语，童便无灰酒送下。

产后气喘、咳嗽，胃膈不利，恶心呕吐酸水，面目浮肿，两胁腋痛，动举无力，温酒下。

产后，两太阳痛。太阳者，前后脑也。呵欠，心惊、怔忡，气短，肌瘦，不思饮食，血风身热，手足顽麻，百部疼痛，米饮送下。

产后眼花黑暗，血晕血热，口渴烦闷，见鬼狂言，不省人事，薄荷汤下。血崩漏，糯米汤下。

产后赤白带，煎阿胶汤下。

产后大小便不通，烦躁口苦，薄荷汤下。

产后面赤颜垢，五心烦热，或腹中血块，腹脐奔痛，时发寒热，有冷汗者，童便酒各半下，或温薄荷汤下。

---

① 酒浸一夜：此下原有“加茯半斤”四字，据文义删。

② 反：通“返”。

产后恶血未尽，结带脐腹刺痛，恶气上冲，心胸满闷，童便温酒各半下。

产后痢疾，米汤下。

又方三分散，用小柴胡、四物、四君。用咀哎。产后伤寒并痢者，依方取效似神扶。产后血泻，水煎枣汤下。产后未满月，血气不通，咳嗽，四肢无力，自汗、睡汗不止，月水不调，久而不治，则为骨蒸潮热，用童便酒下。若急用时，取生者根茎花叶捣烂，调服及绞汁入水，饮亦可。又治喉闭，得吐即愈，冬来用根为最。

娠妇五忌　昆山顾状元刊施二法。

一勿睡热炕，南方火柜一同。

一勿食热炒炙煿之物。

一勿食葱、蒜、韭、薤、葫椒、茱萸。

一勿于星月下仰卧及当风洗浴坐卧。

一勿饮烧酒及黄酒，盖此二酒有药，恐后妊娠所禁相反。

小儿五宜

一小儿初生，先浓煎黄连甘草汤，用软绢或丝绵包指蘸药，抠出口中恶血，气或不及，即以药汤灌之，待吐出恶沫，方与乳吃。令其出痘稀少。

一初生三五月，宜绷缚令卧，勿竖头抱，免致惊痫。

一乳[①]与食不宜一时混吃，令儿生疳癖痞积。

一宜令七八十岁老人旧裙裤改小衣衫，令儿有寿。虽富贵之家，切不可新制纻丝绫罗毡绒之类与小儿服，不惟生病抑且折福。愚意：凡小儿满月受贺宴宾，宰杀生物亦非所宜。

一小儿四五个月，止与乳吃，六个月以后，方与稀粥哺之。周岁已前，切不荤腥并生冷之物，令儿多疾。若得二三岁后，脏腑稍壮，才与荤腥最好。

延年第一方　镇江钱医官传。

小儿初生，脐带脱落后，取置新瓦上，用炭火四围烧至烟将尽，放于土地上，用瓦盏之类盖之存性，研为细末。预将透明朱砂为极细末，水飞过，脐带若有五分重，乳汁一二蚬壳调和，或以黄连甘草汁调亦好，调和前脐带末、朱砂末二味，如沙糖样，抹儿口中及乳头，一日之内抹尽。次日儿大便遗下秽污浊垢，终身永无疮疥及诸胎疾，个个保全。此十分妙法

① 乳：原作“乱”，据文义改。

也。脐带内看有虫，当去之。

神效消毒保命丹 凡小儿未出痘疮者，每遇交春分、秋分时，服一丸，其痘毒能渐消化。若服一二次者，亦得减少。若服三年六次，其毒尽消，必保无虞。此方神秘，本不宜轻传，但慈幼之心，自不能已，愿与好生者出而共之。

缠豆藤一两五钱，即是毛豆藤梗上缠绕细红丝者是也。在八月采取，阴干，以此药为主，妙甚 黑豆二十粒[1] 赤豆七十粒 山楂肉一两 新升麻七钱 荆芥五钱 防风五钱 生黄一两 川独活五钱半 甘草五钱 当归五钱，酒洗 赤芍五钱 连翘五钱半 黄连五钱 桔梗五钱 辰砂一两，水飞另研 牛旁子一两，炒 苦丝瓜二个，长五寸，留年，经霜者甚妙，炒灰存性

各为极细末，和匀，净沙糖拌丸，李核大，每服一丸。浓煎甘草汤化下。其前项药须预辨[2]精料，遇春分、秋分、正月十五、七月十五修合，务在精诚。忌妇女、猫、犬见。合时向太阳祝药曰：神仙真药，体合自然，婴儿吞服，天地齐年。吾奉太上老君急急如律令敕！一气七遍。

凡初生小儿，口龈发牙根白黑，名曰马牙，不能食乳。此与鹅口不同，少缓即不能救，多致夭殇。急用针缚筋，将白黑挑破出血。用好金墨磨薄荷汤，以手指碾母油发，蘸墨遍口擦之。勿令食乳。待睡一时，醒方与乳，再擦之即愈。

牛黄抱龙丸 此屡服验方，治一切急慢惊风及风热风痰。用薄荷汤磨服一丸，儿小作二三次服。

牛胆南星八钱 雄黄钱半 辰砂一钱二分 钩藤两半 天竺黄二钱半 人参钱半 茯苓钱半 牛黄二分 射香五分

为末服，将甘草四两，剉细，用水二大碗，煎成膏一盏，入药末内，丸如芡实大，金箔为衣，阴干藏之，勿令泄气，每近微火边。

右附方有验及人所服验者，皆秘也，兹具开录，以广前方之所未备。盖人之禀养不齐，病亦随异，故方各有所宜，在人活变而用之耳。

万灵膏

香油四斤 槐 柳 桃 榴 椿 杏 杨各二枚 两头尖 白芷 赤芍 大黄 人参 黄连 白芍 草乌 苦参 川芎 生黄 川椒 胎发 川山甲 熟黄 槐子 杏仁各一两 当归二两 蓖麻一百三十，去皮 巴豆

① 粒：原作“立”，据文义改。下同。
② 辨：同“办”，备办。

一百二十，去皮　黄蘖去皮，一两　木鳖五十个，去皮

右二十味，俱㕮咀如麻豆大，入香油内浸，春五夏三秋七冬十日。

黄香十二两　黄丹二斤，水飞澄，火焙七次　阿魏　沉香　丁香　射香　血竭各一两　木香八两　乳香　没药各三两

右阿八味[①]，俱为细末，先将香油并药入铜锅内熬焦，将药锅取下，温冷用生绢过净，将药再下黄丹，用槐、柳等枝不住手搅，此时用烧火宜慢，常滴药在水中，成珠不散，入黄香，将锅取下冷片时，减火性，乃下阿魏等八味，搅匀，化开贴患如神。

柴胡三棱饮　治小儿食积。

柴胡　神曲　黄芩　莪术　人参　三棱　只实　陈皮　半夏　乌梅　青皮　茯苓　厚朴　槟榔　甘草

姜三片，草果仁二瓣[②]，水煎。

黄连磨积丸　治遗精。

滑石　黄柏

为末，秋冬炼蜜，春夏面糊为丸，梧子大，每服七十丸，滚水下。

治肠风下血

槐角一两

水一盏，煎半钟。

治风疮疥疮

香油一钟　猪油半两　黄柏　苦参　头发　鸡子皮　黄蜡

以上诸药，在锅内煎化头发后，用水银、猩红、枯矾、木鳖、大风子、蛇床子、人言、硫黄、雄黄、花椒、吴茱萸，俱为细末，入前药内调搽。

治喉痛生疮

内用**凉膈散**加防风　牛蒡子　射干　升麻

治疮吃药

生黄　黄柏　黄芪　防风　荆芥　当归　栀子　白蒺藜　苍术　川芎　赤芍　甘草　大黄

水煎。

① 右阿八味：指阿魏以下八味。

② 瓣：原作“辨”，据文义改。

治头疮

石螺去壳，留肉　白蜡五钱　香油二两　松香五钱

石螺[1]将油煮滚，入白蜡、松香，入油内，成膏。

治九种心气痛

莪术　三棱　青皮　陈皮　益智仁　桔梗　藿香　肉桂　甘草　香附　槟榔

为咀片，白水煎。孕妇不可服。

治痢疾

梧桐子　诃子肉各一两　枯矾二钱

细末，醋糊丸，梧子大，每服三十。红痢甘草汤下；白痢干姜汤下。二次止。

牙疼，**牙痛独活散**。

通、玄、羌、独、芎[2]、防风各一钱

水煎。

治便毒

金银花　川山甲　木鳖子去油　白芨　天灯心　姜蚕　全蝎去毒　常山　大黄　连翘　细辛　牛膝　漏芦　乳香　没[3]药药煎热，方下此二味

水、酒各一钟，煎服。

治蜡瘰[4]

新剃头时，用白糖满头搽上后，用活螺蛳捣烂付[5]上，干一层再加一层。

治虫牙痛

用黄蜡少许，在锅内化开，用艾叶小大三皮、人言少许，同处为丸，又用鹅茧一个盛之。如疼在左，放蜡丸在左，右疼痛安右。

治嗽

用桑白皮、萝卜，共一处，水煎，露一夜，清辰温热服之。

治风牙

用川乌一片，放清油内蘸过烧红，放于牙上立效。

① 石螺：原作“二味”，据文义改。

② 通玄羌独芎：指木通、玄胡、羌活、独活、川芎。

③ 没：原作“殁”，据文义改。

④ 蜡瘰：疑当作“瘰疬”。

⑤ 付：通“敷”。

治痔漏疮方

莲蕊二钱　归尾焙干，二两　大黄两半　乳香　没药　猩红各一钱　蚊蛤　黑白丑各一两

为细末，每服四钱，豮猪肉汤下。四更服之，四时下虫，如无虫下，烂肉为度。

固齿搽牙散

骨碎补一两，炒黑　青盐五钱　食盐五钱　花椒五钱

为末搽之。

头风方

川芎三钱　柴胡一钱　石菖蒲　防风　藁本　生甘草　升麻各一钱　熟甘草　生黄酒浸，各一钱　黄连酒炒　黄芩酒炒，各四钱半

为末，每服二钱。食后真茶汤送下。

杨文宇治天行热病方。

柴胡热潮将息者一钱，未息者一钱半　黄芩钱半，加多亦可　半夏九分或一钱　白茯苓九分　只实一钱，未下者钱半　厚朴五分

头痛胸痛者，加川芎五分，有班[1]先服青黛三钱，水化服，后服药，姜三片为引；已经下者，加大枣一个为引，未下者不用。

中满肿胀方

人参三分　白术一钱　茯苓六分　黄芩五分　麦冬八分　木通五分　厚朴三分　紫苏叶三分　海金沙五分

膈噎方

生黄一钱三分，水洗　当归八分，酒洗　白芍一钱　川芎七分　陈皮八分　红花三分　桃仁五分　甘草五分，炙

水煎，初服二三剂时，定有一反，上后即愈。当多服一二十剂。若动火，加黄芩、青皮各五分；有别症随宜加药。

五卷终

① 班：通“斑”。

养生类要

（明）吴春严　辑著

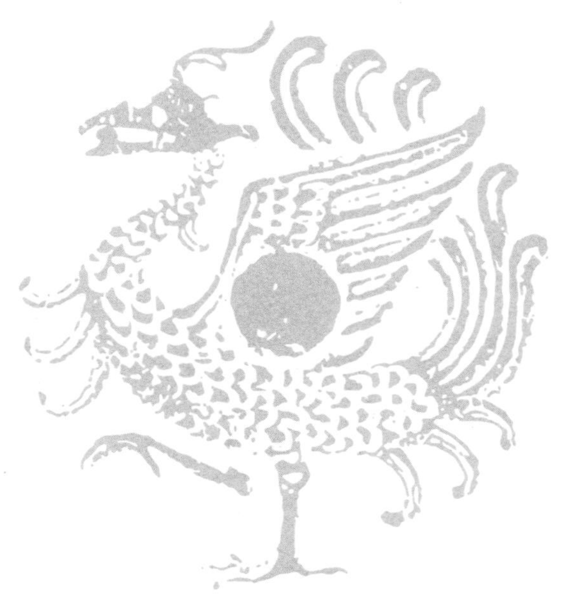

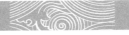

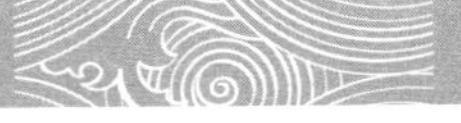

养生类要序

省进士两江方元焕撰

春岩子，歙医者流。往粤邑长南溪子寓书，称春岩子才，今歷四方以察风候[1]，脱过女第叩之[2]，予乃觏春岩子。与语，遂大惬，至累昕夕[3]不去也。当津[4]苦卧久，群医不功，春岩子一视而名热疟，再剂而瘳。春岩子名奕奕[5]以是隃起[6]。顾其心又长者[7]，由是东人[8]病必致春岩子，不至辄愳[9]。即至听其诊治，不而忻戚[10]之。其所至即至，眇贱[11]不却也，故东人不可一日去[12]春岩子。客四移历计归[13]，东人振恐，因请著书。春岩子著书二卷，曰《养生类要》。予读之，沾沾喜[14]又慨焉。嗟乎！俞跗[15]亡而医无练易[16]，佗书毁[17]而学失湔刲[18]。故曰：人之所病病疾多，医之所病病道

① 风候：风物气候。

② 脱过女第叩之：犹言通过妹妹拜访。第，通“弟”。

③ 昕夕：早晚。引申指整天。

④ 当津：喻指当政者。

⑤ 奕奕：高大美好的样子。

⑥ 隃起：犹言越起，指名声大振。隃，通“逾”，超越。

⑦ 长者：年高而有德望之人。

⑧ 东人：盖指广东人。

⑨ 愳：同“惧”，害怕。

⑩ 不而忻戚：犹言不能悲喜。

⑪ 眇贱：犹言贫贱。

⑫ 去：离开。

⑬ 客四移历计归：意思是寓居了四年打算回家乡。

⑭ 沾沾喜：即沾沾自喜，得意的样子。

⑮ 俞跗：传为黄帝时的良医。

⑯ 练易：炼精易形。

⑰ 佗书毁：指华佗在狱中焚掉医书。

⑱ 湔刲：洗涤刀割。

少。窃意道少非直[①]病六不治[②]，殆方书或鲜，症结无从导欤。故东人请而漫无搜录，何以为春岩子？或言医案聚蝟[③]，春岩子复矣。予曰：不然。盖五味错而食不可胜用，诸法错而医不可胜用。详保摄者略方脉，深攻击者忽机宜[④]，往往则尔用之多梏[⑤]。春岩子首引导食息[⑥]，次时令安怀[⑦]，以谨未病，以救已病。采窗禁方[⑧]，萃术百氏，兼列不逸，随索而足。匪[⑨]曰贤于先民，抑亦裨所未悉欤？太史公曰：圣人知微，使良医蚤[⑩]从事，病可已，身可活也。春岩子为近之。春岩子，名正伦，与南溪子并吴姓。南溪子博极群学，多仁政。春岩子持箧质之[⑪]，必且浸浸[⑫]弘其诣[⑬]，踪述俞、华不难云。

嘉靖阏逢困敦之岁[⑭]陬月[⑮]良日

---

① 直：通“只”。

② 六不治：指骄恣不论于理、轻身重财、衣食不能适、阴阳并藏气不定、形羸不能服药、信巫不信医。见《史记·扁鹊仓公列传》。

③ 聚蝟：聚集在一起。

④ 机宜：事理、时宜。

⑤ 梏：桎梏，束缚。

⑥ 引导食息：指功法和食疗。

⑦ 时令安怀：指四时摄养和安老怀幼。

⑧ 采窗禁方：指独有不容易被人分享的医术知识。

⑨ 匪：非。

⑩ 蚤：早。

⑪ 持箧质之：指背着药箱为人看病。

⑫ 浸浸：渐渐。

⑬ 诣：指医技达到很高的程度。

⑭ 阏逢困敦之岁：指甲子年。阏逢，甲的别称。困敦，子的别称。

⑮ 陬月：农历正月的别称。

养生类要序

临清省进士雨田张鲤撰

春岩吴子著《养生类要》百余条，刻成，雨田子读之叹曰：仁哉！吴子之心也，是可以言医矣。大凡医家者流，得一验方，则藏之笥箧[1]，惟恐病者知，有妨于售，又惟恐同术者知，有妨于专售，甚至以咀为末，易黄为玄。曰：庶几[2]人之莫识也。吁！是果医云乎哉！吴子，徽名家也。少读书，有志为经生，以病弗果。闻湖人陆声野医最著，往执弟子礼，遂得真传而归。大江南北，人无问数百里，皆走堂下叩之，所存活者甚众。自以为未溥也，乃走燕齐之间，居临清四年，将归棹而南也。诸商人留之，吴子不可。好事者挽其行，弗能。曰：请为我著书。吴子重违群请，遂著《类要》一书。盖亦少出绪余，以补人日用之所需，虽未尽罄其所传于陆子者，其方药固皆的而中也。此书作，四方之病者，可以不医而愈。吴子之售愈溥矣。呜呼！方古也，世医得之则思秘，吴子得之则思传，其存心不啻霄壤。故曰：仁哉！吴子之心也。况其为书又参取往哲，卓有明验，可以布而远哉。安知天下后世读其方书者，不谓河间、丹溪辈复有续案若此耶。雨田子谓兹集也刻之，便因其请序，序之。

嘉靖甲子春王正月吉旦[3]书于对竹山堂

① 笥箧：竹制的小箱子。
② 庶几：希望。
③ 吉旦：初一。

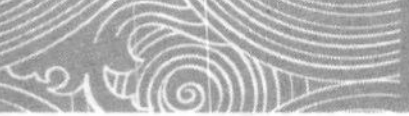

养生类要小序

左竹山人吴敖撰

《养生类要》者，类养生之要也。匪[①]类弗明也，匪要弗精也，是编之繇[②]作也。类者，别其科而比之也。始以运摄精气，制病于未形也，故类也。次以取制丹铅，窃夺乎元神也，亦类也。饮食日用或失则疾，类也。男女居室或失则夭，类也。风寒暑湿，古有类也，未分四时，类四时也。济阴慈幼，古有类也，未及养老，类养老也。此类之例也。要者，抡[③]其粹而约之也。方书方药，猬聚林起，漫无纪极，弗精也，要之以从精也，若汇荆玉[④]而去碔砆[⑤]也，若汇隋珠[⑥]而黜鱼目也，此要之例也。类其要则精而明，动而有功，家无痡[⑦]夫，人其良医矣。

吴郡章松刻

---

① 匪：非。

② 繇：由。

③ 抡：挑选。

④ 荆玉：荆山之玉，即和氏璧。

⑤ 碔砆：似玉之石。

⑥ 隋珠：隋侯之珠，与和氏璧同称稀世之宝。

⑦ 痡：病。

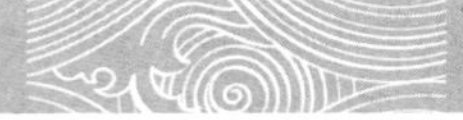

春岩子传

梁园漫客吴山人郑若庸著

春岩子者，歙之澄塘人也，名正伦，字子叙，系自汉番君[①]及唐少微[②]先生其后。廷佩君迁歙[③]，为澄塘之祖，溯自春岩子，二十有九世矣。子少警敏善学业，制科已乃目眚自画[④]，顾[⑤]更喜黄帝、扁鹊之书，时窃记诵，稍涉大义即隽永不能舍，会其大父乐山翁趣之成，遂取《素》《难》以下历代名医家方论悉读之，会通其要，能参运气生克传胜之由，切脉望色、听声写形之征，汤液醴洒、镵石挢[⑥]引、案扤[⑦]毒熨之治，出以疗人，即多奇验。年未弱冠，已称良医师矣。时吴兴陆声野，以青囊术为江左大家，子挟箧往事之三年，授以五诊六徵、经脉上下及奇络结若俞所居，皆能尽其学。遂北游吴会，渡江溯淮，歷齐鲁海岱之墟，所过辄以名闻。至清泉，清泉居邑者多乡人，因止。

春岩子舍人又市归之，有卧沉绵，四肢不能用，或溲闭不后，足下重膇，女妇不月，痈久不决，切其脉无败逆，皆立起之，未尝见人危。疴稍自沮者，远近争相迎致，子略不为，佛即又祁，寒暑雨不怠也。性敦朴，乐自韬闭，尝衣韦褐，浮沉里闬[⑧]间。时之医家，艺稍稍售即为高车

① 番君：吴芮，初为番邑令，尊称番君。汉高祖五年封为长沙王。被誉为“江西第一人杰”。

② 少微：吴少微，字仲材，号遂谷，唐代著名文学家。

③ 廷佩君迁歙：据歙县吴氏家谱记载，澄唐吴氏一世祖为吴竦，生于唐光启元年（公元885年）。

④ 自画：意思是自己限制自己。

⑤ 顾：而，反而。

⑥ 挢：原作“槁”，据《史记·扁鹊仓公列传》改。

⑦ 扤：原作“抗”，据《史记·扁鹊仓公列传》改。

⑧ 里闬：代指乡里。

文马，竞自衒鬻[1]，子弟兀兀[2]无所求。闻贵家巨姓有疑疾，群医工室中周章，不知为计，子徐徐从中起，视色詧[3]脉，一七奏效，咸以为神。闲居，应对日期，期若不能语至，论疾所因，援经证事，移日无冗辞，据案施治，无甚殊他人者。一遇奇疾，操纵裨合[4]，犹大将将兵，机权神变，人始谓不相及也。平生笃尚伦秩，事后母蒋夫人极孝敬，友爱诸季，其入丝粟无所内。蒋夫人以其能子[5]，特殊爱之。与人交造次[6]，然诺无自食者，人以是益器重焉。居[7]尝曰：闻之往圣养人，先以五味五谷，次以五药，使六疾六气不能相淫，民罕疵疠[8]，言治未病愈[9]于已病治也。因著编书曰《养生类要》云。漫客曰：余读太史公书，见其所述国工家数十事，愈人疾疕，至多奇应。人各以方书相授受，率名称流闻当时，辉映遗代，然无有不奏功于瞑眩[10]者。未病之治，盖寥乎？未前闻也。岂慎疾者，固难乎？王符氏云：疗病者，先知脉之所次[11]，气之所结，然后为之方，则疾可愈而寿可长。为国者，先知人之所苦[12]，祸之所肇，然后为之禁，故奸可塞而国可安。是虽有善方、善禁，孰若俾气无结，祸无肇，胜哉？故曰：上医医国。固春岩子著书旨已。子将游上都，因述斯传，使遘春岩子者知云。

① 衒鬻：炫耀、卖弄。鬻，原作“粥”，据文义改。
② 兀兀：混沌无知貌。
③ 詧：同“察”，仔细观看。
④ 操纵裨合：又作“操纵捭阖”。指排兵布阵，运筹自如。
⑤ 能子：能干父蛊之子。指能继承父志，完成父未竟之业。
⑥ 造次：此指为人随和。
⑦ 居：平素。
⑧ 疵疠：灾害疫病。
⑨ 愈：胜过。
⑩ 瞑眩：此指《尚书·说命》中“药不瞑眩，厥疾弗瘳”。
⑪ 先知脉之所次：《潜夫论》卷四作“必先知脉之虚实”。
⑫ 先知人之所苦：《潜夫论》卷四作“必先知民之所苦”。

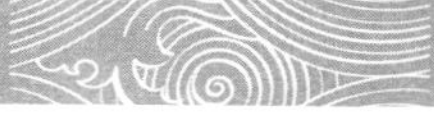

养生类要目录

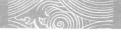

① 阴阳烹炼秋石服饵诀法：此目原缺，据正文标题补。
② 制："制"字原脱，据正文标题补。
③ 滋补方论：此四字原脱，据正文标题补。
④ 食物所忌所宜：原作"饮食宜忌"，据正文标题改。
⑤ 诸："诸"字原脱，据正文标题补。
⑥ 诸病所忌所宜：此目原脱，据正文标题补。
⑦ 滋补诸方：此目原缺，据文义文例补。
⑧ 长春：此二字原脱，据正文补。
⑨ 补血顺气：原作"气血"，据正文改。

养生类要后集[①]

春月诸症治例

夏月诸症治例

秋月诸症治例

冬月诸症治例

① 养生类要后集：此下原无目录，据正文标题辑录。

济阴类

慈幼类

养老类

养生类要后记

养生类要跋

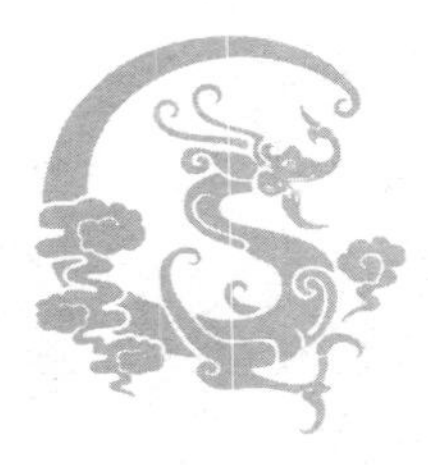

养生类要前集

族祖左竹山人吴敎校正

新安木石山人吴正伦辑

逍遥子[1]导引诀凡十六段

水潮除后患

平明睡醒时，即起端坐，凝神息虑，舌抵上腭，闭口调息，津液自生，渐至满口，分作三次，以意送下。久行之，则五脏之邪火不炎，四肢之气血流通，诸疾不生，永除后患，老而不衰。

火起得长安

子午二时，存想真火自涌泉穴起，先从左足行，上玉枕，过泥丸，降入丹田，三遍。次从右足亦行三遍，复从尾闾起又行三遍。久久纯熟，则百脉流通，五脏无滞，四肢健而百骸理也。

梦失封金柜

欲动则火炽，火炽则神疲，神疲则精滑而梦失也。寤寐时调息思神，以左手搓[2]脐二七，右手亦然。复以两手搓胁腹，摆摇七次，咽气纳于丹田，握固良久乃止，屈足侧卧，永无走失。

形衰守玉关

百虑感中，万事形劳，所以衰也。返老还童，非金丹不可，然金丹岂易得哉？善摄生者，行住坐卧，一意不散，固守丹田，默运神气，冲透三关，自然生精生气，则形可以壮，寿可以延矣。

① 逍遥子：名牛道淳，又称逍遥大师，元未全真教道士。

② 搓：原作“槎”，据文义改。下同。

鼓呵[①]消积聚

有因食而积者，有因气而积者，久则脾胃受伤，医药难治。孰若节饮食，戒嗔怒，不使有积聚为妙。患者当升身闭息，鼓动胸腹，俟其气满，缓缓呵出，如此行五七次，使得通快即止。

兜礼治伤寒

元气亏弱，腠理不密，则风寒伤感。患者端坐盘足，以两手紧兜外肾，闭口缄息，存想真气自尾闾升，过夹脊，透泥丸，逐其邪气，低头屈抑如礼拜状，不拘数，以汗为度，其疾即愈。

叩齿牙无疾

齿之有疾，乃脾胃之火熏蒸。侵晨睡醒时，叩齿三十六通，以舌搅牙根之上，不论遍数，津液满口方可咽下，每作三次乃止，及凡小解之时，闭口，紧叩其齿，解毕方开，永无齿疾。

升观鬓不班[②]

思虑太过则神耗，气血虚败而鬓班。以子午时握固端坐，凝神绝念，两眼含光，上视泥丸，存想追摄二气，自尾闾上升，下降返还元海，每行九遍。久则神全，气血充足，发可返黑也。

运睛除眼翳

伤热伤气，肝虚肾虚，则眼昏生翳，日久不治，盲瞎必矣。每日睡起时，趺坐[③]凝息，塞兑垂帘[④]，将双目轮转十四次，紧闭少时，忽然大睁开，行久不替，内障外翳自散。切忌色欲并书细字。

掩耳去头旋

邪风入脑，虚火上攻，则头目昏旋，偏正作痛，久则中风不语，半身不遂，亦由此致。治之须静坐，升身闭息，以两手掩耳，折头五七次[⑤]，存想元神逆上泥丸，以逐其邪，自然风邪散去。

托踏应轻骨

四肢亦欲得小劳，譬如户枢终不朽，熊经鸟伸，吐纳导引，皆养生之用也。平时双手上托，如举大石，两脚前踏如履平地，存想神气，依按四

① 呵：原作“和”，据文义改。
② 班：通“斑”。指鬓发斑白。下同。
③ 趺坐：盘腿端坐。
④ 塞兑垂帘：兑指孔窍；帘，指眼帘。
⑤ 五七次：即三十五次。下仿此。

时，嘘呵二七次，则身健体轻，足耐寒暑矣。

搓涂自美颜

颜色憔悴，良由心思过度，劳碌不谨。每晨静坐闭目，凝神存养，神气冲淡[①]，自内达外，两手槎热，拂面七次，仍以嗽[②]津涂面，搓拂数次，行之半月，则皮肤光润，容颜悦泽，大过寻常矣。

闭摩通滞气

气滞则痛，血滞则肿。滞之为患，不可不慎。治之须澄心闭息，以左手摩滞七七遍，右手亦然，复以津涂之。勤行七日，则气通血畅，永无凝滞之患。修养家所谓干沐浴者，即此义也。

凝抱固丹田

元神一出便收来，神返身中气自回。如此朝朝并暮暮，自然赤子产真胎。此凝抱之功也。平时静坐，存想元神入于丹田，随意呼吸，旬日丹田完固，百日灵明渐通，不可或作或辍也。

淡食能多补

五味之于五脏，各有所宜。若食之不节，必致亏损。孰若食淡谨节之为愈也。然此淡亦非弃绝五味，特言欲五味之冲淡耳。仙翁有云：断盐不是道，饮食无滋味。可见其不绝五味也。

无心得大还

大还之道，圣道也。无心，常清常静也。人能常清静，天地悉皆归。岂圣道之不可传，大还之不可得哉！《清净经》已尽言之矣。修真之士，体而行之，欲造夫清真灵妙之境，若反掌耳。

孙真人卫生歌

天地之间人为贵，头象天兮足象地。父母遗体宜宝之，箕裘[③]五福寿为最。
卫生切要知三戒，大怒大欲并大醉。三者若还有一焉，须防损失真元气。
欲求长生先戒性，火不出兮神自定。木还去火不成灰，人能戒性还延命。
贪欲无穷忘却精，用心不已失元神。劳形散尽中和气，更仗何能保此身。
心若大费费则竭，形若大劳劳则怯。神若大伤伤则虚，气若大损损则绝。

① 冲淡：冲和淡泊。

② 嗽：通“漱”。

③ 箕裘：疑当作“箕畴”。箕子述《九畴》，其中有“五福”。

世人欲识卫生道，喜乐有常嗔怒少。心诚意正思虑除，顺理修身去烦恼。
春嘘明目夏呵心，秋呬冬吹肺肾宁。四季长呼脾化食，三焦嘻却热难停。
发宜多梳气宜炼，齿宜数叩津宜咽。子欲不死修昆仑，双手揩磨常在面。
春月少酸宜食甘，冬月宜苦不宜咸。夏要增辛宜减苦，秋辛可省但教酸。
季月少咸甘略戒，自然五脏保平安。若能全减身康健，滋味偏多无病难。
春寒莫放绵衣薄，夏月汗多宜换着。秋冬衣冷渐加添，莫待病生才服药。
惟有夏月难调理，伏阴在内忌冰水。瓜桃生冷宜少餐，免至秋来成疟痢。
心旺肾衰宜切记，君子之人能节制。常令充实勿空虚，日食须当去油腻。
大饱伤神饥伤胃，大渴伤血多伤气。饥餐渴饮莫太过，免致膨脝损心肺。
醉后强饮饱强食，未有此身不生疾。人资饮食以养生，去其甚者将安适。
食后徐行百步多，手搓脐腹食消磨。夜半灵根灌清水，丹田浊气切须呵。
饮酒可以陶情性，大饮过多防有病。肺为华盖倘受伤，咳嗽劳神能损命。
慎勿将盐去点茶，分明引贼入肾家。下焦虚冷令人瘦，伤肾伤脾防病加。
坐卧防风来脑后，脑内入风人不寿。更兼醉饱卧风中，风才着体成灾咎。
雁有序兮犬有义，黑鲤朝北知臣礼。人无礼义反食之，天地神明终不喜。
养体须当节五辛，五辛不节反伤身。莫教引动虚阳发，精竭荣枯病渐侵。
不问在家并在外，若遇迅雷风雨大。急须端肃畏天威，静室收心宜谨戒。
恩爱牵缠不自由，利名萦绊几时休。放宽些子自家福，免致终年早白头。
顶天立地非容易，饱食暖衣宁不愧。思量无以报洪恩，晨夕焚香频忏悔。
身安寿永福如何，胸次平夷积善多。惜命惜身兼惜气，请君熟玩卫生歌。

陶真人卫生歌

世言服灵丹，饵仙药，白日而轻举者，但闻而未见也。至于运气之术，甚近养生之道。人禀血气而生，故《摄生论》云：“摄生之要，在去其害生者。”此名言也。予所编此歌，盖采诸家养生之要，能依而行之，则获安乐。若尽其妙，亦长生之可觊。今著其歌于左：

万物惟人为最贵，百岁光阴如旅寄。自非留意修养中，未免病苦为心累。
何必餐霞饵火药，妄意延龄等龟鹤。但于饮食嗜欲间，去其甚者将安乐。
食后徐徐行百步，两手摩胁并腹肚。须臾转手摩肾堂，谓之运动水与土。
仰面仍呵三四呵，自然食毒气消磨。醉眠饱卧俱无益，渴饮饥餐犹戒多。
食不欲粗并欲速，只可少餐相接续。若教一饱顿充肠，损气伤脾非汝福。

生餐粘腻筋韧物，自死牲牢皆勿食。馒头闭气宜少餐，生脍偏招脾胃疾。

鲊酱胎卵兼油腻，陈臭腌菹尽阴类。老衰莫欲更餐之，是借寇兵无以异。

炙煿之物须冷吃，不然损齿伤血脉。晚食常宜申酉前，向夜徒劳滞胸膈。

脾好音乐，夜食则脾气不磨，为音响断绝故也。《周礼》所谓“乐以侑食”。盖脾好音声、丝竹，耳才闻，脾即磨矣。是以声音，皆出于脾。而夏月夜短，尤宜忌之。恐难消化故也。

饮酒莫教令大醉，大醉伤神损心志。渴来饮水兼啜茶，腰脚自兹成重坠。

酒虽可以陶情性，通血脉，自然招风败肾，烂肠腐胁，莫过于此。饱食之后，尤宜戒之。饮酒不宜粗及速，恐伤破肺。肺为五脏之华盖，尤不可伤。当酒未醒大渴之际，不可吃水及啜茶，多被酒引入肾脏，为停毒之水，遂令腰脚重坠，膀胱冷痛，兼水肿、消渴、挛躄之疾。大抵茶之为物，四时皆不可吃，令人下焦虚冷。惟饱食后吃两杯不妨，盖能消食故也。饥则尤宜忌之。

尝闻避风如避箭，坐卧须当预防患。况因食后毛孔开，风才一入成瘫痪。

凡坐卧处，始觉有风，宜速避之，不可强忍。且年老之人，体竭内疏，风邪易入，始初不觉，久乃损人。故虽暑中，不可当风取凉，醉后操扇。昔有学道于彭祖，而苦患头痛，彭祖视其寝处，有穴当其脑户，遂塞之，后即无患。

视听行坐不必久，五劳七伤从此有。

久视伤心损血，久坐伤脾损肉，久卧伤肺损气，久行伤肝损筋，久立伤肾损骨。孔子所谓“居必迁坐”，以是故也。

人体亦欲得小劳，譬如户枢终不朽。

人之劳倦有生于无端，不必持重挽轻，仡仡[①]终日，于是闲人多生此病。盖闲乐之人，不多运动气力，饱食坐卧，经脉凝滞，气血壅塞使然也。是以贵人貌乐而心劳，贱人心闲而貌苦。贵人嗜欲不时，或昧于忌犯，饮食珍馐，便乃寝卧。故常须用力，但不至疲极。所贵荣卫流通，血脉调畅，譬如水流不腐，户枢动而不朽也。

卧不厌蹙[②]觉贵舒，饱则入浴饥则梳。梳多浴少益心目，默寝暗眠神晏如。

卧宜侧身屈膝，益人心气，觉舒展则精神不散。盖舒卧则招魂引魅。孔子寝不尸，盖谓是也。发多梳则去风明目，故道家晨梳常以百二十为

① 仡仡：勤苦貌。仡，通“劼”。

② 蹙：原作“踧”，据文义改。

数。浴多则损人心腹，令人倦怠。寝不言者，为五脏如钟磬然，不悬则不可发声。睡当灯烛，令人神不安。

四时惟夏难将摄，伏阴在内腹冷滑。补肾汤药不可无，食物稍冷休哺啜。

夏一季是人脱精神之时，心旺肾衰，肾化为水，至秋乃凝，及冬始坚，尤宜保惜。故夏月不问老少，悉吃暖物，至秋即不患霍乱吐泻。腹中常暖者，诸疾自然不生，盖元气壮盛也。

心旺肾衰何所忌，特忌疏通泄精气。寝处尤宜绵密间，宴居静虑和心气。

《月令》：仲夏之月，君子斋戒，处必掩身，毋躁，止[①]声色，毋或进，薄滋味，毋致和，禁欲嗜，定心气。

沐浴盥嗽[②]皆暖水，卧冷枕凉俱勿喜。

虽盛暑冲热，若以冷水洗面手，即令人五脏干枯，少津液，况沐浴乎。凡枕冷物，大损人目。

瓜茹生菜不宜食，岂独秋来多疟痢。

茹性至冷，菜瓜虽治气，又能昏人眼目。驴马食之，即日目烂。此等之物，大抵四时皆不可食，不独夏季。老人尤宜忌之。

伏阳在内三冬月，切忌汗多阳气泄。

天地闭，血气藏，纵有病，亦不宜出汗。

阴雾之中无远行，暴雨震雷宜速避。

昔有三人，冒雾早行，一人空腹，一人食粥，一人饮酒，空腹者死，食粥者病，饮酒者健。盖酒能御霜露，辟邪气故也。路中遇暴雨、震雷、晦暝，宜入室避之，不尔损人，当时未觉，久则成患。

不问四时俱热酒，太热不须难入口。五味偏多不益人，恐随脏腑成灾咎。

五味淡薄令人爽。稍多，随其脏腑，各有损伤。故酸多伤脾，辛多伤肝，咸多伤心，苦多伤肺，甘多伤肾。此乃五行自然之理，初伤不觉，久乃成患。

道家更有顺生法，第一令人少嗔恶。秋冬日出始求衣，春夏鸡鸣宜早起。

春夏宜早起，秋冬任晏眠。晏忌日出后，早忌鸡鸣前。

子后寅前寝觉来，瞑目叩齿二七回。吸新吐故无人悟，咽嗽玉泉还养胎。

水之在口曰华池，亦曰玉泉。《黄庭经》曰：玉泉清水灌灵根，子若修之命长生。达磨《胎息论》曰：凡服食，须半夜子后。床上瞑目盘坐，

① 止：原作“二”，据《礼记·月令》改。
② 嗽：通“漱”。

面东呵出腹内旧气三两口，然后停息，便于鼻中微纳清气数口。舌下有穴通肾窍，用舌柱上腭，存息少时，津液自生，灌嗽满口，徐徐咽下，自然灌注五脏，此为气归丹田矣。如子后午前不及，但寅前为之亦可。卧中为之亦可，但枕不甚高可也。汉帝年百二十岁，日甚精壮，言朝朝食玉泉，扣齿二七，名曰炼精。后汉王真，常嗽舌下玉泉咽之，谓之胎息。孙真人曰：发宜多栉，手宜在面，齿宜数叩，津宜常咽，气宜精炼。此五者，即《黄庭经》所谓子欲不死，修昆仑耳。

热手摩心熨两眼，

每熨二七遍，使人眼目自无障翳，明目去风，无出于此，亦能补肾气。

仍更揩擦额与面。

频拭额谓之修天庭。连发际二处，遍面上，自然光泽。如有皯点者，宜频拭之。

两指时将磨鼻茎，

鼻茎两边揩二三十数，令表里俱热，所谓灌溉中岳，以润于肺。

左右耳根筌数遍。

筌耳即摩耳轮也，不拘数遍。所谓修其城郭，以补肾气，以防聋聩也。

更能干浴遍身间，按胜[①]时须纽两间。纵有风劳诸冷气，何忧腰背复拘挛。

大凡人坐，常以两手按胜，左右纽肩数十。

嘘呵呼嘻吹及呬，行气之人分六字。果能依用口诀中，新旧有疴皆可治。

声色虽云属少年，稍知栉节乃无愆。闭精息气宜闻早，莫使羽苞火中燃。

古人以色欲之事，辟[②]之凌杯以盛汤，羽苞以畜火。

有能操履长方正，于名无贪利无竞。纵向歌中未能行，百行周身亦无病。

老子云：善摄生者，陆地不避兕虎。此道德之助也。

陶真人卫生歌毕

邹朴庵玉轴六字气诀

《道藏》有《玉轴经》，言五脏六腑之气，因五味熏灼不和，又六欲七情，积久生病。内伤脏腑，外攻九窍，以致百骸受疾。轻则瘤癖，甚则盲废，又重则丧亡。故太上悯之，以六字气诀治五脏六腑之病。其法：以

① 胜：原作“陛”，据文义改。

② 辟：通“譬”。

呼而自泻出脏腑之毒气，以吸而自采取天地之清气以补之。当日小验，旬日大验。一年后万病不生，延年益寿，卫生之宝，非人勿传。

呼有六，曰呵、呼、呬、嘘、嘻、吹也。吸则一而已。呼有六者何？以呵字治心气，以呼字治脾气，以呬字治肺气，以嘘字治肝气，以嘻字治胆气，以吹字治肾气。此六字气诀，分主五脏六腑也。凡天地之气，自子至巳，为六阳时，自午至亥，为六阴时。如阳时，则对东方，勿尽闭窗户，然忌风入，及解带正坐，扣齿三十六以定神光。搅口中浊津，漱炼二三百下，候口中成清水，即低头向左而咽之，以意送下，喉汩汩[1]至腹间，即低头开口先念呵字，以吐心中毒气。念时耳不得闻呵字，声闻即气粗，反损心气也。

念毕，低头闭口，以鼻徐徐吸天地之清气，以补心气。吸时耳不得闻吸声，闻即气粗，亦损心气也。但呵时令短，吸时令长，吐少纳多也。吸讫，即又低头念呵字，耳复不得闻呵字声。呵讫，又仰头以鼻徐徐吸清气以补心，亦不可闻吸声。如此吸者六次，即心之毒气渐散，又以天地之清气补之，心之元气亦渐复矣。再又依此式念呼字，耳亦不可得闻呼声，又吸以补脾耳，亦不得闻吸声，如此吸者六次，所以散脾毒而补脾元也。次又念呬字，以泻肺毒，以吸而补肺元，亦须六次。次念嘘字，以泻肝毒，以吸而补肝元。嘻以泻胆毒，吸以补胆元。吹以泻肾毒，吸以补肾元。如此者并各六次，是谓小周。小周者，六六三十六也。三十六者，一次周天也。一周而六气遍，脏腑之毒气渐消，病根渐除，而祖气渐完矣。次看是何脏腑受病，如眼病，即念嘘、嘻二字，各十八遍，仍每次以吸补之。总之为三十六。讫，是为中周。中周者，第二次三十六，通为七十二也。次又再依前呵、呼、呬、嘘、嘻、吹六字法，各为六次，并须呼以泻之，吸以补之。愈当精虔，不可怠废。此第三次三十六也，是为大周。即总之为一百单八次，是百八诀也。午时属阴时，有病即对南方为之。南方属火，所以却阴毒也。然又不若子后巳前，面东之为阳时也。如早床上，面东，将六字各为六次，是为小周，亦可治眼病也。凡眼中诸证，惟此诀能去之，他病亦然。神乎神乎，此太上之慈旨也。略见《玉轴真经》，而详则得之师授也。如病重者，每字作五十次，凡三百，而六腑周矣。乃漱炼咽液叩齿，讫，复为之，又三百次，讫，复漱炼咽液叩齿如初。如此者三，即通为九百次，无病不愈。秘之秘之，非人勿传。孙真人云：天阴、雾、

① 汩汩：水流动的声音。

恶风、猛寒，斯时勿取气，但闭之耳。

邹朴庵玉轴六字气诀终

阴阳烹炼秋石服饵诀法

九转秋石还元论

夫秋石者，非人间五金、八石、草木灰霜、银、铅、砂、汞之所为也，实乃还元之至宝。产自形中，出于脏腑，方宗《道藏》，法按本草，号曰金丹，众药之先，出乎自然，生自太极，产自先天，人莫能知，鬼莫能测，分男女于五行，禀阴阳于四象。安炉立鼎，补坎填离，津液长生于华池，众脉流通于水道，体乾道，发昭彰，顺坤道，应乎有节，取至药则气和平，彻元阳而归四体。调和四体，运于宫中，昼夜煅炼，水火烹煎，结成一物，号曰金晶。开炉而紫粉凝霜，起鼎而黄芽发耀。坎若意密，水火烹煎于三白；离如情舒，火龙行周于半夜。天地交合，以降甘露，蠢动含灵，无非一气而变成者也。一气者，天地还丹之宗，三才之首，神明之旨，如此而成金液大还丹矣。世之论秋石者，不辨阴阳，不明火候，不分清浊，妄取混杂之物，而为大丹之首。难乎，其为道也！昔黄帝提龙虎而美金华，轩辕铸九鼎号曰白雪，茅君炼魂魄而为黄芽[①]，淮南王判坎离而名秋石。此上古圣人以秋石服之，玉体而得长生。采阴阳而补肌骨，烹阳魂而接性命，炼阴精而得飞升，乃诸仙之丹药，服食之根源，赖玄牝而成丹，得水火而既济。天魂地魄，摘归于戊己炉中；兔髓乌丹，撒藏于乾坤鼎内。是无质中生质之运丹，乃是有还元之大药。南楼定刻，设法象于空中；北苑论时，拆精华于器内。神龙取蚌，承时节而论。仙兔吐精华，待子初而自下。此乃圣人口传心授之法。取其甘露，而配其白石，先天一气，混沌元精，从此而立。其秋石服之，降邪火，生津液，分滞气，化顽痰，理脾健胃，止嗽爽神。其味咸而体润，其性温而不燥。大助元阳，善补虚惫，亦治九种之痨，能烧三尸之鬼，有返魂定魄之功，有健体轻身之力，能助阳而换骨，善起死以回生。其秋石，不问百病，服之则除。不比有形质之物朱砂、水银炼成外丹，服之则存留五脏，饵之则促彼天年。此药夺天地之造化，吸日月之精华，运阴阳而泻离坎，进九转而成白雪。大道无穷，世人焉得而知哉？淮南王曰：初九潜龙兼下手，黑中取白无中

① 黄芽：此二字原脱，据《金丹真一论》补。

有。总是先天气结成，水军火将休离走。轩辕云：采战之时应有节，还当十五中秋刻。魂往空中含气精，一轮皎洁阴精泄。黄帝云：香从臭里出，甘向苦中来。茅君云：神仙是何物，无限树下美金华。由是观之，见秋石有功于人者，大矣。此秋石则宜频服，服久则传经络，入心养血，入肝明目，入脾长肉，入肾生精。饵之自效，至圣至灵，日久而归乎长生之道。呜呼，美哉！

白玉蟾真人秋石歌

秋石诀，秋石诀，谨守至言休漏泄。知君夙世有仙风，教把天机对君说。
安炉立鼎法乾坤，高筑坛，名山泽。炼真铅，色有别，时当午夜中秋节。
竟上南楼玩月华，一轮五彩光渊澈。秋求玉兔脑中精，石取金乌心内血。
只此二物结灵丹，至道不繁无扭捏。火取日，水取月，又与诸家闻各别。
内行符火合天机，攒簇阴阳人莫测。青凤飞归混沌窝，白龟钻入昆仑穴。
龙虎驯，婴儿越，黄婆巧弄千般舌。一时会合入兰房，夫妇交欢情定热。
曰取补，灵胎结，胎完耿耿紫金色。脱胎换骨象盈亏，转制抽添按圆缺。
紫霞紫绶紫灵芝，红似日轮鲜赫赫。一厘能点一斤金，一粒遐龄千万结。
功成幸满天诏宣，凤化鸾飞并拔擢。吾今一一说与君，只恐多言反疑惑。
得之之难默默行，他年名挂黄金阙。

阳炼秋石法

童便不拘多少，用锅熬将干，量入稻草灰或荞麦灰，收干，待其锅一红，便取起，捣碎。又用净锅入清水再煮，看其大沸，用箕一个，上用好棉纸三张，将锅内药水滤过，去灰，如澄清一般。再用铜锅或铜铫一个洗净，入煎过澄清水，再熬成丹，待干，日晒夜露旬日，听用。

阴炼秋石法

用瓦缸一只，上中下凿三孔。用布塞了，方入童便，不拘多少。将桃柳枝如打靛一般，如此者千余下。四五遍后，放真正滑石末七八钱，撒入缸内，或寒水石一块，不打碎，放入缸下，待其澄清。自上中下放去清便，亦如上中下搅三次，去其清便后，入清水，放入缸内，仍照前打搅三次，去其水，尽将原清汁取上，谅入人乳，露一夜，晒干听用。或为丸，用白松糕丸亦好。每日空心、上午、下午、临卧，任意滚水点服。

炼秋石诀终

三丰张真人进红铅方并序

夫金丹延命，上古流传之秘术也。其妙不外乎阴阳真一交媾而成。苟非心志之专，遇明师授受之真，焉能夺造化之机，而延寿命于无疆也。噫！今之学长生者，莫不以草木金石修合，自称玄妙，以为真丹。盖异类杂物与人身自不相契，岂有假补真而能成功者也。殊不知人禀天地真一之气，阴阳纯粹之精，能顺时养育，以真一补气，则真气和合，而寿命自延矣。《丹经》云：竹破还将竹补，哺鸡当以卵为。又云：阳衰阴补，树衰土培。又云：抽将坎位中心实，点化离宫腹内阴。此皆以真补真之喻也。岁辛丑，寓岱岳，得遇真人，道及内丹真诀，又示三丰张真人进红铅内丹一册而玩味之，则昔日之疑，一旦豁然而贯通矣。噫！红铅，真阳也。秋石，真阴也。以阴阳真一之气，滋补元气，斯婴儿之见老母，情性和合，真一合而元气凝，寿命延长，立可必矣。子嘉其妙，遂专意修合，服有灵验，而身体康强，有病悉去。乃知红铅妙术，真夺造化之机。岂他金石草木可仿佛其万一耳。呜呼！吾何幸，恭遇明师之真传也。故书此以俟后之同志者有所征信云。望道散人识。

内丹

红铅晒干，一钱　秋石一钱　人乳晒干，一钱

右红铅、秋石、乳汁各制为末，乳汁和为丸，如黍米大。每服一丸，沉香乳香汤送下。如觉醉，只服乳汁，俟苏醒照前服之，服尽三钱再服后药。

取红铅法

用无病室女月经，首行者为最，次二三者为中，四五为下。取法：以黑铅打一具如道冠样，候月信动时，即以此具置阴户上，以软绢兜住，如有，即取之，约一二钟许，沉底红如朱砂者，此为母气真元也。其面上有黄色浮起，此为发水，即用棉纸轻轻拖渗去，只将沉底荡干听用。

制红铅法

先将磁盆一个，煮一伏时，乘热取出，即投红铅于内，自干，制乳亦然。先将红铅半斤，用黑铅作盒盛养，人乳二斤，牛乳二斤，酥油一斤，制法照前，秋石半斤。右五味，将细布包定，再用缯绵裹之，以糯米三斗，淘净浸透，入甑，拨开窝，以药放窝中，蒸之，以米熟为度，候

冷取出，药和为丸。如干，再添人乳和之，丸为三百六十丸。其饭就用白酒曲造成酒，候酒熟，用四料瓶十二个盛之，札紧煮熟，听用，以应十二月数。每日清晨用药一丸，就以此酒送下，以应周天数也。此药符天机造化，其妙难以尽述，慎勿妄传，秘之。

蟠桃酒

治证大略同前。　用美味与十五六岁室女食养。春三月、秋八月，采园中桑叶晒干，再用甘草、漏芦、白苑花各等分为末。用初生男乳汁调三钱，与女子服之，后用甘草、桂皮、乳香各少许，煮雄猪前蹄，十分烂，去骨，与女子食之，一二日，乳极盛。后再用甘遂为末，每用少许涂乳头上，引乳出，洗去甘遂，听用。或取下用乳香少许为丸，如黍米大，每用三五十丸，空心温酒送下。欲散，用穿山甲、紫稍花各一钱，为末，酒调下即散，此返经为乳法也。

又蟠桃酒

治症同前。　兔粪四两　大力子一两　磁石飞，一两　黑铅一两　辰砂天葵草伏过，五钱　甘草五钱

右为末，炼蜜为丸，每丸重一钱。每服一丸，酒化，与十五六岁无病女子服之，浓酒任醉，揉乳房吮之，即蟠桃酒也。

仙方紫霞杯一名芙蓉锭

治虚损，五劳七伤，能回阳祛阴，大有效验，功难尽述。

用舶上硫黄不拘多少，益母草烧灰淋汁，煮干，化开再煮，如此九次，听用。制硫诀云：若要金硫实死，须将制伏灰霜。吾今泄破草生香，织就人穿身上。

秘蜜[①]烧灰取汁，惟恐漏泄春光。九熬九澄似水霜，去垢除痰是上。右调西江月。右硫制就为末，水丸黍米大，即金液丹也。加后药印成锭，或倾作杯，即紫霞杯也。

制过硫黄一两　白茯神去皮心，五钱　远志去心，五钱　川椒去目，炒出汗，三钱　真赤石脂五钱　石乳二钱　大辰砂甘草煮，五钱，另研　沉香二钱　大茴香二钱　莲蕊须一两，未开者佳　先春蕊一两，立春后不用

右为末，将硫黄化开，和匀，印成锭。酒磨服，或倾成杯子，注酒饮之，此用累效。乃吴澹斋先生口传也。

红铅方终

① 蜜：用同“密”。

制玄明粉方论[①]

大唐玄宗时，终南山有一道人，寿高三百余岁。帝宣而问之。对曰：臣常服玄明粉，故获其寿。帝试之，果有功效，因赐名，流传于世。此药煅炼最妙者白色，余色不可用。服之诸病皆除，不分远年近日。风毒虚寒等疾，并皆治之，无有不效。量病轻重，各随引下，加减用之。若要宣泻，先用桃花汤，或葱白汤。如未宣通，更饮一碗或半碗，每日空心或晚，随病用引调下。常服四十九日，一次久病皆除，沉积退去，渐觉身轻体健。若能常服不断，益寿延年，永保长生，不避寒暑，面似童子，须发白而返黑，其功不可尽述。

炮制玄明粉法

取好真正朴硝一味，此物是太阴之精，亦取南方丙火，北方癸水，三家相见，炼成丹也。每料用朴硝五斗，水三桶，萝卜五斤，切作片子，同入铁锅内煅炼，一明取出，滤滓澄清，五七遍，至晚于星月下露至天明，瓦盆内自然结成青白块子，去水控出，用磁小罐盛之，按实，入八卦炉中，先文后武，从慢至紧，自然成汁。煎后不响，再加顶火一煅。如此一昼夜，待冷取出，捣罗为末。于净地上放药，用新瓦盆一个合之，以去火毒为度。后为末，每一斤入甘草生、熟各一两，为末，同搅匀，临睡斟酌用之，或一钱或二钱，桃花煎汤，或葱白煎汤下。此药大治邪热所干，膈气上满，五脏格涩。此朴硝本性。还温无毒，煅炼之法，有八件紧要，详切于后。

八件诀法[②]

一澄清硝，二去咸味，三安炉灶，四固鼎气，五升火候，六闭火门，七去火毒，八对甘草。

四季服食各用引子

春养肝，黄芪芍药川芎汤下。夏养心，白茯苓汤下。秋养肺，茯苓桔梗汤下。冬养肾，肉苁蓉乌头汤下。其余杂症，随症调引下，兹不详录。

玄明粉方终

① 论：原作“序”，据目录改。

② 八件诀法：此四字原脱，据目录补。

养生叙略滋补方论

按《内经》曰：古人治未病不治已病，所以为上工也。夫饮食男女，人之大欲，尤当顺时节摄，勿使过焉，何疾之有？人多昧之，今略述所闻于左：所谓饮食者，即《内经》云：阴之所生，本在五味；阴之五宫，伤在五味。若五味口嗜而饮食之，勿使过焉，过则伤其正[①]也。谨和五味，骨正筋柔，气血以流，腠理以密，骨气以精。谨道如法，长有天命，此东垣法，枳术丸也。所谓男女者，即《内经》云：无阳则阴无以生，无阴则阳无以化。此天地自然之妙用，人道之大本也。但此为爱河欲海，上智之士对景忘情，形须交而精不摇，气虽感而神不动，以逸待劳，以静待哗，以色为空，以无为有，夺得至宝，能增寿源。世降以来，民生多溺，而乐与乐取，况其情欲无涯，此难成易亏之阴精，若之何而可以供给耶？此丹溪补阴丸所由立也。又按寇氏曰：人之未闻道者，放逸其心，迷于生乐，以精神徇智巧，以忧畏徇得失，以劳苦徇礼节，以身世徇财利。四徇不去，心为之疾矣。极力劳形，燥暴气逆，当风纵酒，食嗜辛咸，肝为之病矣。饮食生冷，温凉失度，久卧、太饱、太饥，脾为之病矣。久坐湿地，强力入水，纵欲房劳，三田漏溢，肾为之病矣。呼叫过常[②]，辨争倍答，冒犯寒暄，恣食咸苦，肺为之病矣。五病既作，故未老而羸，未羸而病，病至则重，重则必毙。呜呼！此皆不思，妄行而自取之也。卫生君子能慎此五者，更悟饮食、男女二论，可以终身无病矣。经曰“不治已病治未病”，此之谓也。

饮食论

人知饮食所以养生，不知饮食失调，亦能害生。故能消息，使适其宜，是贤哲防于未病。凡以饮食，无论四时，常欲温暖。夏月伏阴在内，暖食尤宜。不欲苦饱，饱则筋脉横解，肠澼为痔。因而大饮，则气乃大逆。养生之道，不宜食后便卧，及终日稳坐，皆能凝结气血，久则损寿。食后常以手摩腹数百遍，仰面呵气数百口，趑趄缓行数百步，谓之消食。食后便卧，令人患肺气、头风、中痞之疾。盖荣卫不通，气血凝滞故尔。是以食讫当行步踌躇，有作修为乃佳。语曰“流水不腐，户枢不蠹”，以

① 正：原作“止”，据文义改。
② 呼叫过常：“呼”下十六字，原为小字注文，今据文义文例改为大字正文。

其动也。食饱不得速步走马，登高涉险，恐气满而激，致伤脏腑。不宜夜食，盖脾好音声，闻声即动而磨食。日入之后，万响都绝，脾乃不磨食，食即不易消，不消即损胃，损胃即不受谷气，谷气不受即多吐，多吐即为翻胃之疾矣。食欲少而数，不欲顿而多，常欲饱中饥，饥中饱为善尔。食热物后不宜再食冷物，食冷物后不宜再食热物，冷热相激，必患牙疼。瓜果不时，禽兽自死，及生鲊煎煿之物，及夫油腻难消，粉粥冷淘之类，皆能生痰动火，疮疡症癖，并不宜食。五味入口，不欲偏多，多则随其脏腑各有所损。故咸多伤心，甘多伤肾，辛多伤肝，苦多伤肺，酸多伤脾。《内经》曰：多食酸则脉凝涩而变色，多食苦则皮稿[①]毛拔，多食辛则筋急而爪枯，多食酸则肉胝皱而唇揭，多食甘则骨肉痛而发落。偏之为害如此。故上士淡泊，其次中和，此饮食之大节也。

酒饮少则益，过多则损，惟气畅而止可也。饮少则能引滞气，导药力，调肌肤，益颜色，通荣卫，辟秽恶。过多而醉，则肝浮胆横，诸脉冲激，由之败肾毁筋，腐骨伤胃，久之神散魄溟，不能饮食，独与酒宜，去死无日矣。饱食之后，尤宜忌之。饮觉过多，吐之为妙。饮酒后不可饮冷水、冷茶，被酒引入肾中，停为冷毒，多久必然腰膝沉重，膀胱冷痛，水肿消渴，挛躄之疾作矣。酒后不得风中坐卧，袒肉操扇，此时毛孔尽开，风邪易入，感之令人四肢不遂。不欲极饥而食，饥食不可过饱。不欲极渴而饮，渴饮不欲过多。食过多，则结积。饮过则成痰癖。故曰：大渴勿大饮，大饥勿大食，恐血气失常，卒然不救也。嗟乎！善养生者，养内；不善养生者，养外。养内者，恬澹脏腑，调顺血气，使一身之气流行冲和，百病不作。养外者，恣口腹之欲，极滋味之美，穷饮食之乐，虽肌体充腴，容色悦泽，而酷烈之气内蚀脏腑，形神虚矣。安能保合太和，以臻遐龄？庄子曰：人之可畏者，衽席、饮食之间。而不知为之节，诚过也。其此之谓乎？

枳术丸　《内经》以脾土旺能生万物，此东垣前贤以胃气之法地，故用此方一补一消，制其太过，辅其不足也。

枳实一两，去穰麸炒　白术二两，陈壁土炒

右为末，荷叶浓煎汁，打老米粉糊为丸，用白汤下七十丸，不拘时服。闽广吴浙湿热地方，加山楂肉、神曲、黄芩、黄连、苍术各一两，有痰加半夏、陈皮去白、南星各一两，有郁加抚芎、香附、山栀各一两，有热加

① 稿：通“槁”。枯槁。

黄芩、黄连、当归、地骨皮、酒炒大黄各五钱。

食物所忌所宜

水，味甘淡，无毒，大益人，资生日用，不齿其功，故不可一日缺也。

酒，味辛热，饮之体软神昏，是其有毒也。惟少三五七杯，御风寒，通血脉，壮脾胃而已。若恒饮过多，则熏灼心肺，生痰动火，甚则损肠烂胃，溃髓蒸筋，伤神损寿。酒浆照人无影，不可食。酒后食芥辣物，多则缓人筋骨。凡中药毒及一切毒，从酒得者难治，盖酒能引毒入经络故也。

醋，多食助肝，损脾胃，损人骨，坏人颜色。

茶，味苦，气清，能解山岚瘴疠之气，江洋雾露之毒，及五辛炙煿之热。宜少，否则不饮尤佳，多饮则去人脂，令人下焦虚冷。饥则尤不宜用，惟饱食后一二茶盏不妨。最忌点盐及空心饮，大伤肾气。古云：空心茶，卯时酒，酉后饭，俱宜少用。食后以浓茶漱口，令齿不败。

粳米，过熟则佳，忌与苍耳、马肉同食。冬舂，堆盒，过湿热性，最清脏腑。

糯米，久食身软，发风动气。妊娠与杂肉同食，令子生寸白虫。

秫米，似黍而小，发风动气，不可常食，亦可造酒。

黍米，发宿疾，小儿食不能行。

饴糖，进食健胃，动脾风，多食损齿。

食粟米后食杏仁，成吐泻。五种粟米合葵菜食之，成痼疾。

稷米，穄也。发三十六种风疾，不宜食。又不宜同川乌、附子服。

麦，占四时，秋种夏收。北方多霜雪，面无毒而益人；南方少霜雪，面有湿热毒而损人。

大麦，久食多力健行，头发不白，宜食。能治蛊胀，煎水熏洗立效。大麦蘖，消积，健胃，宽中，多服消肾。

荞麦，性沉寒，久食动风，心腹闷痛，头眩。和猪肉食，落眉发。和白矾食，杀人。

白扁豆，清胃解毒，久食须发不白，又能解酒毒，及煎炙热毒。黑者泻人。

绿豆，清热解毒，不可去皮，去皮壅气。作枕明目。

赤小豆，解毒，利小便，能逐津液。久食虚人。

青黄杂豆，生湿热，不甚益人，合鱼鲊食，成消渴。

食大豆忌猪肉。炒豆与十二岁以下小儿合猪肉食，令壅气死。豆作酱最佳。若纯以面麦作酱，不宜。能减药力。

芝麻，压油炼熟，宜食，能解诸毒。黑芝麻，炒食不生风疾，有风人食之，遂愈。

胡麻，服之不老，耐风寒，补衰老。九蒸九晒为末，枣丸服，治白发返黑。

葵菜，同鲤鱼食，害人。食生葵，发一切宿疾，服百药皆忌食。

生葱，与蜜同食，作胀，下利，腹痛。烧葱同蜜食，壅气死。葱与鸡、雉、白犬肉同食，九窍出血死。大抵葱功只能发汗，多食则昏人神。

韭，病人少食，多食助阳，昏神暗目，酒后尤忌。亦不可与蜜同食。共牛肉食，成瘕。未出土为韭黄，滞气动风，不宜食。

薤，生痰涕，动邪火。反牛肉。

蒜，惟辟恶气，快胃消滞。久食生痰动火，伤肝损目，弱阳。食蒜行房，伤肝气，令人面无颜色。

胡荽，久食令人健忘。根，大损阳，滑精，发痼疾。

白萝卜，消痰下气，利膈宽中。久食耗肺气，生食渗人血，忌与人参、地黄同食，令人须发易白。

芥菜，多食动风发气，忌与兔肉同食。

红白苋，多食动气，生烦闷，共鳖及蕨食，生鳖瘕。

鹿角菜，久食发病，损经络，少颜色。

菠菜，多食滑大小肠，久食脚软腰痛。

莼菜，性滑，发痔。

芹，生高田者宜食。和醋食损齿，赤色者害人。

苦荬，夏月食益心，生食损脾。蚕妇勿食。

莴苣，利水，久食昏人目。

莙荙菜，多食动气。

蕨，久食滑精，令人脚膝无力，眼昏多睡，鼻塞发落。生食成蛇瘕。

茄，性冷，多食发疮动气，秋后食损目。

冬瓜，利水，多食动胃火，令人牙龈肿，齿痛，又令阴湿痒生疮，发黄疸。九月勿食。老人中其毒，至秋为疟痢。

一切瓜，苦，有毒。两鼻、两蒂者害人。

瓠子，滑肠，冷气人食之反甚。

葫芦匏，有小毒，多食令人吐，烦闷。苦者不宜食。

紫菜，多食发气，腹痛，饮少醋即解。

茭白，不可合生菜食，合蜜同食发痼疾，损阳气。

诸笋，消痰，动气，发病。苦笋，主不睡，主面目并口热，舌黄，消渴，明目，解热毒。多食令人嘈杂。

菌，地生者是。木生为檽，为木耳，为蕈。新蕈有毛者，下无纹者，夜有光者，欲烂无虫者，煮讫照人无影者，春夏有蛇虫经过者，误食皆杀人。若食枫树菌者，往往笑不止而死。犯者掘地为坎，投水搅取清者，饮之即解。木菌惟楮、榆、柳、槐、桑、枣六[1]木之耳可食，然大寒，滞膈难消，少食。余如前所云者，皆杀人。如赤色，仰而不覆者，及生田野者，皆毒。

甘露子，不可多食，生寸白虫，与诸鱼同食，翻胃。

茱萸，惟冬寒月可食，六七月食之，伤神气。

茼蒿，多食令人气满。

莳萝，醒脾，可食。其根，误食杀人。

蔓青，菜中之最益人者，常食通中益气，令人肥健。

鸡头子，名芡实，生不宜食，熟能益肾固精，亦可疗饥。

山药，凉而补脾。薯蓣，功亚山药，而补脾亦妙。

芋奶、茨菰，并可充饥，冬月食不发病。田园多种，可以救荒，然茨菰多食，动冷气，令人腹胀，小儿食，脐下痛。

生姜，专开胃，主呕吐，行药滞，制半夏毒。谚云：上床萝卜下床姜。盖夜食萝卜则消酒食之滞，清晨食姜能开胃口，御风敌寒，解秽。九月九日勿食，伤人损寿。

莲子，和脾补胃，宜煮熟去心食，生食令人腹胀，不去心，令人呕。

藕，久服轻身耐老。生食，清热破血，除烦渴，解酒毒。熟食，补五脏，实下焦。与蜜同食，令腹脏肥，不生诸虫。

菱，多食冷脏伤脾，熟食稍补。

枣，生食，动脏腑，损脾作泻。与蜜同食，损五脏。蒸熟食，补脾，和诸药。中满腹胀忌食。

梅子，生津止渴，多食坏齿损筋。

樱桃，多食发暗风，伤筋骨。小儿多食作热。

---

① 六：原作“五”，据文义改。

橘与柑，酸者聚痰，甜者润肺。不可多食。

橙皮，多食伤肝，与槟榔同食，头旋恶心。

杨梅，多食发热损齿。

杏子，多食伤筋骨。仁，泻肺火，消痰下气，止嗽。久服目盲，损须发，动宿疾。双仁者杀人。

桃，损胃，多食作热。仁，破血，润大肠。双仁者亦杀人。

李，发疟，食多令人虚热。和白蜜食，伤人五内。不可临水啖，及与雀肉同食，皆损人。李不沉水者，大毒，勿食。

梨，治上焦热，多食寒中。产妇、金疮人勿食，令瘘困，其性益齿而损脾胃。病人虚人多食，泄泻、浮肿。正二月不可食。有人家生一梨，其大如斗，送之朝贵，食者皆死。考之树下有一大蛇，聚毒于此。盖凡物异常者，必有毒，切不可食。

石榴，生津，多食损肺及齿。

栗，生食难消化，熟食滞气。灰火煨，令汗出，杀其木气，或曝干炒食，略可。多食气壅，患风气人不宜食。

柿，干者性冷，生者尤冷，惟治肺热，解烦渴。多食腹痛。

白果，生，引疳，解酒，熟食益人，不可多食。小儿未满十五食者，发惊搐。

胡桃，即核桃。仁，补肾，利小便，动风动痰，脱人眉。同酒肉食，令人咯血。若齿豁，并酸物伤齿者，食之即好。皮，捣自然汁，能乌须发。

枇杷，多食发痰热。

榧子，能消谷，助筋骨，行荣卫，明目轻身，润肺止嗽。多食滑肠。

榛子，益气力，宽肠胃。

松子，润燥，明目，生痰。

葡萄，生津止渴。干者，发痰动嗽。病人少用。一切诸果核有双仁者，并害人。

甜瓜，多食发痼疾，动虚热。沉水者、双蒂者，并杀人。

西瓜，利水，善解暑毒，消烦渴。多食作泻痢，南人尤忌。凡生果停久有损处者，不可食。

甘蔗，解酒毒，多食鼻衄。

沙糖，多食心痛。鲫鱼同食，成疳。葵同食，生流癖。笋同食，成食瘕。小儿不宜食，生疳热，损牙。

猪肉，虽世常用，不宜多食，发风，生痰，动气。白猪，白蹄青爪者，不可食。猪肾，理肾气，多食反令肾虚，少子。猪心，损心。猪肝，助肝气。大小肠，滑肠。猪肉合羊肝食，令人烦闷。猪脑，损阳，临房痿弱不举。猪嘴并耳，助风尤毒。

羊肉，补虚发气，与参、耆同功。和鲊食，伤人心脑，食之损精少子。羊肝，明目。肺，发气。羊心，有孔者，食之杀人。羊肝有窍，羊有独角、黑头白身者，皆不可食。猪、羊血，损血。六月勿用羊肉。

黄牛，大补脾胃、五脏。血，能补血。乳，能补中养血，但不宜与醋同食。凡黑牛白头独肝者，不可食。盛热时卒死者，及瘟死者，极毒，杀人，非惟不可食，闻其气亦害人。

马肉，无益，不可食。马汗气及毛，误入食中，害人。凡有汗、阴疮者，近之杀人。

驴肉，动风发痼疾。

骡肉，动风发疮。脂肥者尤甚。食骡肉不可饮酒，致暴疾杀人。

犬肉，大热，助阳暖下元。食者忌茶。白犬虎纹，黑犬白耳，畜之家富贵。班[①]青者，识盗贼则吠。纯白不可畜。春末夏初，犬多发狂，被啮者害人，宜预防之。

鹿肉，五月勿食。鹿血，大补人血，肉不甚补，反痿人阳。服药人忌食鹿肉，以其食解毒之草故也。

獐肉，六、七、八至十一月，食之胜羊肉，余月发风动气。

麂肉，发痼疾，以其食蛇也。

猫肉，补阴血，能治痨瘵、瘫疾、瘰疬、杨梅毒疮久不收口者，皆宜食。

兔肉，八月至十一月可食，多食损阳。兔死而眼合者，食之害人。独目兔不可食。

獭肉，伤阳。獭肝，治肝积。

大抵禽肝青者，兽赤足者，有歧尾者，肉落地不沾尘者，煮熟不敛水者，生而敛者，煮不熟者，禽兽自死无伤处者，犬悬蹄肉中有星如米者，羊脯三日已后有虫如马尾者，诸肉脯米瓮中久藏者，皆有大毒，杀人。孔圣云“鱼馁肉败，不食”是也。

鸡，黄者宜老人，乌者宜产妇，具五色者尤佳。鸡六指，玄鸡白头四

① 班：通“斑”。

距，鸡并野禽生子有八字纹者，或死不伸足、口目不闭者，俱不可食。乌鸡，合鲤鱼食，生痈疽。鸡子，败血，不宜多食，小儿大忌。老鸡头，大毒。线鸡，善啼，肉毒。山鸡，畜之禳火灾。

雉，即野鸡，损多益少。

鸭，老善嫩毒。黑鸭，滑肠发痢，脚气人不可食。白鸭，补虚，六月忌食。鸭目白，杀人。鸭卵，多食发疾，不可合蒜、李、鳖同食。野鸭，九月以后宜食，不动气，热疮久不好者，多食即好。

鹅，发痼疾，白动气，苍发疮疖，卵尤不可食。

鹌鹑，本草云：虾蟆化也。痢疾宜用。与猪肝同食，面生黑子。与菌同食，发痔。

雀，不可与诸肝酱同食，妊妇忌食。粪和干姜等分为末，蜜丸服，令人肥白。

鸽，虽益人，病人服药勿食，减药力。

鲤鱼，发风热，五月勿食。

鳜鱼，有十二骨，每月一骨，毒杀人。犯者取橄榄仁末，流水调服即解。

白鱼，发脓，有疮疖人勿食。

鲫鱼，养胃，冬月宜食。春勿食，头中有虫也。子与麦门冬同食，杀人。

鲭鱼及鲊，服二术忌食。

鲥鱼，生疳，发痼疾。

鲂鱼，发疳痢，忌食。

鲟鱼，发诸药毒。鲊，不益人，合笋食，患瘫痪，小儿食之成瘕。

鲈鱼，多食发痃癖。

豚鱼，有损无益，有大毒。浸血不尽，有紫赤班眼者，及误破肠子者，或修治不如法，误染屋尘者，皆胀杀人。肝与子，大毒，切忌。误犯者，以橄榄汁或芦根汁解之。

鳝鱼，大冷，多用生霍乱。

鲇鱼、鲊鱼，皆滑肠动火。

鳗鱼、鲡鱼、鳖，皆清热去劳。背壳单棱者为鳖，双棱者为团鱼，不益人。夏月以鳗鱼室中烧之，蚊蚋即化为水。烧其头骨于床下，木虱皆死。置其骨于衣箱及毡物中，断蛀虫、白鱼。

一切鱼犯荆芥，犯者杀人。凡鱼有异色者，皆不可食。凡鳖，目大，赤足或三足，独目白目，腹下红或生王字形，或有蛇纹者，蛇化，切不可食。

蟹，性极冷，易成内伤腹痛，动风疾。背有星点，脚生不全，独螯独目，足班目赤，腹下有毛，腹中有骨者，并杀人。

虾，发风动气，无须者勿食。

螺，大寒，解热醒酒，作泻。

蚶，利五脏，健脾。

蚬，多食发嗽，消肾。

淡菜，即海壳，多食烦闷。

凡诸肉汁，藏器中，气不泄者，有毒，食之令人腹胀作泻。以铜器盖汁滴入者，亦有毒。

铜器内盛水，过夜不可饮。

坛瓶内插花，宿水有毒杀人，不可饮。

饮食于露天，飞丝堕其中，食之喉肿生泡。

穿屋漏水，食之生症瘕。

暑月磁器，烈日晒热者，不可便盛食物，令人烦闷。

盛蜜瓶作鲊，鲊瓶盛蜜，俱不可食，令人胀吐。

诸肉、鸡、鱼，经宿不再煮，勿食，作腹胀吐泻。

凡祭神肉自动，祭酒自耗，皆不可食。

诸禽兽脑，败阳滑精，不可食，惟牛脑益妇人。

解饮食诸毒

食豆腐中毒，萝卜汤下药可愈。

中蕈毒，饮地浆水解之。

中诸菜毒，用甘草、贝母、胡粉等分为末调服，及小儿溺皆能解。

野芋毒，饮地浆水解。

诸瓜毒，煎本瓜皮汤解，或盐汤亦可。

柑毒，柑皮煎汤解，盐汤亦可。

诸果毒，烧猪骨为末，酒调服方寸匕即解。

误食闭口花椒，醋解之。

误食桐油，热酒解之，干柿及甘草俱可解。

食鸡子毒，醇醋解之。

中诸鱼毒，煎橘皮汤，或黑豆汁、芦根、朴硝，皆可解。

中蟹毒，煎紫苏汤，或冬瓜汁、生藕汁，皆可解。

中诸肉毒，陈壁土一钱，调水服，或白扁豆末，皆可解。

食猪肉过伤者，烧其骨，水调服，或芫荽汁、生韭汁解之。诸肉伤成积，草果仁消之。

饮酒中毒，大黑豆一升，煮汁二升，顿服，立吐即愈，或生螺蛳，荜沉茄煎汤并解。

凡诸毒，以香油灌之，令吐即解。

凡饮食后，心膈烦闷，不知中何毒者，急煎苦参汁饮之，令吐即解，或用犀角煎汤饮之，或以苦酒煮犀角饮之，俱解。

诸病所忌所宜

肝病宜食小豆、犬肉、李、韭，心病宜食小麦、羊肉、杏、薤，脾病宜食梗米、葵、枣，肺病宜食黄黍米、鸡肉、桃、葱，肾病宜食大豆、豕肉、栗、藿、胡桃。

有风病者，勿食胡桃，有暗风者勿食樱桃，食之立发。

时行病后，勿食鱼鲙及蛏、鳝并鲤鱼，再发必死。

凡伤寒及时气病后，百日之内忌食猪、羊肉并肠血、肥腻、鱼腥、诸糟物，犯者必再发，或大下痢，不可复救。五十日内忌食炙面及胡荽、蒜、韭、薤、生虾、蟹等物，多致内伤，复发难治。

疟症，勿食羊肉，恐发热致重。愈后勿食诸鱼，必复发。

患眼者，忌胡椒、蒜、犬肉，禁冷水、冷物挹眼，不忌则害不已。

齿病，勿食枣并糖。

心痛及心恙，忌食獐。

患脚气，忌甜瓜、瓠子、鲫鱼，其病永不愈。

黄疸，忌湿面、鱼、鹅、羊、胡椒、韭、蒜、炙、煿、糟、醋，犯之缠绵不愈而死。

咯、衄、吐血，忌炙面、韭、蒜、烧酒、煎煿、腌糟、海味、硬冷难化之物。

有痼疾，忌王瓜、面筋、驴、马、鹿、雉肉，犯者必发。

痈疖，忌鸡、姜。

癞风，勿食鲤鱼。

瘦弱人，勿食生枣。

病新瘥，忌薄荷，误食虚汗不止。

伤寒汗后，不可饮酒，复引邪入经络。

久病，勿食杏、李，加重。

产后，忌食一切生冷、肥腻、滞硬难化之物，惟藕不忌，以其能破血也。

服药所忌

服茯苓，忌醋。

服人参、地黄、何首乌，忌萝卜。

服牛膝、土茯苓，忌牛肉。

服黄连、桔梗，忌猪肉。

服细辛、远志，忌生菜。

服水银、朱砂及丹药，忌牲肉、蛤蜊、猪羊血、豆粉。

服常山，忌生葱、生菜、醋。

服天门冬，忌鲤鱼。

服甘草，忌菘菜、海藻。

服半夏、菖蒲，忌饧糖、羊肉。

服二术，忌桃、李、雀肉、胡荽、蒜、鲊。

服杏仁，忌粟米。

服干姜，忌麦门冬、兔肉、蛤蜊、鲫鱼。

服牡丹皮，忌胡荽。

服商陆，忌犬肉。

服巴豆，忌芦笋、野猪肉。

服乌头，忌豉。

服鳖甲，忌苋菜。

凡服一切药，皆忌胡荽、蒜、生冷、炙煿、犬肉、鱼鲙腥臊、酸臭陈腐、粘滑肥腻之物。

男女论

天地氤氲，万物化醇；男女媾精，万物化生。此造化之本源，性命之根本也。故人之大欲，亦莫切于此。嗜而不知禁，则侵克年龄，蚕食精魄，暗然不觉，而元神真气去矣，岂不可哀？惟知道之士，禁其太甚，不至杜绝。虽美色在前，不过悦目畅志而已，决不肯恣其情欲，以伐性命。或问抱朴子曰：伤生者，岂非色欲之间乎？抱朴子曰：然长生之要，其在房中。上士知之，可以延年祛病，其次不以自伐。下愚纵欲，损寿而已。是以古人如此，恒有节度。二十以前，二日复；二十以后，三日复；三十以后，十日复；四十以后，一月复；五十以后，三月复；六十以后，七月复。又曰：六十闭户。盖时加樽节，保惜真元，以为身之主命。不然，虽勤于吐纳、导引、药饵之术，而根本不固，亦终无益。《内经》曰：能知七损八益，七者，女子之血；八者，男子之精也。则血气精气二者可调。不知用此，则早衰之渐也。故年四十，而阴气自半，起居衰戾。年五十，体重，耳目不聪明矣。年六十，阴痿，气血大衰，九窍不利，下虚上喷，涕泣俱出。故曰：知之则强，不知则老。智者有余，自性而先行，故有余。愚者不足，察行而后学，故不足。有余，则耳目聪明，身体轻强，老者益壮，壮者益治。盖谓男精女血，若能使之有余，则形气不衰，而寿命可保矣。不然，窍漏无度，中间以死，非精离人，人自离精也。可不戒哉！养生之士，忌其人者有九：或年高大，或唇薄鼻大，或齿疏发黄，或痼疾，或情性不和，沙苗强硬，或声雄，或肉涩，肢体不膏，性悍妒忌。皆能损人，并不宜犯之。忌其时者十有一：醉酒饱食，远行疲乏，喜怒未定，女人月潮，冲冒寒暑，疾患未平，小便讫，新沐浴后，犯毕出行，无情强为。皆能使人神气昏愦，心力不足，四肢虚羸，肾经怯弱，七情不均，万病皆作，持宜慎之。至于天地晦冥，日月薄蚀，疾风暴雨，雷电震怒，此阴阳大变，六气失常之时，犯之不惟致疾，且亵污神明，生子形必不周，生亦不育，育亦不寿。嗟乎！帏箔之情，易绾而难断，不可不以智慧决也。佛书曰：诸苦所困，贪欲为本。贪欲不灭，苦亦不灭。苦不灭则生灭。养生者乌可不以智慧决哉？

滋补诸方[1]

补阴丸 丹溪谓：人阳常有余，阴常不足。宜常补其阴，使阴与阳齐，则水升火降。人惟以肾气为本，故此方专滋培肾水，此丹溪前贤之法天也。

黄柏去皮，盐酒炒 知母去皮，盐酒炒 龟板去弦，酥炙，各二两，净 怀庆熟地黄酒蒸九次，晒干，五两 琐阳酥炙，二两 甘州枸杞子去梗，三两 北五味子

① 滋补诸方：此标题原缺，据文义文例补。

去梗，一两　白芍药酒炒　天门冬去心，各二两　干姜炒紫色，三钱，冬月五钱

右为细末，炼蜜为丸，如梧桐子大。每服八九十丸，空心炒盐汤送下，冬月温酒。不饮酒者，清米汤亦可。

理脾胃，加山药、白术、白茯苓各二两，陈皮一两。固精，加牡蛎煅，童便淬七钱、山茱萸肉二两、白术七钱。壮暖腰膝，加虎胫骨酥炙、汉防已酒洗、牛膝去芦酒洗，各一两。

经验滋补诸方，士夫君子日用，延年、益寿、接补，以跻期颐地仙也。

补天大造丸　专培养元气，延年益嗣，壮阳光，温坎水，降离火，为天地交泰。若虚劳房室过度之人，五心烦热，服之神效。平常之人，四十以后，尤宜常服，接补真元，以跻上寿。

紫河车一具，取首生男胎者佳。如无，得壮盛妇人者亦好。先用鲜米泔将河车轻轻摆开，换洗米泔五次，不动筋膜，此乃初结之真气也。只洗净，有草屑，轻手取去。将竹器盛，于长流水中浸一刻，以取生气。提回，以小瓦盆盛，于木甑内蒸，自卯辰蒸起，至申酉时止，用文武火缓缓蒸之，极烂如糊，取出，先倾自然汁在药末内，略和匀，此天元正气汁也。河车放石臼内，木杵擂一千下，如糊样，通前药汁末同和匀，捣千余杵，集众手为丸。此全天元真气，以人补人，最妙，世所少知。医用火焙酒煮，又去筋膜，大误。又入龟板，尤误，故特表而出之。

厚川黄柏去粗皮，酒炒，一两　川杜仲去粗皮，酥炙断丝，一两五钱　川牛膝酒浸，去芦，一两五钱　当归身酒洗，一两　淮熟地黄酒蒸九次，忌铁，二两　天门冬去皮心，一两半　淮生地黄酒浸，一两半　麦门冬去心，一两五钱。已上四味，另用酒煮烂，捣膏　陈皮去白，净七钱半　白术去芦炒，一两　五味子去梗，七钱　小茴香炒，七钱　枸杞去梗，一两　干姜炮黑，二钱　侧柏叶采取嫩枝，隔纸炒干，二两

骨热，加牡丹皮去心、地骨皮去心、知母去皮，各一两，酒炒。血虚，加当归、地黄加一倍。气虚，加人参、黄芪蜜炙，各一两。妇人，去黄柏加川芎、香附、细实条芩俱酒炒，各一两。

右药各择精制，各秤净为末，不犯铁器。用前蒸熟河车，捣烂，并汁和为丸。若河车肥大，量加些药末，不必用蜜。丸如梧桐子大。每服百丸，空心米汤下。有病一日二服。

按：此方比古方用之更效。若禀气虚，或斫丧[1]太过、太早者，尤宜用之。

① 斫丧：特指沉溺酒色以致伤害身体。

四物汤　治男妇血虚诸症，为妇人之总药。

川芎　当归　白芍药　熟地黄各等分

右用姜一片，水煎服。兼有他证，照古法加减用。

四君子汤　治男妇气虚，脾胃诸症。

人参一钱五分　白术三钱　白茯苓二钱　甘草一钱

右用姜、枣煎，食远服。兼有他证，照古法加减用。

八物汤　气血虚用。即前二方合用，兼症亦照古法加减用。

十全大补汤　治男妇诸虚不足，五劳七伤。生血气，补脾胃。即前八物汤一两，加黄芪一钱二分，肉桂八分，姜、枣煎服。

补中益气汤　治劳倦伤脾，喜怒忧恐，耗损元气，荣卫不调，乃生寒热，皆脾胃之气不足，此方主之。

黄芪一钱五分　人参一钱二分　甘草七分。已上三味，除湿热、烦热之圣药也　白术一钱　当归身一钱　陈皮七分　升麻　柴胡各五分

右用姜一片，枣一枚煎服。兼症照东垣法加减用。

人参饮　人遇劳倦辛苦过多，即服此方，免生内伤发热之病。主于补气。

黄芪蜜炙，一钱半　人参一钱半　甘草炙，七分　陈皮一钱，去白　白术一钱二分　五味子二十粒，打碎　麦门冬去心，一钱

右用生姜二片、大枣二枚、水一钟半，煎八分，食前服。劳倦甚，加熟附子四分。

当归饮　人遇劳心思虑，损伤精神，头眩目昏，心虚气短，惊悸烦热，即服此方。补血为主。

人参一钱五分　当归身一钱五分　麦门冬一钱　五味子十五粒　白芍药酒炒，一钱　山栀五分　白茯神去皮心，一钱　酸枣仁炒，一钱　生地黄五分，姜汁洗　甘草炙，五分　陈皮五分　川芎五分

右用姜二片、枣一枚、水一钟半，煎八分，食远服。

补阴散　即滋阴降火汤。治阴虚火动，盗汗发热，欬嗽吐血，身热脉数，肌肉消瘦，少年、中年酒色过伤成痨者，服之极效。

川芎一钱　当归一钱三分　白芍药一钱三分　熟地黄一钱　黄柏七分，蜜水浸，火炙　知母一钱，蜜水拌炒　生地黄五分，酒洗　甘草炙，五分　天门冬一钱，去心皮　白术炒，一钱二分　陈皮去白，七分　干姜炒紫色，三分

右用生姜三片、水一钟半，煎八分，空心服。加减于后：

欬嗽盛，加桑白皮蜜炒、马兜铃各七分、五味子十粒。

痰盛，加半夏姜制、贝母、瓜蒌仁各一钱。

盗汗多，加牡蛎、酸枣仁各七分、浮小麦一钱。

潮热盛，加沙参、桑白皮、地骨皮各七分。

梦泄遗精，加龙骨、牡蛎、山茱萸各七分。

赤白浊，加白茯苓一钱、黄连三分。

衄血、欬血，出于肺也，加桑白皮一钱、黄芩、山栀各五分，炒。

涎血、痰血，出于脾也，加桑白皮、贝母、黄连、瓜蒌仁各七分。

呕血、吐血，出于胃也，加山栀仁炒、黄连、干葛、蒲黄炒，各一钱，韭汁半盏，姜汁少许。

咯血、唾血，出于肾也，加桔梗、玄参、侧柏叶炒，各一钱。

如先血症，或吐衄盛大者，宜先治血。治法：轻少者，凉血止血；盛大者，先消瘀血，次止之，凉之。盖血来多，必有瘀于胸膈者，不先消化之，则止之、凉之不应也。葛可久方宜次第捡用，内惟独参汤，止可施于大吐血后，昏倦，脉微细，气虚者。气虽虚，而复有火，可加天门冬三四钱，或如前所云：阴虚火动，潮热盗汗，欬嗽脉数者，不可用参。说见《本草集要》人参条下。盖此病属火，大便多燥，然须节调饮食，勿令泄泻。若胃气复坏，泄泻稀溏，则前项寒凉之药又难用矣。急宜调理脾胃，用白术、茯苓、陈皮、半夏、神曲、麦芽、甘草等药，俟胃气复，然后用前本病药收功，后可常服补阴丸及葛可久白凤膏等药。

柴前梅连散 治骨蒸劳热，三服而除。

柴胡 前胡 乌梅 胡黄连各等分

右每服四钱，加猪胆汁一枚、猪脊髓一条、韭白，童便煎服。

地仙散 凡人年四十以下，患劳怯，且不必补，只先退潮热，调理可愈。此方退潮热如神，方外有接天梯之术，宜先用此方。

地骨皮二钱半 防风一钱五分 薄荷叶一钱一分 甘草梢炙，一钱 乌梅七分半

右用水煎三次，午后顿服。

六味地黄丸 治肾气虚损，形体憔悴，寝汗潮热，发热，五脏齐损，瘦弱虚烦，骨蒸痿弱，下血，亦治肾消，泄泻，赤白浊，俱效。

山药姜汁炒，四两 山茱萸去核，净肉，四两 白茯苓去皮 泽泻去毛 牡丹皮去木，各三两 怀庆熟地黄酒蒸，八两

右为末，炼蜜为丸，如梧桐子大。每服八九十丸，空心白汤送下。

加附子制、桂心各一两，名八味丸，治下部虚寒。

人参固本丸 清金补水，养血滋阴。

天门冬去心 麦门冬去心 生地黄 熟地黄俱怀庆者，各二两。四味熬膏，晒干，取净末，四两 人参去芦，一两

右为末，炼蜜为丸，如梧桐子大。每服八九十丸，空心白汤送下。

按：古方四味酒煮，捣膏，人参末和丸，不能用蜜，且渣滓泥膈，胃弱痰火人用，多作痞闷，今易此法甚效，或加黄柏、知母、枸杞子各一两，五味子五钱尤妙。

秋石四精丸 治肾虚盗汁，腰痛。

秋石童便炼者佳 白茯苓上白结实者，先去皮，人乳浸三日 芡实去壳 莲肉去心，各二两

右为末，红枣十二两，煮去皮核[①]，捣膏为丸，如梧桐子大。每服八九十丸，空心酒下。一方有山药、薏苡仁、小茴香各一两，名七精丸，治症同上。

安神定志丸 清心肺，补脾肾，安神定志，消痰去热。台阁勤政劳心，灯窗读书刻苦，皆宜服之，累用奇效。

人参一两五钱 白茯苓去皮 白茯神去心 远志去心 白术炒 石菖蒲去毛，忌铁 酸枣仁去壳炒 麦门冬去心，各一两 牛黄一钱，另研 辰砂二钱五分，草伏水飞，另研为衣

右为末，圆眼肉四两熬膏，和炼蜜三四两为丸，如梧桐子大，朱砂为衣。每服三十丸，清米汤下，不拘时，日三服。

八宝丹 平调气血，滋补五脏。

何首乌赤、白各一斤，竹刀刮去粗皮，米泔水浸一宿，用黑豆二斗，每次三升二合，以水泡张[②]。每豆一层在底，何乌一层在上，重重铺毕，用砂锅、柳木甑蒸之，以豆熟为度。拣去豆，晒干，又蒸，如此九次，将何首乌晒干为末，听用 赤茯苓用竹刀刮去粗皮，木槌打碎为末，用盆盛水，将药倾入盆内，其筋膜浮水上者去之，沉盆底者留用，如此三次。湿团为块，就用黑牛乳五碗放砂锅内，慢火煮之，候乳尽入茯苓内为度。仍晒，研为细末，净用一斤 白茯苓制如上法，用人乳煮，候煮乳尽，晒干为末，净用壹斤 怀庆山药姜汁炒，为末，净用四两 川牛膝去芦，酒浸一宿，待何乌蒸至七

① 核：原作“孩”，据文义改。
② 张：鼓胀，后作“胀”。

次，再将牛膝同铺豆上，蒸二次，研为细末，净八两　川当归酒浸一宿，晒干，为末，净用八两　破故纸用黑芝麻如数同炒，芝麻熟为度，去芝麻，将故纸研为细末，净四两　甘州枸杞去梗，晒干，为末，净用八两　兔丝子[1]去砂土净，酒浸生芽，捣为饼，晒干，为末，净用八两

一方有杜仲去粗皮，姜汁炒断丝，为末，净八两

右药不犯铁器，各为末，称足和匀，炼蜜为丸。先丸如弹子大，一百五十丸。每日三丸，空心酒浸下一丸，午前姜汤浸下一丸，晚下盐汤浸下一丸，余药丸如梧桐子大，每服七八十丸，空心盐汤或酒送下。此药乌须黑发，延年益寿，专治阴虚阳弱无子者，服半年，即令有子，神效。忌黄白萝卜、牛肉。

加味坎离丸　能生津益血，升水降火，清心明目。盖此方取天一生水，地二生火之意，药轻而功用大，久服而取效速，王道之药，无出于此。上盛下虚之人，服之极效。

川芎大而白者洗净，小的不用　当归全用好酒浸三日，洗净，晒干　白芍药好酒浸一日，切片晒干　甘州枸杞子去梗　女真实即冬青子，冬至日采，蜜水拌，九蒸九晒[2]，净，各四两　怀庆熟地黄八两，一半用砂仁一两以绢袋盛，放罐底，用酒二碗煮干，去砂仁不用。一半用白茯苓二两研末，如前用酒一碗煮干，去茯苓不用　甘菊花去梗叶，家园者，野菊花不用，净二两　厚川黄柏去粗皮，净八两。二两酒浸，二两盐水浸，二两人乳浸，二两蜜浸，各一昼夜，晒干，炒褐色　知母肥大者，八两，四制与黄柏同

右九味，修制如法，合和一处，铺开，日晒夜露三昼夜，取天地之精，日月之华，再为细末，炼蜜为丸，如梧桐子大。每服八九十丸，空心滚水打炒盐汤送下。

十精丸　补虚明目。予每合自用，极效。

甘菊花家园者，去梗叶，净　石斛去根　五加皮去木洗　柏子仁去壳炒　兔丝子去土酒煮，捣饼晒干　白术土炒　肉苁蓉去心膜　川巴戟去心　人参去芦　鹿角胶各二两

右为末，将鹿角胶酒化开，加炼蜜为丸，如梧桐子大。每服九十九丸，空心滚白汤送下。

太极丸　人身五脏配天五行，一有不和，则为灾疾。药有五味，各主

① 兔丝子：即“菟丝子”。下同。

② 晒：原作“洒”，据文义改。

五脏，可使调和，故曰太极。

黄柏属水，主滋肾水。若以坚精，去皮，盐酒浸三日，炒褐色，为末，净三两六钱　知母属金，主清润肺金。若以降火，佐黄柏，为金水相生，去皮，酒浸一宿，炒干为末，净二两四钱　破故纸属火，主收敛神明，能使心包之火与命门火相通，故元气坚固，骨髓充实，盖涩以去脱也。新瓦炒香为末，净二两八钱　胡桃仁属木，主润血气。凡血属阴，阴恶燥，故用油以润之，佐故纸，有木火相生之妙。方书云：黄柏无知母，胡桃仁无故纸，犹草木之无叶也。去皮，待各药末成，研如泥，净三两二钱，和入众药内　砂仁属土，醒脾开胃，引众药下补丹田，香而能窜，和合五脏冲和之气，如天地以土为冲气也。去壳，将五钱用川椒一两同炒透，去椒不用。又用五钱不炒，共为细末，净一两

右五味，各制为末如法，和匀，炼蜜为丸，如梧桐子大。每服七十丸，用滚白汤或酒随意送下，早晚各一服。服久效不可言，服至终身，成地仙矣。膏粱痰火人不宜用。

四灵丹

好松脂透明者一斤四两，以无灰好酒砂锅内桑柴火煮，数以竹杖搅，稠粘，住火。以瓦瓶盛水投内，结块，又复以酒煮之一日，如此九遍煮，三日共计二十七遍，其脂莹然如玉，入口不苦涩为度，捣为细末，净用十二两。凡煮不宜酒少，少则易焦，酒耗大半即可　白茯苓去皮筋为末，净八两　甘菊花来[①]园味甘者，野菊不用。去梗叶为末，净用八两　柏子仁去壳，净，炒去油，为末，净用八两　怀庆熟地黄取肥大沉水者晒干，称八两足，以清酒洗净，蒸半日，捣如泥

右为末，与地黄和匀，炼蜜为丸，如梧桐子大。每服七十二丸，空心好酒送下。凡修合必择天医黄道吉日，勿令妇人鸡犬见。服药亦择吉日。此方出《摄生众妙方》，内云是荣阳王都宪所传。公在陕西得之。一总戎，年九十余，自幼服此方，精力倍加，胃气强健，饮食日增，寿故弥长，秘而不传。公恳得之，如法修服，不问寒暑，亦获奇效。

滋肾丸　平补气血，滋阴降火。少年气血素弱人服极效，女人亦宜。

川芎一两　当归身酒浸烘干，二两　白芍药酒炒，二两　怀熟地黄二两　人参去芦，二两　白术陈土炒，二两　白茯苓去皮，二两　甘草炙，一两　黄柏去粗皮，童便浸炒，二两　知母去皮，蜜水拌炒，二两　甘州枸杞去梗，二两　牛膝去芦酒洗，二两　赤白何首乌黑豆蒸七次，各四两

右为末，炼蜜为丸，如梧桐子大。每服九十丸，空心淡盐汤下。

大补阴丸　温补下元，滋阴降火。酒色人年五十以上服之极效。

① 来：疑当作“菜”。

川黄柏去粗皮，净四两。一两盐酒浸炒，一两蜜水浸炒，一两童便浸炒，一两醋浸炒，俱炒褐色，勿焦　知母去皮，四两。四制同黄柏　鹿角胶二两　鹿角霜四两　龟板胶二两　龟板霜四两　牛胆槐子净八两，腊月装入牛胆，至仲春取出，听用　女真实即冬青子，冬至月采，蜜水九蒸九晒，四两　虎胫骨一两，酥炙　熟地黄怀庆者，四两　山茱萸去核，二两　北五味子去梗，一两　琐阳一两　干姜炒黑，三钱　雄猪脊髓一条

右为末，炼蜜一斤，先将龟鹿胶化开，和为丸，如梧桐子大。每服九十丸，空心煨盐汤送下。一方有乌药叶四两。

加味琼玉膏　补血益损，清金水以滋化源，老少虚损极效。

怀生地黄四斤　白术四两　白茯苓十五两　人参六两　甘州枸杞子半斤，净，去梗　天门冬去心，净半斤　麦门冬去心，净半斤

右先以地黄酒洗净，用水四碗浸一昼夜，捣取自然汁，和蜜三之一。以参苓等药先为末，拌入蜜，与地黄汁内，用瓶贮，与纸三十重，并箬包其口，用桑柴火蒸煮三昼夜，取出，再换蜡纸包封十数重，沉井底一昼夜，取起再如前煮半日。每日清晨食远白汤点服。清肺健脾，养血润燥。须于鸡犬不闻处制之，其蜜用生绢滤净，地黄勿犯铁。

山精丸　健脾除湿，去火消痰，神效。

苍术二斤，茅山者，先用米泔水浸三日，用竹刀刮去粗皮，阴干　桑椹紫熟者，一斗，取自然汁，去渣，将苍术浸入汁内，令透取出，晒干，又浸又晒，如此者九次，用木臼捣为细末　甘州枸杞一斤，去梗　地骨皮去木土，一斤

右并晒为末，与苍术末和匀，炼蜜为丸弹大。每服二丸，百沸汤下。

按：此方强脾益肾，老少俱效。

还元丹　养脾补肾最妙，老人尤宜常服，脾泄、肾泄俱效。

山药姜汁炒　白茯苓去皮　小茴香　薏苡仁炒　莲肉去皮心　砂仁炒　神曲半斤　粉草半斤。二味共炒一时，不可焦

右为末，用黄牛胎犊一条，一斤以下者佳，熬膏，入糯米粉四两，和成硬糊样，为丸弹大。每服大人二丸，小儿一丸，饥时饮汤嚼下。

按：此方脾肾要药，功效甚大，不能尽述。

玉柱杖　一名一秤金，一名小接命　填精益肾，乌须黑发，延年益寿，方士以此为服食。

没石子五钱　沉香二钱　大茴香三钱　槐子三两　五加皮三两　枸杞子三两　破故纸新瓦炒，三两　怀熟地黄三两

右药共一斤，胡桃肉一斤，白糖半斤，共为末，炼蜜一斤为丸，如弹大。每服二丸，空心盐汤化下。

按：此补肾为主，须发虽不即黑，而润泽不燥，尤为妙也。西北高燥人宜常服。

二至丸 清上补下第一方，价廉而功极大，常服累有奇效。

冬至日取冬青子，不拘多少，阴干，以蜜酒拌透，盒一昼夜，粗布袋擦去皮，晒干为末，新瓦瓶收贮，待夏至日取旱莲草数十斤，捣自然汁，熬膏，和前药末为丸，如梧桐子大。每服百丸，临卧时酒送下，其功甚大。初服便能使老者无夜起之累，不旬日使膂力加倍，又能变白须发为黑，理腰膝，壮筋骨，强阴不走，酒色、痰火人服尤更奇妙。

天门冬膏 滋阴降火，清肺补肾，充旺元阳。昔有一王子，单服此膏，连生三十二子，寿年百岁，行步轻健，耳目聪明如童子。

用天门冬拣去枯坏者十五斤，用温水润透，去皮心，净，晒干。用净肉十斤捣碎，每斤用水五碗，共五十碗入铜锅，慢火煮干三停之二，用布绞净，将渣再捣烂，用水三十碗再熬，约减大半，又以布绞净，去渣不用。将前后二汁和一处，文武火熬至滴水不散，似稀糊样，取起，出火毒三日，以磁罐收贮封固。每日空心上午、下午先挑膏半盏在碗内，以滚白汤调开服之。冬月用酒服，有痰用淡姜汤调服。大抵此膏最宜酒色过度之人，常服极好。上焦热，有痰，食后多服一次；下焦热，小便赤涩，空心多服一次。

按：此方肺肾之药，清金补水，果妙。

十珍膏 补养血气，调理脾胃，清肺滋肾，寻常预服调补及大病后调补要药。

人参去芦，八两　白术洁白者佳，苍黑不用，净一斤　川归身酒洗净，去头尾，烘干，净用八两　黄芪去芦稍，八两　天门冬去心，净八两　麦门冬去心，净八两　怀生地黄肥大沉水者，不枯者　熟怀地黄肥大沉水不枯者，各十两　甘州枸杞子去梗，八两　北五味子去梗，四两

右药切片制净，入铜锅内，用水浸高于药二寸，文武火熬至药面上无水，以新布绞取清汁，另放。将渣入臼内，捣如泥，下锅内，仍用水高二寸再熬，候药面上水干，又绞取清汁，将渣又捣又熬，如此三次，以渣无味为度，去渣不用。将前后三次药汁再入锅内，文火熬如稀糊样，下炼蜜八两，再熬二三沸，收起。隔宿必有清水浮上，亦宜去之，其膏放井水

缸内，出火毒三日。每服半盏，滚白汤空心食远时调服，一日二次，极有奇效。

何首乌丸　补益肾肝，聪耳明目，却病延寿第一药也。

何首乌赤白各半，不拘多少。用砂锅柳木甑蒸，下用红枣一层，中用黑豆一层，再安何首乌于豆上，又用黑豆一层、红枣一层盖之，慢火蒸半日，以豆极烂为度，将何首乌乘热捣碎，晒干为细末。每药末一斤，用干菊花去梗叶，另为末二两和匀，以人参固本丸料，熬膏和为丸，如梧桐子大。每服九十九丸，空心白汤送下。

按：此方予自合服，累有奇效，不能尽述。

长春丹　治症同前。

何首乌用水浸去粗皮，竹刀切片，赤白各三斤，黑豆拌，蒸晒九次，为末，净二斤　仙茅竹刀去芦，刮去毛，粳米泔浸去皮，黑豆拌，蒸晒九次，净，末，二斤　白茯苓去皮为末，水飞去筋，取沉底晒干，用粳米铺底放上蒸三次，研净末，一斤　茅山苍术米泔水浸去粗皮，切片，老米拌蒸晒九次　牛膝去芦，酒浸一宿，同何乌蒸三次，净末，各一斤

右各为末，和匀炼蜜为丸，如梧桐子大。每服百丸，空心滚白汤下。忌牛肉、萝卜、葱、蒜。

按：此方即仙茅丸。一云加桑椹汁一斤，拌苍术末尤妙，中年以后服极效。

神仙长春广嗣丹　又名保命延龄丹。昔日通真子奏进此方，治男子五劳七伤，颜貌衰朽，形体羸瘦，中年阳事不举，精神短少，未至五旬，须发先白，左瘫右痪，步履艰难，妇人下元虚冷，久不孕育，累经奇验。

人参去芦，一两　天门冬去心，一两　怀山药姜汁炒，二两　当归酒洗，一两　泽泻去毛，一两　怀生地二两　怀熟地二两　川巴戟去心，二两　川牛膝去芦，酒浸晒干，二两　山茱萸去核，一两　肉苁蓉酒洗，去心膜晒干，三两　兔丝子酒洗去土，仍用酒蒸，捣饼晒干，四两　远志去芦，甘草汤泡，去心，三两　赤石脂另研，一两　白茯苓去皮，一两　川杜仲去粗皮，姜汁炒断丝，二两　甘州枸杞子去梗，三两　地骨皮去木，洗去土，净二两　车前子去土，一两　石菖蒲去毛，一寸九节者为佳，铜刀切片炒，一两　柏子仁去壳炒，一两　广木香一两　川椒去目梗、闭口者，炒出汗，净二两　覆盆子去梗，一两　北五味子去梗，一两

右药二十五味，合五五之数，共为末，炼蜜为丸，如梧桐子大。每服三十丸，空心上午、下午各用温酒送下，日进三服。服药十日，小便杂

色，是旧疾出也。又十日后，鼻头酸，言语雄壮，胸中疼痛，咳嗽吐脓，形色不衰，是肺病出也。一月后，腹中一应七情气滞、脾胃劳倦、沉寒痼冷，诸积皆退。百日后容颜不衰，须发变黑，齿落更生，老弱亦能康健，目视十里，力加百倍，行路不倦，寿算延长，却病多子。邵真人传施此方，吾徽郡数十人服，皆获延年多子之效，兹不尽录。

延龄育子丸 治少年斫丧，中年无子，妇人血虚不能孕育。此方一料，夫妇齐服，服尽即孕，累经奇验，决不食言。

天门冬去心，五两 麦门冬去心，五两 怀生地黄 怀熟地黄肥大沉水者，各五两 人参去芦，五两 甘州枸杞子去梗 兔丝子净洗，酒蒸捣饼晒干，五两 川巴戟去心，五两 川牛膝去芦，酒洗净，五两 白术陈土炒，五两 白茯苓去皮，牛乳浸晒，五两 白茯神去皮心，人乳浸晒，五两 鹿角胶真者，五两 鹿角霜五两 柏子仁炒去壳，净五两 山药姜汁炒，五两 山茱萸去核，净五两 肉苁蓉去内心膜，五两 莲蕊开者不用，净五两 沙苑蒺藜炒，五两 酸枣仁炒，净二两 远志去芦，甘草灯心汤泡去心，净二两 北五味子去梗，二两 石斛去根，二两

右药二十四味，合二十四气，一百单八两，合一年气候之成数，为生生不息之妙。各制净为末，将鹿胶以酒化开，和炼蜜为丸，如梧桐子大。每服男人九十丸，妇人八十丸，空心滚白汤下。忌煎、炙、葱、蒜、萝卜。

按：此方南人服效。

秘传六神丸 固真育子，累有奇效。

莲蕊须未开者佳，渐采渐晒，勿令黑，净用四两 生芡实大者五百个，去壳 龙骨煅，五钱 山茱萸鲜红者去核，净肉三两 覆盆子净二两 沙苑蒺藜炒，四两，要真者，假的不效

右先将蒺藜捣碎，水熬膏，滤去渣，其渣仍晒干，和众药为末，炼蜜和蒺藜膏为丸，如梧桐子大。每服九十丸，空心煨盐汤下。

按：此方北人服效。

延龄育子龟鹿二仙胶 此方伦[①]于嘉靖己亥年八月，从游湖州陆声野先生门下，业就，南归杭城，得遇异人所授。专治男妇真元虚损，久不孕育，或多女少男，服此胶百日，即能有孕生男，应验神速，并治男子酒色过度，消铄真阴，妇人七情伤损血气，诸虚百损，五劳七伤，并皆治之。

鹿角用新鲜麋鹿杀角，解的不用，马鹿角不用。去角梢脑骨二寸截断，劈开，净用

① 伦：通“论”。

十斤　龟板去弦，洗净，五斤，捶碎

右二味，袋盛放长流水内浸三日，用铅坛一只，如无铅坛，底下放铅一大片亦可。将角并板放入坛内，用水浸高三五寸，黄蜡三两封口，放大锅内，桑柴火煮七昼夜，煮时坛内一日添热水一次，勿令沸起，锅内一日夜添水五次，候角酥取出，洗滤净，去渣，其渣即鹿角霜、龟板霜也。将清汁另放，外用人参十五两、枸杞子三十两，用铜锅以水三十六碗，熬至药面无水，以新布绞取清汁，将渣石臼木槌捣细，用水二十四碗，又熬如前，又滤又捣又熬，如此三次，以渣无味为度。将前龟鹿汁并参杞汁和入锅内，文火熬至滴水成珠不散，乃成胶也。候至初十日起，日晒夜露，至十七日，七日夜满，采日精月华之炁，如本月阴雨，缺几日，下月补晒如数，放阴凉处风干。每服，初一钱五分，十日加五分，加至三钱止，空心酒化下。此方本郡六邑曾治百余人，并获多男之喜，但止利济一方，不能遍及海内，故表而出之，以广生生不息之仁也，用者幸勿轻忽。

秋石乳酥丸　补养气血，接续真元，降阴火，生肾水，此以真补真之妙药也。

秋石半斤，炼法见前，同乳粉收秋露数晚，晒干听用　乳粉晒，净四两。晒法：取人乳若干，即下铜锅内煎熬成膏，用大磁盆盛于烈日中晒之，盆下用水，乃未济之妙也，否则永晒不干　白茯苓一斤，去皮为末，水淘去筋膜，沉底者晒干，净半斤　天门冬去心，四两　麦门冬去心，四两　人参去芦，四两　怀生熟地黄各四两，酒洗烘干，不犯铁　甘州枸杞子去梗，四两

右为末，炼蜜为丸，如梧桐子大。每服三十丸，空心滚白汤送下，好酒亦可。

按：此方男女血虚成痨者服效。

小接命丹　治男妇气血衰弱，痰火上升，虚损困惫，饮食少进，并治左瘫右痪，中风不语，手足腰膝身体疼痛，动履不便，极效。

用人乳二酒盏，香甜白者佳，好梨捣汁一酒盏，倾放旋或铜旋内，入汤锅内顿滚，有黄沫起开青路为度。每日空心一服，能消痰，补虚生血，乃以人补人，其效无加。其中风不语，半身不遂，曾照此方治好数人。

长春真人保命服食　治诸虚百损，五痨七伤，四肢无力，手足顽麻，血气虚耗，面黄肌瘦，阳事不举，眩晕恶心，饮食减少。此方能补诸虚，添精益髓，滋润皮肤，充壮神气，身体轻健，开胃进食，返老还童，发白再黑，齿落更生，颜貌如童，大有神效。

白茯苓去皮　天门冬去心　山药姜汁炒　怀熟地黄　何首乌忌铁，照前蒸晒九次　枸杞子甘州者，去梗，各净四两　干姜煨，二两　小茴香炒，一两　青盐少许　莲肉去皮心，半斤　麦门冬去心，四两　鹿角胶四两　鹿角霜四两　破故纸四两，麻油一两炒　大核桃去壳并皮，半斤　没石子十个　旱莲草晒干，净末，一斤　新粟米一升，为末，用牛乳二斤、酒二斤、水二斤拌米粉煮，作糊丸药

右为细末，以前米糊为丸，如弹大，每丸湿重五钱，干约三钱。每服一丸，滚白汤调化服，日进二服，不拘在家在外，少者一服，老者二服，男女皆同。

按：此方补虚养胃，虽三五日不食，亦不饥不渴。

补血顺气药酒方　清肺滋肾，和五脏，通血脉。

天门冬去心　麦门冬去心，各四两　怀生熟地黄肥大沉水，枯朽不用，各半斤　人参去芦　白茯苓去皮　甘州枸杞子去梗，各二两　砂仁七钱　木香五钱　沉香三钱

右用瓦坛盛无灰好酒三十斤，将药切片，以绢袋盛放坛内浸三日，文武火煮三时，以酒黑色为度。如热，去木香，减人参五钱。如下虚或寒，将韭子炒黄色，为细末，空心用酒三五盏，每盏挑韭末一铜钱饮之。妇人下虚无子，久饮亦能生子，用核桃连皮过口。此药甚平和，治痨疾，补虚损，乌须发，久服貌如童子。忌黄白萝卜、葱、蒜，否则令人须发易白。

许真人神验椒丹　专治五痨七伤，诸虚百损，并治诸虫积，暖下元。

用真正川椒二斤半，拣去枝目，用釜一口覆于地上，四围用刀画记，去釜，用炭火烧红其地，用米醋泼地，将纸摊椒在上，以釜盖之，良久取出为末。用炼蜜一斤四两为丸，如梧桐子大。每服十五丸，空心酒下，半年加至二十丸，一年后加至二十五丸止。忌五辛、葱、蒜，余无所忌。其椒切勿用闭口者。

八仙早朝糕　专补脾胃虚弱，膨闷泄泻，不思饮食，服之神效。

白术炒，四两　白茯苓去皮，三两　陈皮去白，二两　山药姜汁炒，四两　莲肉去皮心，四两　薏苡仁炒，四两　芡实去壳，净四两　人参去芦，一两　砂仁炒，一两

右为末，用白晚米五升半、糯米二升，共七升半，打粉共药和匀，用蜜三斤，如无蜜，沙糖四斤代之，和匀如做糕法，入笼中画片蒸熟焙干，瓦罐封贮。饥时取三五片食之，白汤漱口，小儿用加山楂肉四两，麦芽面四两，去人参。

按：此方不拘男女大小，皆可用，出外甚便。

养元辟谷丹 安五脏，消百病，和脾胃，补虚损，固元气，实精髓，能令瘦者肥，老者健，常服极效。

用黄犍牛肉不拘多少，去筋膜，切作棋子大片，用河水洗数遍，令血味尽，仍用河水浸一宿，次日再洗一二遍，水清为度。用无灰好酒入瓦罐内，重泥封固，用桑柴文武火煮一夜，取出焙干为末，如黄沙色者佳，焦黑无用。牛末一斤加入后药二斤为则。

山药切片，用葱、盐炒黄，去葱、盐不用　白茯苓去皮为末，水浮去筋，晒干用　莲肉葱、盐炒，去心，并葱、盐用　白术洁白者，黄黑色不用，陈土炒黄，去土净　芡实粉去壳净　薏苡仁炒　白扁豆姜汁炒，各半斤　人参去芦，四两　小茴香去枝梗，微炒，四两　干姜炒，四两　砂仁炒，二两　川椒去目，炒出汗用，去闭口者，二两　青盐四两　甘草炙，四两　乌梅肉二两，熬浓汁半瓯　粳米炒黄，净取粉，五斤半

右药为末，与米粉、牛末和匀，外用小红枣五斤、陈年醇酒五斤煮红枣极烂，去皮核，捣膏，加炼蜜二斤半，共和为丸如弹大。每次二丸，不拘冷热汤水嚼下，一日服三五次，永不饥。

按：此方实王道之妙用，平时预合，荒乱之时，可以避难济饥，虽一两月不食，不损胃中元气。宝之，宝之。如渴，只饮冷水。

辟谷休粮方 此方亦平和有理，但未经试。

大豆五升，淘净，去皮，蒸三次，为细末　大麻子五升，汤浸一宿，滤出，蒸三次，令口开，去皮，为末　糯米五升，淘净，共白茯苓一处蒸熟，晒干为末　白茯苓去皮，同糯米蒸熟，晒干为末

右将麻仁末一处捣烂如泥，渐入豆黄末同和匀，团如拳大，再入甑蒸，从酉时上火，子末住火，寅时取出，辰至午晒干，磨为末。服之以饱为度，不得吃一切物。用麻子汁下第一顿，一月不饥。第二顿，四十日不饥。第三顿，一千日不饥。第四顿，永远不饥，颜色日增，气力倍加。如渴，饮麻仁汁，转更不渴，且能滋润五脏。若欲吃食时，用葵子三合为末煎汤，放冷服之，解其药后，初间吃白米粥汤三日，一日四五次，每次少少饮之，三日后诸般饮食无避忌。服此药不食时，大忌欲事，余外不忌。此神仙度世之太宝也，幸勿轻忽。

养生类要前集终

养生类要后集

新安木石山人吴正伦辑

春月诸症治例

《内经》曰：春三月，此谓发陈，天地俱生，万物以荣，夜卧早起，广步于庭，披发缓形，以使志生，生而勿杀，予而勿夺，赏而勿罚，此春气之应，养生之道也。逆之则伤肝，夏为寒变，奉长者少。

大法，春月天气上升，人气亦上升应之，故春月诸症宜吐、发散、升提，不宜降下、通利。盖吐即古之宣剂，今人谓宣为泻者，误也。春月肝胆木气用事，木旺则土亏，故脾胃土气受邪，宜抑肝补脾药为主，清脯[1]养心药佐之，随症施治，全在活法。虚则补之，实则泻之，寒则温之，热则清之，高者抑之，下者举之，以平为期，余皆仿此，今将春月诸症宜用方法详陈于左，对症施治，权而用之，毋胶柱而鼓瑟，始可以言医矣。

芎芷藿苏散 治春初人事劳扰，饥饱失节，或解衣沐浴，触冒风寒，致成内伤外感，头疼发热，呕吐眩闷，胸膈胀痛，恶食，或鼻流清涕，欬嗽生痰，鼻塞声重，并宜服一二剂即愈，仍忌腥晕[2]三五日。

川芎一钱　白芷八分　细辛五分，去叶　干葛一钱　甘草三分，生　紫苏叶一钱　藿香八分，去土　半夏一钱，姜制　陈皮八分　苍术麸炒，一钱　枳壳去穰，七分　桔梗去芦，七分　淡豆豉八分，不用亦可

右用姜三片、葱白一根、水一钟半，煎八分，食后热服，有汗不用葱白。单内伤无外感，单外感无内伤，各有本条。头痛不止加藁本八分，呕吐不止加干姜炒、砂仁炒，各七分，发热或潮热不退，加柴胡、黄芩各一钱，胸膈胀闷加山楂、枳实各一钱，发而汗不出、热不退加麻黄一钱半、葱

① 脯：疑当作“肺”。

② 晕：疑当作“荤”。

白二根，欬嗽生痰加杏仁、前胡、金沸花去梗，各八分、南五味子五分。

芎苏香葛散 治春月感冒、伤寒及山岚瘴毒疠气，人感触之，头疼身痛，恶寒发热，人迎脉浮大者是。

紫苏叶一钱，去梗 香附炒 白茯苓去皮 干葛 陈皮 藿香 半夏制 前胡去芦 川芎各八分 白芷 防风去芦，各七分 甘草三分 苍术一钱五分 羌活一钱

右用姜三片、葱白连须二根、水二钟，煎一钟，热服，厚被覆汗出为度，无汗再服。忌鸡、鱼、猪、羊肉。

九味羌活汤 解利春夏秋伤寒热病，极稳。

羌活一钱 防风一钱 苍术一钱五分 川芎一钱 黄芩一钱 白芷一钱 甘草五分 细辛五分 生地黄一钱，不用亦效

右用姜三片、葱白一根、水二钟，煎一钟，热服，以汗为度，无汗再服。汗原多去苍术加白术一[①]钱，渴加石膏一钱，热甚加柴胡、山栀各一钱，胸膈胀闷加枳壳、桔梗各七分。

六神通解散 治春末夏初伤寒并时行热病，发表甚捷。凡瘟疫初起，预用藿香正气散煎一大锅，每人服一碗，以防未然。若已病，用前九味羌活汤并此服之，皆有奇效。

麻黄去根节，一钱 防风一钱半 黄芩 石膏细末 滑石细末，各二钱半 苍术四钱 甘草一钱

右用姜三片、葱白五寸、淡豆豉五十粒、水二大钟，煎一大钟，热服，微汗周身即解。一云南方春夏用防风，秋冬用麻黄；北方春夏依本方，秋冬倍麻黄。

芎芷香苏散 治春月伤风，鼻塞声重，或流清涕，欬嗽，痰壅气逆，人迎脉浮缓者是。

川芎 白芷 苏叶紫者，去梗 香附各一钱 陈皮 防风 羌活各八分 甘草五分

右用姜三片、葱白三寸、水一钟半，煎八分，食后热服。有痰加半夏一钱，欬嗽加杏仁、桑白皮各八分、五味十粒。

加减藿香正气散 治非时伤寒头疼，憎寒壮热，痞闷呕吐，时行疫疠，山岚瘴疟，不伏水土等症。

藿香一钱五分 白芷 川芎 紫苏叶 半夏 苍术各一钱 白术 白茯

① 一："一"字原空缺，据下文例拟补。

苓　陈皮　厚朴姜制，各八分　甘草三分

右用姜三片、枣一枚、水二钟，煎一钟，食远热服。

加减补中益气汤　治工作劳力，读书刻苦，勤政伤神，饥饱失节。此数者，俱发热头疼，恶寒，身强体痛。若劳极复感风寒，则头疼如破，全似外感伤寒之症，误用发表之药，鲜不伤人。故东垣先生发内外伤辨，首用此方，取济甚众。盖内伤之脉，右手气口三倍大于左手人迎。东垣辨法甚详，兹不复赘。

人参一钱半，去芦　黄芪一钱半，蜜炙　白术一钱　当归一钱，酒洗　甘草炙，七分　陈皮八分　升麻五分　柴胡五分

按：此方用升麻、柴胡，能升提阳气下陷。盖柴胡能使胃中之清气左旋而上达，升麻能使胃中之清气右旋而上升。有此妙用，人多不考。

右用姜三片、枣一枚、水二钟，煎八分，食远服。或加黄柏五分，以救肾水而泻胃中伏火尤妙。如身大热，只一服，气和微汗而愈。夏月神短，加麦门冬、五味子。口干，加葛根。身刺痛，乃少血，加当归。头痛，加川芎、蔓荆子。头顶痛，加藁本、细辛。诸头痛，并用此四味。有痰，加半夏、生姜。欬嗽，春加川芎、佛耳草，夏加黄芩、麦门冬、五味子，秋加黄芩、麻黄、金沸草，冬加款冬花、马兜铃。久嗽，乃肺中伏火，去参、芪。饮食不下，乃胃中有寒或气滞，春加青皮、陈皮、木香，冬加益志仁、草豆蔻仁，夏加芩、连，秋加槟榔、砂仁。心下痞，加枳实、黄连、白芍药。腹胀，加枳实、木香、砂仁、厚朴，天寒加姜、桂。腹痛，加白芍药、炙甘草，有寒加桂心，夏月加黄芩、甘草、芍药，冬加半夏、益志仁、草豆蔻。胁痛，加砂仁、柴胡、甘草、白芍药。如脐下痛，加熟地黄，不止，乃是寒，加官桂。脚软，加黄柏、防已。

附子理中汤　治房劳内伤，寒邪中阴，面青腹痛，六脉沉微，无头疼，无大热者宜用。若阳厥，并阳症似阴，误服必致夭人。慎之，慎之。

人参去芦，二钱半　白术土炒，二钱　甘草炙，一钱　干姜炮，二钱　附子生，二钱

倍甘草，去参、术，名四逆汤。加川乌、鹿茸各一钱半，名三建汤。若在疑似，只以灸法，并热盐熨，甚稳。

右用水一钟半、姜五片，煎七分，温服。

饮食内伤辩[1]

饮食内伤，亦头疼发热，胸满呕吐，俗呼夹食伤寒，两寸脉弦紧，右关脉洪大或沉濡者是，此当分治，不可混一。盖饮者，水也，伤无形之气。食者，物也，伤有形之血。

生姜五苓汤 治大饮冷水伤脾，过饮酒而伤气。

生姜 猪苓 泽泻 白术 白茯苓 半夏 枳实各一钱 甘草三分

右用水一钟半，煎七分，温服，取小汗，此治伤饮之轻者。若重而水蓄积为胀满者，本方去甘草加大戟长流水煮三次，去皮晒干，七分、芫花醋浸炒干、甘遂面包煨，去面去心，各八分、黑牵牛研末，二钱、槟榔一钱。右用水二钟，煎一钟，空心服。利水尽即愈。

半夏神曲汤 治过食寒冷硬物及生瓜果致伤太阴、厥阴，或呕吐痞闷，肠澼，或腹痛恶食，此治伤之轻者。

陈皮一钱 白术一钱五分 半夏一钱二分 干姜八分，炒 神曲炒，一钱 三棱醋炒 莪术醋炒 白茯苓去皮 山查[2]去核 枳实炒，各一钱 砂仁七分，炒 麦芽炒，八分

右用姜三片煎，热服，不拘时。

神保丸 消一切生冷积滞，此治伤之重者。

全蝎干者，十个 木香二钱五分 胡椒二钱 巴豆四十九粒，去壳、皮、心膜油

右三味为末，入巴豆霜和匀，炊饼为丸，如麻子大，朱砂为衣，每服五七丸，随症调，引冷下。

按：此丸北人甚效，南人斟酌用之，小儿三丸。

枳实青皮汤 治食热物过伤，太阴、厥阴呕吐，膨胀，下痢。

白术一钱半 枳实 青皮 陈皮 黄连姜汁炒 麦芽 山楂肉 神曲炒，各一钱 甘草三分 酒大黄一钱七分

右用水二钟，煎一浅钟，温服。此伤之轻者，伤重用后方。

万病遇仙丹 治湿热内伤血分之重者。

黑牵牛一斤，半生半炒，取头末，五分 大黄酒浸，晒干 三棱 莪术 猪牙皂角去弦子 茵陈 枳壳去穰 槟榔各四两，俱生 木香一两

右为细末，用大皂角打碎去子，煎浓汤去渣，煮面糊为丸，如绿豆大。每服实而新起二钱，虚而久者一钱，白汤送下，小儿各减半。食积所

---

① 饮食内伤辩：此五字原缺，据文义文例补。

② 山查：即山楂。

伤，本物煎汤下。大便不通，麻仁汤下。小便不通，灯心木通汤下。随病轻重，加减调理[1]。

加味小青龙汤 治春初寒邪伤肺，咳嗽。

干姜炒黑 细辛 麻黄 桂枝 甘草各五分 白芍药 五味子各一钱 半夏姜制，一钱半 枳壳 桔梗各五分 白茯苓 陈皮各八分

右用姜三片，水煎，食少时稍热服。

升麻葛根汤 治大人小儿时气瘟疫，发热头疼，及疮疹已发、未发疑似之间，并宜服之，极稳。

升麻 葛根 白芍药各一钱半 甘草一钱

右用姜三片、葱白三寸、水一钟半，煎七分，食远服。头疼，加川芎、白芷各一钱。身痛背强，加羌活、防风各一钱。发热不退，春加柴胡、黄芩各一钱五分、防风一钱，夏加黄芩一钱半、石膏二钱半。咽痛，加玄参、桔梗各一钱。头项面肿，加防风、荆芥、连翘、白芷各一钱半、石膏三钱、牛蒡子、川芎各一钱。小儿麻疹，加防风、连翘各一钱。痘疹未发，依本方；已发属热，加连翘、紫草各一钱；大人遍身瘾疹，加防风、苍术各一钱半、牛蒡子、苍耳子、浮萍草各一钱。

防风通圣散 通治诸风湿热疮毒，时行热病。

防风 川芎 当归 白芍药 连翘 薄荷各一钱 荆芥穗 白术 山栀各七分 黄芩 桔梗各一钱半 石膏二钱 滑石三钱 甘草五分

右用姜三片、水二钟，煎一钟，食远服。此方内大黄、芒硝、麻黄，对症渐加。风热内甚，欲下，加大黄三钱、芒硝二钱；风湿热在表，欲汗，加麻黄二钱、葱白三根；自利体寒，去硝、黄；自汗，去麻黄加桂枝秋冬二钱，春夏八分。常用依本方。

加味治中汤 治春月肝木乘脾，腹痛久泻不止。

人参一钱半 白术陈土炒，二钱半 白芍药醋炒，一钱半 青皮去穰麸炒，七分 陈皮去白，一钱 干姜炒黑，一钱 甘草炙，一钱 苍术麸炒，一钱半 升麻五分 柴胡五分 防风五分 白茯苓一钱

久泻虚寒加熟附一钱。

右用姜三片、大枣二枚、水二钟，煎一钟，食前服。

人参败毒散 治感冒非时伤寒，头疼身热，拘急，憎寒壮热，及时行瘟疫热病。

---

① 理：此字原漫灭，据文义拟补。

人参一钱　羌活一钱半　独活一钱　柴胡一钱二分　前胡一钱　葛根一钱　甘草五分　桔梗　枳壳　茯苓各八分　川芎　苍术各一钱

劳役得病，倍用人参，加白术、当归、白芍药，去独活、前胡。

饥馑兵乱之余，饮食不节，起居不常，致患时行瘟热病，沿门阖境，传染相似，宜此方加白术、黄芪生，倍人参，去前胡、独活，甚效。

若多服未效，而有寒热往来者，必用小柴胡汤，不拘服数，并无过失。

又有一种虾蟆瘟病，使人痰涎风壅，烦热，头疼，身痛，呕逆，或饮食起居如常，但欬声不响，续续相连，俨如蛙鸣，故俗号曰虾蟆瘟也。嘉靖己未五六七月间，江南淮北，在处患动，数百里皆同，甚至赤眼口疮，大小腮肿，喉闭风壅，喷嚏，涕唾稠粘，并用此方，去茯苓、桔梗、独活，加青皮、陈皮、白术、藿香，但以荆芥为引，不用生姜、薄荷，一二服即愈。

治时行热病单方

歌曰：人间治疫有仙方，一两姜蚕二大黄；姜汁为丸如弹大，井花调服便清凉。

治瘟疫不相传染方

赤小豆不拘多少，以新布囊盛，放井中浸二日取出，举家各服二十一粒，不染，试效。

入瘟疫家辟邪法①

凡入瘟疫之家，以麻油调雄黄末涂鼻孔中，或预饮雄黄烧酒一二杯，然后入病家，则不相传染，既出，则以纸捻探鼻深入，令喷嚏为佳。

神术散　治闽广山岚瘴气，不伏水土等症。

厚朴一钱半　苍术一钱半　陈皮一钱半　甘草一钱　石菖蒲一钱　藿香一钱半

右用姜三片、枣一枚煎服。一方用香附一钱半代菖蒲，名神术散气散，尤妙。

紫金锭即万病解毒丸②　治山岚瘴气，并岭南两广蛊毒，若从宦于此，才觉意思不快，即服一锭，或吐或利，随手便瘥。及误中一切毒物，若牛马六畜中毒，亦以此药解之。

山慈姑此味与老鸦蒜相似，但蒜无毛，而此上有毛包，宜辨真，去皮焙干，净末，二两　千金子一名续随子，去壳，研去油，二两　红芽大戟一名紫大戟，江南者佳，

---

① 入瘟疫家辟邪法：此七字原脱，据文义文例补。

② 即万病解毒丸：原为正文大字，据文义文例改为小字。

形如甘草而坚，不可用绵大戟。焙干，净末，一两五钱　射香三钱，另研

一方有雄黄五钱，无，亦效。

右为末，以糯米打糊和匀，捣千余下，一方印作四十锭，每服半锭，水磨服。一切肿毒，磨涂患处。须择冬至、端阳、七夕、重阳日、天月二德、天医日，洒扫净室，焚香，至诚修合，无不灵验。忌妇人、鸡、犬、孝子见。

发散伤寒单方

凡遇伤寒，仓卒无药，不问阴阳二症，只用生姜一两、葱白十茎、好酒二大钟，煎一大钟，去渣，热服。被盖周身，汗透即解，勿令汗大过。忌大荤五七日。春秋依此方，夏月姜葱减半，冬月倍用。若加黑豆二合炒，同姜葱煎服，冬月尤妙。

发散伤风单方

用紫苏叶三钱，油核桃五个打碎，姜三片，葱白二根，水二钟，煎一钟，热服，微汗即解。夏月不用葱。

按：此二方极效。出路荒僻，无医之处甚便。

夏月诸症治例

《内经》曰：夏三月，此谓蕃秀，天地气交，万物华实，夜卧早起，无厌于日，使志无怒，使华英成秀，使气得泄。若所爱在外，此夏气之应，养长之道也。逆之则伤心，秋为痎疟，奉收者少，冬至重病。

大抵夏三月，天气蕃越，阳气发越于外，阴气伏藏于内。是故夏月诸症，宜补阴养阳，盖脾胃喜温而恶寒，食忌瓜果冰水，药禁纯用寒凉。先哲每于诸凉药中，必加炮姜，正此意也。盖夏月心小肠火用事，肺大肠金受伤。孙真人制生脉散于夏月，救天暑之伤庚金，金清则水得以滋其化源，其旨微矣。东垣推广其意，制清暑益气汤，专以胃气为本。盖土旺而金自荣，不为火所制。脾胃旺，自能健运，荣养百骸，暑湿之邪自不能干矣。今将夏月合用诸方详陈于左，对症活用，无执一也。

注夏方[①]　夏初春末，头疼脚软，食少体热，精神困惫，名曰注夏。病属阴虚，元气不足，宜用此方治之。

黄芪　人参各一钱　白术一钱半　甘草炙，五分　陈皮　当归　白芍药

① 注夏方：此三字原脱，据文义文例补。

黄柏各八分　麦门冬一钱　五味子九粒

右用水一钟半、姜一片、枣一枚煎服，有痰加半夏。

生脉散　止渴生津，救天暑之伤庚金，夏至后宜常服之。

人参一钱半　麦门冬三钱　五味子一钱

右用白水煎服。

益原散　治暑月身热，小便不利。此药性凉，除胃脘积热，又淡能渗湿，故利小便而散湿热也。

桂府滑石六两，飞　甘草一两，另研

右各为末和匀，每服三五钱，新汲水调下。

夏月中暍方法[1]

夏月身热汗出，恶寒而渴者，名曰中暍，此方主之。

人参白虎汤　石膏四钱　知母二钱　粳米三钱　甘草一钱　人参一钱半

右用水一钟半煎服。夏月发热恶寒，身重疼痛，小便涩，洒然毛耸，手足逆冷，小有劳身即热，口开，前板齿燥，脉弦细虚迟，此表里中暍也。用补中益气汤加香薷、扁豆，有热加黄芩、黄连。方见春类。

黄连香薷饮　治伤暑腹痛，自汗，恶心，或吐或泻，身热。

香薷二钱　厚朴姜汁炒　白扁豆炒　黄连各一钱　甘草五分，炙

右用水二钟，煎一钟，放冷，徐徐服。挟痰加半夏、南星各一钱，若虚加人参、黄芪各一钱。

清暑益气汤

治长夏湿热蒸人。人感之，则四肢困倦，精神减少，懒于动作，胸满气促，肢节疼痛，或气高而喘，身热而烦，心下膨闷，小便黄而数，大便溏而频，或痢或渴，不思饮食，自汗体虚。

黄芪　苍术麸炒　升麻　人参　白术各一钱　神曲　陈皮　泽泻　麦门冬各五分　甘草炙　黄柏酒炒　当归各四分　五味子十粒　葛根三分　青皮麸炒，二分

右用姜二片、枣一枚、水二钟，煎一钟，食远服。

六和汤　治心脾不调，气不升降，霍乱转筋，呕吐泄泻，寒热交作，痰喘咳嗽，胸膈痞满，头目昏痛，肢体浮肿，嗜卧倦怠，小便赤涩，并伤寒阴阳不分，冒暑伏热，烦闷，或成痢疾，中酒烦渴，畏食，并妇人胎产呕吐。

---

① 夏月中暍方法：此六字原脱，据文义文例补。

砂仁七分　半夏一钱　杏仁　人参　赤茯苓　厚朴　白扁豆　藿香叶各八分　白术一钱　木瓜　苍术各五分　甘草三分

右用姜三片、枣一枚、水二钟，煎一钟，食远服。

治霍乱吐泻方法①

霍乱吐泻，始因饮冷，或胃寒，或大饥，或大怒，或乘舟车马，伤动胃气而致。若心痛则先吐，腹痛则先利，心腹齐痛，吐利并作，名曰霍乱。其症头旋眼晕，手脚转筋，四肢逆冷，用药稍迟，须臾不救。若误饮食立死，治宜温药解散。腹痛面青，不渴为寒。腹痛燥渴，面赤为热。急无药时，热用盐打井花水多饮，寒用吴萸、木瓜、食盐各五钱同炒焦，先煎水三碗，令百沸，入药同煎至二碗，随饮，药入即苏，定后服前六和汤，寒加干姜，热加黄连各一钱。

治湿症方法②

湿之一症，有自外入者，有自内得者。阴雨湿地，皆从外入，宜汗散，久则疏通渗泄之。过食生冷、湿面、潼酪，或饮酒，其症肿满，皆自内而出也，宜实中宫，淡味渗泄，利小便为最。若湿肿脚气，亦当汗散。

加味胃苓半夏汤　治诸湿，随症加减用。

陈皮八分　白术　半夏　茯苓各一钱　酒芩　羌活各八分　苍术一钱半　甘草四分

右用姜三片，水煎服。湿在上，倍苍术；湿在下，加升麻八分。内湿，加猪苓、泽泻各一钱、桂少许。中焦湿与痛，有实热者，加黄连、木通各一钱。肥白人因湿沉困怠惰，是气虚，加人参、黄芪各一钱，倍白术；黑瘦人沉困怠惰，是湿热，加白术、黄芩酒炒，白芍药各一钱。

山精丸　健脾去湿，息火消痰，养血。方见滋补类。

薏苡仁粥　方见养老类

治泻方法③

泄泻有五，不可例治。泻水，腹不痛者，湿也。饮食入胃不停，完谷不化者，气虚也。腹痛水泻，肠鸣，痛一阵泻一阵，火也。或泻或止，或多或少者，痰也。腹痛甚而泻，泻后痛减者，食积也。当随症加减而分治之。

---

① 治霍乱吐泻方法：此七字原脱，据文义文例补。

② 治湿症方法：此五字原脱，据文义文例补。

③ 治泻方法：此四字原脱，据文义文例补。

加味胃苓汤　治诸泻。依后加减用。

陈皮一钱，炒　苍术米泔浸，去皮，切片，日晒干，盐水炒，一钱半　黄芩一钱　泽泻一钱　白术陈土炒，一钱半　白芍药酒炒，一钱半　猪苓　赤茯苓　黄连姜汁炒，八分　半夏姜汁炒，一钱二分　甘草五分　桂二分

右用水二钟、姜三片、灯心一分，煎八分，空心温服。

治泄泻无度法①

泄泻注下如水，本方加苍术、车前子，倍加白术为末，空心米汤调下，煎服亦可。

湿热甚，肛门如热汤者，本方去桂加滑石末二钱，倍黄芩一钱、山栀炒，一钱、木通八分。

腹中痛，下泄清冷，喜热手烫熨，口不燥渴者，乃寒泻也，三倍桂加肉豆蔻面包煨，一钱。病甚者，加丁香、制附子各八分，作丸服。

如久泻，谷道不合，或脱肛，此元气下陷，及大肠不行收令故也。用白术、芍药、神曲俱炒、陈皮不去白、肉豆蔻煨、诃子肉、乌梅、五倍子各等分为丸，以四君子加防风、升麻煎汤送下。此法试效。

如食积，时常腹痛，泻积，先以木香槟榔丸或枳实导滞丸推逐之，然后以四苓加厚朴、苍术、神曲、麦芽作丸服，以安胃气。二方见袖珍方内，五苓去桂名四苓。

如泻水，腹不痛者，属气虚，四君子倍白术，加黄芪、升麻、柴胡、防风补而提之。

泄泻日夜无度，诸药不效者，用针砂、地龙、猪苓各等分为末，生葱捣汁调方寸匕，贴脐心。小便长，泻即止。

大人小儿吐泻灸法②

大人小儿，吐泻日久，垂死，灸天枢二穴在脐两傍，各开二寸、气海一穴在脐下一寸半、中脘穴在脐上四寸半。

加味香砂枳术丸　治饮食所伤，脾胃不和，欲作泻痢，并七情所伤，痞闷呕吐，不思饮食。泻痢后，理脾胃，去余滞，此药一运一动，一补一消，活法用之，极有奇效。

白术土炒，二两　黑枳实麸炒，一两　半夏曲真者，一两半　陈皮去白，一两　砂仁炒，七钱半　香附醋浸，晒干，炒，一两　麦芽面一两，炒　木香不见火，五钱

① 治泄泻无度法：此六字原脱，据文义文例补。

② 大人小儿吐泻灸法：此八字原脱，据文义文例补。

黄连姜汁炒，冬五钱，夏一两　神曲炒，一两

有痰加竹沥半碗、姜汁二盏。

右为末，薄荷煎汤，打老米糊为丸，如梧桐子大。每服七八十丸，食远白汤送下。

参苓白术丸　泻痢后，调理脾胃，极稳累效。

人参一两五钱，去芦　白术土炒，二两　白茯苓去皮，一两半　甘草炙，一两　山药姜汁炒，一两半　砂仁炒，一两　薏苡仁炒，二两　桔梗去芦，炒一两　莲肉去皮心，一两半

若痢后虚弱，用石连肉、黄连用吴茱萸同浸半日，连汁炒干，去萸，一两。余外脾胃虚弱调补，只照本方。

右为末，晚米糊一半，蜜一半，和为丸，如梧桐子大。每服七八十丸，食远白汤送下。

治老少脾泄久不愈神方

用冬米造饭锅巴净末四两，莲肉去心净末四两，享糖末四两，共和匀，每服三五匙，食远白汤调下，一日三次。邹太湖先生传。

养脾进食丸　治泻痢后脾胃虚弱，饮食减少。

人参　白术土炒　白茯苓各三两　甘草一两半　陈皮　半夏曲　厚朴姜汁炒，各二两　苍术麸炒，三两　砂仁炒，一两半　神曲炒　麦芽炒，各二两半　木香五钱

右为细末，神曲、麦芽面打糊为丸，如梧子大。每服五十丸，食远白汤送下。

疟症四时同异①

疟症，春夏因饮食劳倦而得，秋冬因伤暑而成，然无痰不能作，属三阳，宜汗宜吐，属三阴，宜下宜温，宜分治之。

柴苓平胃汤　治疟初起，热多寒少，宜此方分利。

柴胡一钱半　黄芩　苍术　半夏各一钱　甘草三分　白术一钱半　白茯苓　陈皮　厚朴　人参　猪苓　泽泻各八分　桂枝五分

右用水二钟、姜三片、枣一枚，煎八分服。

清脾饮　服前方一二服不止，再用此方。

白术一钱半　厚朴八分　白茯苓　半夏各一两　甘草四分　柴胡一钱半　黄芩一钱二分　青皮　草果　槟榔各七分

---

① 疟症四时同异：此六字原脱，据文义文例补。

右用姜三片、枣一枚、水一钟半，煎八分，空心服。渣再并，将发时服。若大渴，加知母、麦门冬各一钱。若不止，加常山酒炒，一钱半、乌梅二个，空心五更服，即止。如不止，再用后方。

常山饮 截疟神方。

常山烧酒炒，二钱 槟榔一钱 草果一钱 乌梅二个 知母一钱 贝母一钱半

右用姜三片、枣一枚、水八分、酒七分，煎八分，露一宿，五更日未出时，面东空心服。渣用酒浸煎，待将发时先服，立效。盖人多畏常山为吐药而不轻用，殊不知疟因痰作，常山吐去其痰，而疟即止。疟止，以后方调补。

加味补中益气汤 疟后调理脾胃，并治余热。

即前补中益气汤倍柴胡一钱，加半夏、黄芩、白芍药各八分，姜、枣煎服。方见春类。

露姜饮 治脾胃聚痰发为疟，寒多热少。

用生姜四两和皮带水捣汁一碗，夜露至晓，空心冷服，立止。

咒由科治疟法

不问久新疟疾，一次即愈。用桃、杏、枣、梨，随用一样，单梨亦好。咒曰：吾从东南来，路逢一池水，水里一条龙，九头十八尾，问伊食甚的，只食疟疾鬼。先念一遍吹果上，念七遍吹果上七次，令患人于发日五更，鸡犬不闻时，面东而立，将果食之，于净室中安卧，忌食瓜果、荤腥热物。此法十治可好八九。

治痢症方法[①]

痢因热积气滞而成，又夏月过伤生冷，以致秋来发痢。先贤调行血则便脓自愈，调气则后重自除，此要法也。

枳壳大黄汤 痢初一二日，元气未虚，用此方下之。

枳壳一钱半 槟榔一钱 厚朴一钱 大黄壮实五七钱，虚人三四钱

右用水一钟半，先煎三味至一钟，下大黄再煎二三沸，热服，得快利为妙。

止痢极效方 既下之后，即以此方上之。

当归 赤芍药 淮生地各七分 黄连一钱 甘草三分 酸石榴皮八分 粟壳蜜炒，八分 地榆八分

右用水一钟半，煎七分，食前服，一服即止。

① 治痢症方法：此五字原脱，据文义文例补。

二妙香连丸 治赤白痢立效。

木香一两 黄连四两，吴茱萸二两同浸一夜，炒干，去吴萸不用

右二味为末，粟米糊为丸，如梧桐子大。每服七十丸，食远白汤下。初起宜推荡，本方加大黄二两、槟榔一两以行之，再以本方加肉豆蔻鸡蛋清炒，一两五钱以止之，此谓二妙也。

万氏方治痢十法

凡下痢，恶寒发热，身头俱痛，此谓表症，宜微汗和解，用苍术、川芎、陈皮、芍药、甘草、生姜三片煎。

其或腹痛后重，小便短，此为里症，宜和中疏气，用炒枳壳、制厚朴、芍药、陈皮、甘草、滑石煎。

其或下坠异常，积中有紫黑血，而又痛甚，此为死血证，法当用擂细桃仁、滑石行之。或口渴及大便口燥辣，是名挟热，加黄芩。或口不渴，身不热，喜热手熨，是名挟寒，加姜、桂。其或下坠，在血泄之后，此气滞症，宜于前药加槟榔一枚。其或在下则缠住，在上则呕食，此为毒积未化，胃气未平，当认其寒则温之，热则清之，虚则用参、术补之，毒解积下，食自进。其或力倦，自觉气少懒食，此为挟虚症，宜加白术、当归身尾，甚者加人参。又十分重者，止用此一条加陈皮补之，虚回而痢自止。

其或气行血和积少，但虚坐努責，此为无血症，倍用当归身尾，却以生芍药、生地黄，而以桃仁佐之，复以陈皮和之，血生自安。

其或缠坠退减十之七八，秽积已尽，糟粕未实，当用炒芍药、炒白术、炙甘草、陈皮、茯苓煎汤，下固肠丸三十粒。然固肠丸性燥，恐尚有滞气未尽行者，但当单饮此汤，固肠丸未宜遽用。盖固肠丸有去湿实肠之功。

其或痢后糟粕未实，或食粥稍多，或饥甚方食，腹中作痛，切不可惊恐，当以白术、陈皮各半煎汤，和之自安。

其或久痢后体虚气弱，滑下不止，又当以药涩之。可用柯子[①]、肉豆蔻、白矾、半夏，甚者添牡蛎，可择而用之，然须以陈皮为佐，恐大涩亦能作痛。又甚者，灸天枢、气海。右前方用厚朴专泻滞凝之气，然厚朴性大温而散，久服大能虚人，滞气稍行即去之。余滞未尽，则用炒枳壳、陈皮，然枳壳亦能耗气，比之厚朴稍缓，比陈皮稍重，滞气稍退，亦当去之，只用陈皮以和众药。然陈皮去白有补泻之兼，若为参、术之佐，亦纯

① 柯子：即“诃子”。

作补药用。

凡痢疾腹痛，必以白芍药、甘草为君，当归、白术为佐。恶寒痛者加桂，恶热痛者加黄芩。达者更能参以岁气、时令用药，万举万全，岂在乎执方而已哉？

治火症方法[①]

火症有虚实轻重。轻者可降，重则从其性而折之。实火宜泻，虚火宜补，阴虚火动难治，宜滋阴降火。

升阳散火汤　治男妇四肢发热，筋骨间热，表热如火燎于肌肤，扪之烙手。此病多因血虚而得，或脾胃过食冷物，郁遏阳气于脾土之中，并治。此火郁发之之义也。

升麻五分　葛根　羌活　独活各七分　白芍药一钱　人参去芦　黄芪生用，各八分　甘草四分，半生半炙　柴胡七分　防风五分

右用姜、枣水煎，温服。忌生冷寒物，此虚火宜补宜散。

黄连解毒汤　治实火燥乱，烦渴，蓄热内甚。

黄连　黄芩　黄柏　栀子各等分

右用水煎服。加大黄，名栀子金花丸，亦治实热火，此实火宜泻。

滋阴降火汤　治阴虚火动，起于九泉，此补阴之妙剂也。

当归一钱　川芎五分　白芍药薄荷汁炒　黄芩十分　生地黄姜汁炒　黄柏蜜水炒　知母同上，各八分　柴胡七分　熟地黄各八分　麦门冬八分

右用姜一片、枣一枚，水煎服。别以附子为末，唾津调，贴涌泉穴。

气虚，加人参、黄芪各八分。

欬嗽，加阿胶、杏仁各七分、五味子三分。

咯唾衄血，加牡丹皮八分、藕节自然汁三匙、犀角末五分。

此与前补阴散大同小异，详轻重参用。

玄明粉、秋石皆降火甚速，宜频用之，童便亦好。方并见前

加味二陈汤[②]　痰症属湿，乃津液所化。因风寒湿热之感，或七情饮食所伤，以致气逆，液浊变为痰饮，故曰痰因火动，降火为先，火因气逆，顺气为要。以加味二陈汤主之。

橘红去白，一钱　半夏制　贝母各一钱半　白茯苓去皮，一钱　甘草三分

① 治火症方法：此五字原脱，据文义文例补。
② 加味二陈汤：此五字原脱，据文义文例补。

枳实炒，钱[1]　天花粉七分　黄芩酒炒，一钱　白术一钱二分　防风去芦　连翘各五分　香附童便炒，一钱　槟榔六分

右用姜三片、水二钟，煎一钟，食远服。

半夏汤　消痞化痰甚捷。

半夏姜汁拌透，晒干　陈皮盐水微浸，去白　白茯苓各二钱　桔梗去苗炒　枳实炒，各一钱

右用姜三片煎，食远服，或丸亦可。

滚痰丸　治一切宿滞及风热之痰。

大黄锦纹者八两，酒蒸九次　黄芩酒浸，连酒炒干，八两　沉香不见火，五钱　青礞石一两半，用焰硝一两半，用火煅如金色，去硝　朱砂天葵草伏过，一两，另研

右为细末，面糊为丸，如绿豆大，朱砂为衣。每服五十丸，食后白汤或茶下。

清心化痰丸　养心消痰，降火极效。

南星一斤，为末，用腊月牛胆五个，装入胆内，至春取出，净用十五两　半夏汤泡七次，姜汁浸透，晒干，十两　石膏一斤，用甘草四两同煮一日，去甘草，晒干，十五两　白芷四两　真玄明粉四两，用腊雪水制的　米朱砂用天葵草伏，三两，另研

右为末，姜汁糊丸，如绿豆大，朱砂为衣。每服八九十丸，食后白汤送下。

清肺化痰丸　一[2]名祛痰丸。清痰降火甚速，酒客尤宜。

旋复花[3]去梗叶，净末，一两　南星五钱，姜制　半夏五钱，姜制

右先以南星、半夏二味水浸，夏二日，秋三日，冬五日，取出晒干，共为细末。九月采半黄瓜蒌六枚，淡竹沥一杯匀和，三味共入石臼，捣极烂，为薄饼，先用黄蒿铺匣内二寸厚，将饼安于蒿上，仍用蒿覆地下，略薄。三七日取出，晒干，此瓜蒌曲，石臼捣为细末，与后开药合用。

白术炒　白茯苓去皮，各一两　黄芩酒炒　黄连姜汁炒　香附童便浸炒　甘草节半生半炙，各五钱　枳实麸炒，五钱　陈皮盐水浸一半，去白，一半不去白，一两　晋矾一钱　五倍一钱

右为末，与前瓜蒌曲末和匀，用淡生姜汁打糊为丸，如梧桐子大。每服四五十丸，早晚各进一服，白汤下。右此方出，医家必用。古今痰方见

---

① 钱："钱"上疑脱"一"字。

② 一："一"字原脱。据文义补。

③ 旋复花：即"旋覆花"。下同。

效，捷者无右于此。服久且能健脾胃，试有奇验。痰火为害危极者，擂烂从鼻灌之，无不愈者。

治眩运法[1] 眩运之症因虚痰火炎上故也。宜清阳除眩汤主之。

旋复花 天麻各八分 半夏制 陈皮 白茯苓 白术各一钱 槟榔八分 人参六分 甘草四分

右用姜三片煎，食远服。

大半夏汤[2] 呕吐翻胃，皆属胃虚气逆，膈上有痰，亦有寒有热，宜大半夏汤，随寒热加减主之。

陈皮去白，一钱半 茯苓去皮，一钱半 半夏姜汁制，二钱半

右用水煎，临服入生姜自然汁半盏和服。属热，加芩、连各一钱半。属寒，加生姜十片同煎，服时仍入姜汁半盏。属胃虚，加参、术各一钱半，服时亦用姜汁。

翻胃分气血痰寒热治法[3]

翻胃膈食之症，属气虚，右脉缓而无力者是，宜人参、白术、茯苓、甘草少。属血虚，左脉数而无力，带涩者是，抚芎七分、白芍药一钱半、当归二钱、熟地黄一钱半、红花三分。气血俱虚，口中多出沫者是，并用前八味。属痰，脉多滑数，寸关脉沉或伏而大者是，宜陈皮去白，一钱半、半夏二钱，姜制、茯苓一钱半、甘草五分。属热，六脉洪数有力者是，宜黄芩、黄连、黄柏、栀子各等分。属寒，六脉沉微而迟者是，宜人参、白术、干姜各一钱、甘草减半，加白豆蔻仁、丁香、沉香各七分，并用童便、韭汁、牛羊乳、竹沥、姜汁共半钟，入前药半钟，和匀服，一日服一次。此法虽缓，不犯狼燥。若能清心寡欲，内观自养，服久必获奇效。

茵陈五苓散[4] 黄疸症，专属湿热，盦曲相似，宜茵陈五苓散主之。

茵陈三钱 白术 赤茯苓各一钱半 猪苓 泽泻各一钱 苍术 山栀 滑石各一钱二分 甘草生，三分 桂二分

右用水煎，入灯心一握，食远服。

秘传枣矾丸 治黄胖，累有奇效，妙不可言。

红枣一斤，去核 鸡肫皮四个，焙干为末 皂矾一两 酽醋一碗

---

① 治眩运法：此四字原脱，据文义文例补。运，通“晕”。

② 大半夏汤：此四字原脱，据文义文例补。

③ 翻胃分气血痰寒热治法：此十字原脱，据文义文例补。

④ 茵陈五苓散：此五字原脱，据文义文例补。

右为末，醋煮，飞罗面为丸，如绿豆大。每服五十丸，食远酒下。

十神汤[①] 夏月时气瘟疫，并伤寒伤风，并宜十神汤，随兼症加减用。

川芎 白芷 麻黄 紫苏叶各七分 干葛一钱半 升麻七分 陈皮 香附 芍药各八分

右用姜三片、葱白五寸、淡豆豉一钱半、水一钟半，煎八分，热服。无汗，恶寒发热，依本方。热甚，加黄芩一钱半、石膏二钱。有汗，去麻黄、葱白。

双解散[②]

河间先生制双解散，即防风通圣散合益原散，是专治夏月伤寒，时行瘟热等症，随所见症加减用之，极为切当。但大黄、芒硝、麻黄三味，须对症渐加减。自利去大黄、芒硝，自汗去麻黄、葱白。防风通圣散见春类，益原散一名六一散见本类前。

秋月诸症治例

《内经》曰：秋三月，此谓容平，天气以急，地气以明，早卧早起，与鸡俱兴，使志安宁，以缓秋刑[③]，收敛神气，使秋气平，无外其志，使肺气清。此秋气之应，养收之道也。逆之则伤肺，冬为餐泄，奉藏者少。

大抵秋三月，天气清肃下降，人气亦下降。故秋月诸症宜下谓下泄也、分利谓利小便，宜清、和解，不宜升散。

秋月，肺、大肠金气用事。金旺则木受制，故有诸郁、诸气、诸痛、诸疮、诸积等症，治法当随症轻重，加减治之。故秋月宜培脾土以生肺金，滋肾水以养肝木，养血以润燥，损其有余，益其不足，此大法也。今将秋月诸症宜用之方，详陈于左，随症活法用之，毋蹈实实虚虚之弊。

参苏饮 治秋月伤寒，发热头疼，咳嗽，或中脘痞满，呕吐痰水，宽中快膈，不致伤脾，及感冒风邪，头疼鼻塞，憎寒壮热，名曰重伤风，服之极效。

人参八分 紫苏叶 前胡 半夏 葛根各一钱 茯苓 桔梗 枳壳 陈皮各八分 甘草四分

① 十神汤：此三字原脱，据文义文例补。

② 双解散：此三字原脱，据文义文例补。

③ 刑：原作“形”，据《素问·四气调神大论》改。

右用水一钟半、姜三片、葱头一根，煎八分，热服。欬嗽，加五味子五分、杏仁七分。久嗽，有肺火，去人参，加桑白皮、杏仁各八分。鼻衄，加麦门冬、山栀仁炒黑、乌梅、茅根各一钱。呕逆，加砂仁五分、藿香八分。吐衄过多，加四物汤，即茯苓补心汤也。头痛，加川芎、白芷各八分、细辛五分。脾泄，加白术、黄芪、白扁豆、连肉各一钱。

十六味木香流气饮[①] 气症有九，其治则一，惟顺与降，最为要法。须兼郁治，宜用十六味木香流气饮主之。此方治男妇五脏不和，三焦气壅，心胸痞闷，咽塞不通，腹胁胀满，呕吐不食，上气喘急，欬嗽痰盛，面目浮，四肢肿，小便秘，大便结，忧思太过，阴阳之气郁结不散，壅滞成痰，脚气肿痛，并气攻肩背胁肋，走注疼痛，并宜服之。

紫苏叶 当归 川芎 青皮 乌药 桔梗 白芍药 茯苓 半夏 黄芪 枳实各八分 防风五分 甘草三分 木香五分 陈皮 槟榔各六分

右用水二钟、姜三片、枣一枚，煎一钟，不拘时温服。

五磨饮子 治七情郁结等气，或胀痛，或走注攻冲。

木香 乌角沉香 槟榔 枳实 台乌药

右各等分，以白酒磨服。

开郁汤 治恼怒思虑，气滞而郁，一服即效。

香附童便浸，炒 贝母各一钱半 苍术 抚芎 神曲炒 山栀炒 陈皮去白 茯苓 枳壳去穰，麸炒 苏梗各一钱 甘草三分

右用姜一片、水二钟，煎一钟，食远服。有痰，加半夏、南星各一钱。有热，加黄芩、黄连各八分、柴胡一钱。血郁，加桃仁、红花各八分。湿，加白术、羌活各一钱。气，加木香五分、槟榔八分。食积，加山楂、神曲各一钱、砂仁七分。

铁瓮先生交感丹 治先富后贫，先贵后贱，或终身不得志，抑快不快，及妇人七情郁结，师尼寡妇抑郁不开，并效。

香附童便浸高一指，待七日洗净晒干，捣碎，醋炒，一斤 白茯神去皮心，四两，人乳浸，日晒夜露七日夜

右二味为末，炼蜜七分，神曲三分，打糊和为丸，如弹子大，每服一丸，不拘时，滚白汤化下。

加味越鞠丸 常服调脾，开郁，思食。

香附童便浸，晒干，炒，四两 苍术米泔浸，去皮，麸炒，四两 抚芎四两

① 十六味木香流气饮：此八字原脱，据文义文例补。

山栀四两，姜汁炒　神曲炒，四两　陈皮去白，二两　白术炒，二两　山楂去子，净肉，二两　黄芩酒炒，一两半

右为末，水丸，如梧桐子大。每服六十丸，食后白汤下。

治潮热方法[①]

潮热之症，有阴阳之分。平旦潮热，自寅至申，行阳二十五度，诸阳用事，热在行阳之分，肺气主之，宜白虎汤泻肺中之火。日晡潮热，自申至寅，行阴二十五度，诸阴用事，热在行阴之分，肾气主之，故用地骨皮以泻血中之火。盖地骨皮泻肾火，总治热在外；牡丹皮治心包络之火，无汗而骨蒸，又能泻阴中伏火。四物汤内加此二味，治阴分潮热极效。妇人骨蒸潮热，以逍遥散加此二味，累用尤妙。若气虚潮热，用黄芪三钱、人参、甘草各一钱五分，甚者加熟附五分，二三服即效。盖甘温能除大热也。若血虚发热，用四物汤加柴胡、防风、地骨皮极效。

加味犀角地黄汤　治吐血、呕血、衄血。盖诸失血，乃火载血上，错经妄行，其脉必芤，此方主之。身热脉大者难治，血症复下恶痢者易愈。

犀角镑　生地黄　芍药　牡丹皮　麦门冬　黑山栀仁炒黑，韭菜根自然汁吃透，各等分

右每服五钱，水一钟半，煎七分，温服。

治吐血单方二道[②]

一方，治吐血不止，用干姜炒黑，腊月装入牛胆内，至春取出，为末，每用方寸匕，童便调下，立效。此从治也。

一方，治诸失血，用壮血余烧灰存性，每服二钱，米饮调下，立止。衄者，以少许吹入鼻中，妙。

玄霜膏　治吐血虚嗽神效。

乌梅煎浓汁，四两　姜汁一两　萝卜汁四两　梨汁四两　柿霜四两　款冬花　紫菀各二两，俱为末，已上药制下听用

另用白茯苓十两，取净末半斤，用人乳三斤，将茯苓末浸入，取出晒干，又浸又晒，乳尽为度，却将前冬花、紫菀末、柿霜、白糖并各汁，再加蜜糖四两和匀，入砂锅内慢火煎熬成膏，丸如弹子大。每服一丸，临卧时噙化，薄荷汤漱口，半月即效而愈。

---

① 治潮热方法：此五字原脱，据文义文例补。
② 治吐血单方二道：此七字原脱，据文义文例补。

生地黄饮[①] 溺血属热盛，下焦痛者为血淋，不痛者为溺血，生地黄饮主之。

生地黄四钱 小蓟 滑石 通草 蒲黄炒 淡竹叶 藕节 当归 山栀 甘草梢各五分

右用水煎，空心服，并治血淋。

治小儿溺血法[②]

小儿溺血，用甘草、升麻煎汤，调益原散空心服，立效。

清心连子饮 治遗精、梦泄、赤白浊。

黄连 生地黄酒洗 麦门冬 当归酒洗，各一钱 甘草半生半炙，五分 茯苓一钱二分 远志七分 酸枣仁八分 石连肉一钱二分 人参八分，初起不用

右用水煎，空心服。

金樱煎丸 治梦遗精滑及小便后遗沥或赤白浊。

芡实粉四两 白莲花须未开者佳，二两 白茯苓二两，去皮心 龙骨煅，五钱 秋石真者，一两

右药为末，听用。外采经霜后金樱子，不拘多少，去子并刺，石臼内捣烂，入砂锅内用水煎，不得断火煎，约水耗半取出，澄滤过仍煎，似稀饧，和药末为丸，如梧桐子大。每服七八十丸，空心盐酒下。余膏每用一匙，空心热酒调服，其功不可具述。

归脾汤 治思虑过度，损伤心血，健忘怔忡，不寐。此药解郁结，养心健脾生血。

白术 白茯神 黄芪 当归各一钱 木香三分 圆眼肉三枚 人参八分 甘草炙，三分 酸枣仁炒研，一钱二分

右用姜一片、枣一枚，水煎，食远服。

黄芪白术汤[③] 自汗阳虚，宜黄芪白术汤主之。

黄芪二钱半 人参一钱 白术麸炒，一钱二分 甘草炙，五分 当归八分

右用浮小麦一撮、水一钟半，煎七分，食远服。忌五辛热物。

当归六黄汤[④] 盗汗阴虚，宜当归六黄汤主之，乃治盗汗之圣药也。

当归 生地黄 熟地黄各一钱 黄连炒 黄柏炒 黄芩炒，各八分 黄芪

---

① 生地黄饮：此四字原脱，据文义文例补。

② 治小儿溺血法：此六字原脱，据文义文例补。

③ 黄芪白术汤：此五字原脱，据文义文例补。

④ 当归六黄汤：此五字原脱，据文义文例补。

一钱半　牡蛎煅，五分

右用水二钟，煎一钟，临卧通口服。

治耳鸣方[①]

耳鸣，肺火盛，肾气虚，宜四物汤四钱、黄柏三钱，童便煎，空心服。

通灵丸　治耳聋。

松香五钱　巴豆二十粒，为末

右将松香溶化，入巴豆末和匀，葱汁为丸，如枣核大，绵裹塞耳，左聋塞右，右聋塞左，两耳聋次第塞之。

治耳痯出脓方[②]

白枯矾五钱　射香五厘　胭脂胚三分半　陈皮灰五分

右共为末，先用绵枝子缠去脓，另用绵裹药作丸，塞耳内。

四物三黄汤　治目赤暴发，云翳赤肿，痛不可忍。

当归　川芎　芍药　生地黄各一钱　羌活　防风　黄芩　龙胆草　黄连　甘菊花各八分　玄参　薄荷各五分

右用水一钟半，煎八分，食后通口服。

石膏羌活散　治久患两目不睹光明，远年近日内外气障，风热上攻，昏暗，拳毛倒睫[③]，一切眼疾，并宜服之。

羌活治脑热头风　密蒙花治羞明怕日　木贼退翳障　白芷清利头目　麻子起拳毛　细辛起倒捷　川芎治头风　苍术行气开郁　石膏去胃热　黄芩退肺火　甘菊花明目去风　荆芥治目中生疮　藁本治偏正头风　甘草和诸药，各等分

右为末，每服一钱至二钱，食后临卧用蜜水一盏调下，或清茶亦可，日进三服，十日渐明，二十日大验。此方治数十人俱效。后人加当归、枸杞子、栀子仁、连翘、柴胡、薄荷、防风、桔梗、天麻各等分，为小丸，服亦效。

加味羊肝丸　治一切目疾、翳膜、内外障。

白乳羊肝一具，以竹刀刮开去膜，蒸熟，捣如泥　甘菊花五钱　黄连一两　防风去芦　薄荷去梗　荆芥穗去梗，净　羌活　当归　生地各五钱　川芎三钱

右为末，羊肝泥和为丸，如丸不就，加少酒糊丸，如梧桐子大。每服六七十丸，食后浆水下，临卧茶清下减半。

---

① 治耳鸣方：此四字原脱，据文义文例补。

② 方："方"字原脱，据文义文例补。

③ 睫：原作"捷"，据文义改。

育神夜光丸 明目，去翳障，神效。

当归酒浸洗，全用烘干 远志以甘草水煮，去心 牛膝去芦，酒洗，淮庆者佳 甘菊花去梗叶 地骨皮去木，洗净 甘州枸杞去梗 兔丝子酒洗，去土，再以酒浸经宿，煮烂，捣成饼，晒干听用 淮生地酒洗 淮熟地酒洗，煮烂，二味同入石臼内捣如泥

右除地黄外，共为末，以地黄膏和匀，炼蜜为丸，如梧子大。每服六十丸，空心盐汤，食后温酒，临睡茶清送下。

洗眼方

当归 黄芩 黄连各一钱 铜绿 皮硝 白矾各七分

右药以绢袋盛，煎汤洗目，极明，去热。

又方 用王瓜去穰，以皮硝装入，腌一宿，待其硝吐出，洗目极明。

清胃散 治胃经风热，牙齿或牙跟肿痛，或牵引头脑俱痛，或面上发热，并治。此方累用极效。

当归身酒浸 黄连 生地温酒洗，各一钱 升麻二钱 牡丹皮去木，一钱五分 石膏二钱

右用水煎，食后少时服。

治风虫牙疼痛不止方[①]

芫花 小麦 细辛 川椒 蜂房 食盐各一钱

右用水煎，漱之勿咽，极效。

白蒺藜散 治牙疼，龈肿，动摇，常擦漱固齿。

用白蒺藜不拘多少，去刺为粗末。每服五钱，淡浆水半碗，煎七八分，去渣入炒盐末一撮，带热时时漱之，别无所忌。然虽药味不众，盖单方之药取效甚速。《神仙秘旨》云：若人服蒺藜一年以后，冬不寒，夏不热。服之二年，老者复少，发白复黑，齿落更生。服之三年，长生轻身。今虽不作汤散服饵，久而漱之，其效亦同。

乌须固齿方 七月取旱莲草连根一斤，用无灰酒洗净，用青盐四两，腌三宿取出，无油锅内炒存性时，将原汁渐倾入，炒干为末。每日清晨用一钱刷牙，连涎咽下。此二方简而效大。

治阴虚气郁牙出鲜血方

川芎 当归 白芍药 生地黄 生甘草减半 牛膝 侧柏叶 香附各等分

右用水一钟半，煎八分，食稍远服。

① 方："方"字原脱，据文义文例补。

治舌上无故出血方[①]

治舌上无故血出，如线不止。用槐花炒，为末，掺之。

治小儿走马牙疳　一时腐烂即死，此方极效，神速。

用妇人溺桶中白垢火煅一钱，铜绿三分，射香一分半，各研和匀，敷上立愈。

既济丹　治口舌疮神效。

用黄连、干姜等分为末，搽上，流涎即愈。

治小儿口疮不下乳食方[②]

以白矾汤于脚上浸半日，顿宽。试效，再以黄柏蜜炙、僵蚕炒，等分为末，敷疮上，立下乳而安。

苍耳丸　治鼻流浊涕不止，名曰鼻渊。

辛夷去梗，五钱　苍耳子二钱半　白芷一两　薄荷叶五钱

右为末，水丸弹子大。每丸一钱，每服二丸，食后葱茶汤下。

治酒渣鼻方[③]　治血热入肺，名曰酒渣鼻，此丸主之。

用苦参净末四两、当归净末二两和匀，酒糊丸，如梧桐子大。每服七八十丸，食后热茶下。一方尽，立效。

治喉痹冰梅丸[④]　喉痹十八症，皆属热，重者宜吐，宜刺出血，又针少商、照海二穴，极妙。宜服冰梅丸。此方治喉痹十八种俱效。

大南星鲜者二十五个，切片　大半夏鲜者五十个，切片　皂角四两，去弦子，净　白矾四两　盐四两　防风四两　桔梗二两　朴硝四两

拣七分熟梅子大者一百个，先将硝盐水浸一周时，然后将各药碾碎，入水拌匀，却将梅子置于水中，其水过梅子三指为度，浸至七日取出，晒干，又入水中浸透，又晒干，候药水尽为度。却将梅子入磁瓶密封之，如霜衣起更妙。若用时，以薄绵裹之，噙在口，令津液徐徐咽下，痰出即愈。一梅可治三人，不可轻弃。

青龙胆　治咽喉闭塞肿痛，并单、双乳蛾，大有神效。

用青鱼胆不拘数，以好鸭嘴胆矾逐个装满，阴干为末，净用三钱。黑牛胆一个，以白硼砂装入，阴干为末，净用二钱，山豆根末一钱。

---

① 治舌上无故出血方：此八字原脱，据文义文例补。

② 方："方"字原脱，据文义文例补。

③ 治酒渣鼻方：此五字原脱，据文义文例补。

④ 治喉痹冰梅丸：此六字原脱，据文义文例补。

右三味，和匀，加冰片三分，点至蛾上，或吹入，神效。此二方俱试效过。

牛旁子[1]散 治风热上攻，咽喉肿痛，或生痈疮溃烂。

牛蒡子二钱 玄参去芦 升麻 桔梗去芦 犀角镑 黄芩 木通去皮 生甘草各一钱

右作一服，水二钟，煎八分，食后服。

乌须羊肝丸 不独乌须发，亦能明目。

黑羊肝一具，竹刀切片，摆磁盆内，羊胆汁涂，晒干。日日将胆汁涂晒，至百个为上，少则三五十个，惟胆汁多为佳。晒时以稀绢罩之，免蝇灰点污。次用：当归四两，酒浸、熟地黄用怀庆者，酒蒸晒九次，干，六两、川芎、白芍药酒炒、何首乌酒拌，洗净，蒸晒干，各四两、旱莲草蒸过，四两、覆盆子炒、山茱萸酒浸去核，晒干，净肉，各四两、白茯苓去皮，切片，人乳浸，日晒夜露，候干、生地黄怀庆者，酒洗，各四两、壮血余并童男童女发、自己发、胎发，不拘数，俱用花椒煎，沸汤泡过，洗净晒干，入小瓦罐内，黄泥盐固济，炭火煅通红，埋地中三日取出，去土，敲破罐，刮下研入，要以四两为佳，无则二两亦可。

右药俱不犯铁器，晒干，石磨磨为末。另用熟地黄十二两，用酒浓煎汁二碗，去渣煮糊为丸，如梧桐子大。每服空心酒下一百丸，临睡酒下七十丸，极能乌须发，聪耳明目，悦颜色。

染须方 一方只用一二日，极妙。

五倍子不拘多少，去灰，研入新锅内，炒存性，再以青布兜脚，踏成饼，以瓦罐收，每次一钱 枯白矾二分 生白矾一分 青矾一分半 硇砂透明，一分 红铜末醋炒通红，再用醋淬，又炒红，收起，每次五分 没石子半分

右为细末，用细茶五钱，石榴皮、柯子肉各一钱，浓煎汁半酒盏，调药于小盏内，以铜杓注水，将药盏入杓内，慢火煮，量入水平盏七分，勿令水入盏内，煮待药面如绿云色皱起为度。次将皂角、白矾洗净，须、发、鬓拭干，将盏内药搽根并须数十次，微火烘略干，却尽将药搽染须鬓上，以湿纸数层折贴在须上，外以青布兜之，至天明须下干了，将温温皂角水洗净，根下若黑，以指点油擦之。少倾，以指搽之，如须干燥，以绢包核桃肉擦之，连染二次如法，其光润可同生成者。杓内煮药水，且留每夜擦根下一二次，则不生白短根，如同自然之妙。

① 牛旁子：即“牛蒡子”。下同。

冬月诸症治例

《内经》曰：冬三月，此谓闭藏，水冰地坼，无扰乎阳。早卧晚起，必待日光，若有私意，若已有得，去寒就温，无泄皮肤，使气亟脱。此冬气之应，养藏之道也。逆之则伤肾，春为痿厥，奉生者少。

大抵冬气严寒，万类潜藏，君子固密，毋触冒寒邪。其触冒者，即伤寒也。悉遵仲景法，兹不详及。

冬三月，太阳寒水用事，水旺则火受邪，金寡于畏，故喘嗽，腹满急痛，症瘕积聚，坚痞癞疝，下利清白，吐利腥秽，中风瘫痪，屈伸不便，厥逆等症作矣。治宜温中散寒，不宜攻下利泄。今将冬月诸症宜用诸方，详陈于左，对症用之，则发无不中矣。

治中风方[①] 中风口禁[②]，先用通关散吹入鼻中，候喷嚏口开，次用真正苏合香丸，姜汁调和，灌醒后用此方治之。

白术 天麻 当归 川芎 桂枝减半 半夏 南星 陈皮各等分

右用水煎，加竹沥一盏、姜汁半盏和服，则渐舒矣。

通关散

辽细辛去土并叶 猪牙皂角去弦子，炙赤，各一两 藜芦生用，五钱

右为末，每用一字，吹入鼻孔中，得嚏为妙。

愈风饮 治半身不遂，手足欠利，语言费力，呵欠嚏喷，面木，口眼歪斜宽驰，头目眩晕，痰火炽盛，筋骨时痛，头疼心悸。

川芎一钱二分 当归一钱二分 生地黄八分，姜汁炒 熟地黄八分，姜汁炒 红花四分，酒洗 牛膝八分，酒洗 半夏一钱，姜制 橘红八分，盐水洗 羌活六分 防风六分 天麻一钱 南星姜制，一钱 白茯苓一钱 黄芩八分，酒炒 薄桂枝六分，冬月七分 酸枣仁八分，炒 白术一钱五分 甘草炙，四分 白芍药二钱，酒炒 黄柏三分，酒炒，夏月五分

右作一服，水二钟，煎一钟，临服入姜汁、淡竹沥各三茶匙，清晨温服。此药活血消痰，疏风顺气，走肌表，利关节，累用极效。冬寒之月，减黄芩三分，加炮川乌二分，桂亦减半。风病减川乌、桂俱不用。羌活，风家要药，若冬月遇有感冒，加至一钱。故治风莫先于顺气，气顺则痰清

① 治中风方：此四字原脱，据文义文例补。

② 禁：通“噤”。

火降，而风自息矣。

乌药顺气散 治男妇风气攻注，四肢骨节疼痛，遍身麻痹，手足瘫痪，语言謇涩，筋脉拘挛及脚气步履艰辛，腰膝软弱，妇人血风，老人冷气，胸膈胀满，心腹刺痛，吐泻肠鸣等症。

麻黄去节 陈皮去白 乌药去木，各一钱半 川芎 枳壳麸炒 白芷 白姜蚕炒去丝 甘草 桔梗各八分 干姜炒四分

右用姜三片、葱白三寸、水酒一钟半，煎八分，食远服。拘挛，加木瓜、石斛各八分。湿气，加苍术、白术各一钱、槟榔七分。脚气浮肿，加牛膝、五加皮、独活各八分。遍身疼痛，加官桂五分、当归一钱二分、乳香、没药各七分，另研和服。腰疼，加杜仲一钱、大茴香七分。虚汗，去麻黄，加黄芪一钱半。潮热，去干姜，加黄芩、柴胡、青藤根各八分。胸膈胀满，加枳实、莪术各八分。夜间疼痛，加虎胫骨、石楠叶、青木香各八分。头眩，加细辛五分、芽茶七分。手足不能举动，加防风、川续断、威灵仙各一钱。阴积浮肿，合和五积散。四肢皆有冷痹，加川乌、附子、交桂各八分。麻痹疼痛极者，合三五七散。左瘫右痪，加当归、天麻、白蒺藜各一钱。二三年不能行者，合和独活寄生汤服。妇人血气，加防风、荆芥、薄荷各七分。风气日夜疼痛，午间轻，夜又重，合和神秘左经汤。

稀莶丸 治肝肾风气，四肢无力，麻痹，筋骨疼痛，腰膝痿弱，亦能行大肠气，又治二十五般风眼，立瘥。常服此丸，必获奇效，其功不可具述。

用稀莶草一味，此草处处有之，俗呼为火枕草。其叶对节而生，似苍耳叶，用五月五、六月六、七月七、九月九收采，洗去土，摘其叶，不拘多少，曝干，铺入甑中，用好酒和蜜层层匀洒，蒸之复晒，如此九次，为末，炼蜜为丸，如梧桐子大。每服四十丸或五十丸，空心无灰酒送下。

搜风顺气丸 治三十六种风、七十二般气，上热下冷，腰脚疼痛，四肢无力，多睡少食，渐渐黄瘦，颜色不完，恶疮下疰，风气症癖气块，老人小儿皆可服。大能补精驻颜，疏风顺气。

车前子二两半 槟榔 火麻子微炒去壳，另研 牛膝酒浸二宿 兔丝子酒蒸，捣饼晒干 枳壳麸炒 郁李仁汤泡去皮，另研 山药姜汁炒，各二两 防风去芦 独活去土，各一两 山茱萸去核，净肉二两 大黄五两，一半生，一半煨

右为末，炼蜜为丸，如梧桐子大。每服三十丸，渐加至四五十丸，酒茶米饮任下，百无所忌，空心临睡各一服。久服去肠中宿滞，精神强健，百病不生，耳目聪明，腰脚轻健，老者反少。孕妇勿服，如服药，觉脏腑

微动，以羊肺羹补之。又治肠风下血，中风瘫痪，语言謇涩，百病皆治，老人尤宜。

五积散[①] 冬月正伤寒，悉遵用仲景治法，不可移易。惟内伤生冷，外感风寒，头疼发热，肩背拘急，心腹痞闷，呕逆恶风，四肢浮肿，寒热往来，腰膝疼痛及妇人经候不调，并宜服生料五积散。

川芎 当归 白芍药各一钱 枳壳 麻黄去根节 白芷 半夏各一钱二分 厚朴 官桂 干姜 桔梗 茯苓 陈皮各八分 苍术一钱半 甘草五分

右用姜五片、葱白二根、水二钟，煎一钟，温服甚效。足浮肿，加和五加皮散。老人手足疼痛，加和顺元散。手足风缓，加和乌药平气散。四肢湿痹，加和乌药顺气散。因湿所感，加和槟苏散。已成风痹，加羌活、独活、防风。妇人经不调，加柴胡、生地黄。

加减消风百解散 治冬月伤感风寒，头痛项强，壮热恶寒，身体烦痛，四肢倦怠，痰壅喘嗽，涕唾稠粘，自汗恶风，并宜服。

川芎 白芷 陈皮各一钱 苍术一钱半 紫苏一钱二分 麻黄去根，一钱半 桂枝八分 甘草五分

右用姜三片、葱白二根、乌豆一撮、水一钟半，煎一钟，温服，以汗为度，无汗再服。

清肺饮子 欬谓有声，肺气伤而不清；嗽谓有痰，脾湿动而生痰。欬嗽者，因伤肺气而动脾湿也。病本虽分六气、五脏之殊，而其要皆主于肺。盖肺主气而声出也。治法虽分新久、虚实，新病风寒则散之，火热则清之，湿热则泻之。久病便属虚，属郁。气虚则补气，宜加四君子；血虚则补血，宜加四物；兼郁则开郁，宜加抚芎、香附；兼痰则消痰，宜加半夏、瓜蒌仁。滋之，润之，敛之，降之，此治嗽之大法也。

杏仁去皮尖 白茯苓各一钱 桔梗 甘草 五味子各五分 橘红七分 贝母一钱二分

右用姜、水煎，食远服。

凡嗽，春多上升之气，宜清肺抑肝，加川芎、白芍药、半夏各一钱、麦门冬、黄芩、知母各七分。

春若伤风欬嗽，鼻流清涕，宜清凉解散，加防风、薄荷、炒黄芩、麦门冬、紫苏各八分。

夏月多火热炎上最重，宜清肺降火，加桑白皮、知母、黄芩、麦门

---

① 五积散：此三字原脱，据文义文例补。

冬、石膏各一钱。

秋多湿热伤肺，宜清热泻湿，加苍术、桑白皮各一钱、防风五分、黄芩、山栀各七分。

冬多风寒外感，宜解表行痰，加麻黄、桂枝、半夏、生姜、干姜、防风各一钱。

肺经素有热者，再加酒炒黄芩、知母各五分。

若发热头疼，鼻塞声重，再加藁本、川芎、前胡、柴胡各一钱。

有痰，加半夏、南星、枳实。

湿痰脾困，再加苍术、白术各一钱。

有痰而口燥咽干，勿用半夏、南星，宜加知母蜜水炒、贝母、瓜蒌仁、黄芩炒，各一钱。

夏月热痰，或素热有痰，加黄芩、黄连、知母各八分、石膏一钱半。

上半日嗽者，胃中有火，加贝母、石膏、黄连各一钱。

五更嗽者，加同上。

黄昏嗽者，火浮于肺，不可正用寒凉药，宜加五味子、五倍子、诃子皮各七分敛而降之。

欬嗽日久，肺虚，宜滋气补血，加人参、黄芪、阿胶、当归、天门冬、款冬花、马兜铃、酒炒芍药之类。肺热喘欬，去人参，用沙参，此兼补血气也。

午后欬者，属阴虚，即劳嗽也，宜补阴降火，加川芎、当归、白芍药、熟地黄、黄柏、知母、天门冬、瓜蒌仁各一钱、竹沥、姜汁传送，此专补阴血而降火也。

火郁嗽，谓痰郁火邪在中，宜开郁消痰，用诃子皮、香附童便制、瓜蒌仁、半夏曲、海石、青黛、黄芩等分为末，蜜丸噙化，仍服前补阴降火条所加药，失治则成劳[①]。

痰积、食积作欬嗽，用香附、瓜蒌仁、贝母、海石、青黛、半夏曲、软石膏、山楂、枳实、黄连姜炒，各等分为末，蜜丸噙化。

劳嗽见血，加阿胶、当归、白芍药、天门冬、知母、桑白皮，亦于前肺虚、阴虚二条参用。大抵欬嗽见血，多是肺受热，邪气得热而变为火，火盛而阴血不得安宁，从火上升，故致妄行，宜泻火滋阴，忌用人参、黄芪等甘温补气之药。然亦有气虚而欬血者，则宜用人参、黄芪、款冬花等

① 劳：通“痨”。

药，但此不多耳。

因欬而有痰者，欬为重，主治在肺。因痰而致欬者，痰为重，主治在脾。但是食积成痰，痰气上升以致欬嗽，只治其痰，消其积而嗽自止，不必用肺药，以治嗽也。

治喘嗽方[①] 喘嗽遇冬则发，此寒包热也。解表热自除，喘嗽亦止。

枳壳 桔梗 麻黄 防风 陈皮 黄芩 木通 紫苏 杏仁各等分

右用姜三片煎服。

治哮喘方[②] 治风寒郁于肺，夜嗽者宜此方，取痰清嗽止，亦治哮喘。

麻黄不去节根 杏仁不去皮尖 甘草生，减半 知母 贝母各一钱半

右用姜三片，水煎服，有热加黄芩一钱。

小青龙汤 治寒嗽极效。方见春类。

治痞块方[③] 治男人痞块，女人血块，此方极效。此药性不猛，而功效速。

阿魏一两 木耳四两，为末 生漆滤去渣，净四两 蜜六两

右用锡罐一个，盛药封固，放锅内，水煮三炷香了，取起冷定。每服二茶匙，烧酒送下，日进三服。忌油腻、鱼、发物。

瓦垄子丸 治血块。丹溪云：消血块极效。

瓦垄子，即花蚶也。取壳烧，以醋淬三次，为末，醋膏丸，如梧桐子大。每服七十丸，酒下。能消一切血气症瘕，兼能消痰饮。

蜀葵膏

用蜀葵根煎汤去渣，再入人参、白术、青皮、陈皮、甘草梢、牛膝各等分，煎成汤，入研细桃仁、玄明粉各少许，乘热饮之，二服当见块下。如病重者，须补接之后，加减再行。此方且攻且补，亦有至理。

通玄二八丹 治腹内饮食宿滞积聚，止泻痢之妙药。如治积聚，清晨用姜汤服，稍泻二三行，即除却，以温粥补住。如治泻痢，食后用清茶服之，即止。能行能止，真仙方也。

黄连半斤，净 白芍药五钱，净 当归五钱，净 乌梅去核，五钱，净 生地黄五钱，净

右为末，用雄猪肚一个，以药盛于内，用线缝之，用韭菜二斤，铺甑

① 治喘嗽方：此四字原脱，据文义文例补。
② 治哮喘方：此四字原脱，据文义文例补。
③ 治痞块方：此四字原脱，据文义文例补。

底，于锅内蒸之，候汤干再添水，蒸一日，以药熟为度。就猪肚共药，石臼内捣烂为丸，如梧桐子大，每服七十丸，照前引下。

牛郎散 追虫取积，大人小儿俱有奇效。

黑牵牛四两，半生半炒　槟榔二两

右二味为末，每服大人三钱，小儿一钱半，五更空心滚水调下。凡服药，须上半月虫头向上有效，若下半月虫头向下，则不效矣。

治癖结年久成龟鳖者方[1] 累用极效。

用老军需一味，春夏用茎叶，秋冬用根，不拘多少，用好生酒一罐，外用鲫鱼一双，和药同入罐内，日落时煮，以鱼熟为度。令患人先食鱼，次饮酒，挨至次早，去大小便，见物下即是效。如不应，连服三五次，追其物无踪，神效妙不可言。非仁人君子切勿轻传。

按：《本草》云：老军需，春夏秋冬常有，青出众草为尊。茎藤青，叶似樌叶而尖小，根如须，白似芋头根，牵藤而去，俗名社公口须，亦治肿毒。采根擂生酒服，渣敷患处。

治痞积气块神方 其症初则如弹，渐长如力[2]，或如梭，如碗，形状不同，令人面黄体瘦，饮食少思，久治不痊，服此方，二月渐消，三月断根。

用猪涩皮七个，即猪赤胰，新针七个，每涩皮用针一个，将针刺破内外。外用好明净皮硝七钱，研为细末，擦于涩皮上，腌七日取出，用铁器焙干，研为细末。再用水红花子七钱，焙干为末，与前末和匀，每服三钱，清晨无灰好酒调服。忌生冷、房室、恼怒。不论男妇老少，腹之左右，并皆治之。若频服五七料，大便下脓血即是效验，切不可用别药补之为妙。此药只可春秋冬合，夏恐坏了涩皮，若夏月急用，将涩皮腌，悬放井中一七，取出用之亦妙。

乌梅丸 治酒积，消食积，化痰饮，神效。

乌梅去核，净肉，半斤　半夏四两　生姜自然汁，半斤　白矾四两

右先将半夏、乌梅粗末，次将白矾化开，并姜汁共前末拌匀，新瓦二片夹定，炭火上焙三日三夜，以干为度。次入神曲、麦芽、陈皮、青皮、莪术、枳壳、丁皮、槟榔各二两，共为细末，酒糊为丸，如梧桐子大。每服五十丸，食远姜汤下。

---

① 方：“方”字原脱，据文义文例补。
② 力：疑当作“刀”。

按：此方治酒积极效。

治水肿蛊胀方[1]　治一切水肿单腹胀蛊胀气虚中满神效煎方

茯苓皮　草果皮　五加皮　大腹皮　甘草皮　牡丹皮　地骨皮　生姜皮　木通皮　木瓜皮　大腹子　车前子　葶苈子　兔丝子　紫苏子

共咀片，水二钟，煎至八分服之。如要断根者，将十五味药等分为细末，各一钱五分，用雄猪肝一个，不下水者，先将温水煮一滚，用竹尖钻孔数个，入药在内蒸熟，切片，捣蒜蘸食之。不过一二个，永不发也。

调中健脾丸　治单腹胀及脾虚肿满，隔中闭塞，胃脘作疼，并皆神效。此药不伤元气，服有大益，勿轻视之。

白术六两，黄土水拌炒　人参二两　白芍药二两半，火煨　黄芪二两，蜜炙　陈皮三两，盐水拌炒　半夏三两，汤泡七次　苍术二两，米泔浸一宿，炒　茯苓二两　香附三两，童便浸一宿　泽泻二两半，炒　紫苏子一两半，炒　黄连二两半，吴萸水浸一宿，炒，去萸不用　萝卜子一两半，炒　薏苡仁三两，炒　山楂肉三两，炒　草豆仁一两半，酒拌炒　五加皮二两，炒　沉香六钱，另研，不见火　瓜蒌煅，一两

煅瓜蒌法

用大瓜蒌二个，镂一孔，每入川椒三钱，多年粪磏二钱，敲米粒大，俱纳入瓜蒌内，外以绵纸糊完，再用细纸筋、盐泥封裹完固，晒干，入火内煅通红为度，取出择去泥，与黑皮一并入药。

右共为细末，煎薄荷大腹皮汤，打黄米糊为丸，如梧桐子大。每服百丸，日进三次，白汤下。

治心腹痛煎方

半夏一钱二分　茯苓　陈皮各八分　甘草炙，四分　川芎一钱　苍术一钱　栀子韭根汁炒，二钱　黑干姜炒成炭，七分，存性

右用生姜三片，水煎服。

仙方沉麝丸　治心痛腹痛，气痛不可忍，三服除根。

没药　血结　沉香　辰砂各五钱，各另研　麝香三钱，另研　木香一两

右各研为细末，和匀，用甘草熬膏为丸，如芡实大，每服三丸，不拘时，姜盐汤嚼下。妇人产后血气刺痛极效。若加当归、琥珀各一两，乳香五钱，名神仙聚宝丹，治心腹痛及妇人血气腹痛，其效尤速，亲见服者永不再发。

青蛾丸　治肾虚，腰膝足痛，滋肾益阴，壮阳，久服奇效。

---

① 治水肿蛊胀方：此六字原脱，据文义文例补。

破故纸川者佳，洗净酒浸，少时隔纸炒香，四两　川萆薢真者四两，一两盐水，一两米泔水，一两童便，一两无灰酒，各浸一宿，晒干　杜仲四两，去粗皮，姜汁炒去丝　胡桃肉汤泡去皮，八两　黄柏四两，蜜炒　知母四两，蜜炒　壮牛膝去芦，酒洗净，四两

右为末，春夏用糯米糊，秋冬炼蜜，将胡桃肉捣烂为膏，和匀，捣千余下，丸如梧桐子大。每服七八十丸，空心盐酒或盐汤下，以干物压之。

当归活血汤　治寒湿，气血凝滞腰痛。

当归酒浸　杜仲姜汁炒去丝，各五钱　赤芍药　白芷　威灵仙各三钱　肉桂一钱

右用水、酒各一钟，煎至一钟，空心服。加羌活二钱、防风一钱亦好。

治头痛方[①]　头痛一症，属痰者多，有热，有风，有血虚，此方为主加对症药立效。

片黄芩酒浸炒，一钱半　苍术　防风　白芷　羌活各一钱　细辛六分

右用姜三片，水煎，食略远服。左痛属风与血虚，加川芎、当归各一钱半、荆芥、薄荷各八分。右痛属痰，加半夏一钱半、茯苓、陈皮各一钱、甘草生，三分。瘦人多兼热，倍用酒芩，少佐石膏。肥人多是湿痰，加川芎、南星、半夏各一钱半，倍苍术。痰厥头痛，非半夏不能除，头旋眼黑，风虚内作，非天麻不能除，并宜倍用之。

治脚气方　累试神效，绝胜诸方。

麻黄三两，去根留节，炒黄　僵蚕三两，炒为末　没药　乳香另研，各五钱　丁香一钱

右各另研为末，和匀，每服一两，好酒调下。取醉汗出至脚为度，盖俟汗干即愈。后用五枝汤洗，用桃、柳、梅、槐、桑，采嫩枝煎汤，先饮好酒三杯，再洗脚，住痛为妙。

治诸疝海上方

用黑雄猪腰子一对，不见水，去膜并内血，切片。用大小茴香各二两，俱炒为粗末，同腰子拌匀，再以前猪尿胞一个，入腰子、茴香末于内，札住，用生白酒三碗入砂锅，悬煮干至半碗，取胞切碎，连药焙干为末，将前煮药、剩酒打面糊为丸，如梧子大。每服七十丸，空心好酒下，立效，除根，永不再发。

---

① 治头痛方：此四字原脱，据文义文例补。

治外肾伤秘方[1] 秘方治外肾被伤偏坠肿大。用雄麻雀三五个，去肠肚，每个用白矾一钱，装肚内，以新瓦二片，将雀放瓦中，两头盐泥封固，以火煅通红取出，存性为末。每服一钱，空心好酒调下，一只尽，痊愈。此方家传，累用神效。

治小肠气痛方

用木馒头二两、台乌药三两、大茴香五钱，右三味炒红，研碎后用羌活、陈皮、防风、枳壳各一两半，连前和匀为粗末，每服一两，水一钟、酒一钟，煎八分，空心服。三服即消，此方亦试有效。

治肠风脏毒痔漏秘方

用大雄鸡一只，罩地板上，不与食，伺其饥甚，别移于净地上，用猪胰四两切碎，渐喂鸡，待其放屎渐收下，如此二三日，候鸡屎积至四两，晒干加入后药：透明矾四两、千叶雌黄、雄黄各六钱、胆矾五钱、朴硝二两。

右各另研为粗末，用砂锅，须要宽高约贮药之余，上有半节空者。先以鸡粪一两在锅底，次以明矾一两，次以胆矾，次以雌黄，次以朴硝，次以雄黄，后尽以明矾在内，次加鸡粪在上，然后以新碗盖锅顶，簇炭火煅，青烟尽为度。候冷取出，入石碾研为极细面，再加乳香、没药各五钱，各研极细和匀，以小口磁罐收贮。用时唾津调匀于手心，以新笔蘸点患处，日三五次，夜二次，先以羊毛笔蘸温汤，洗净软绢拭干，然后点药，庶得药力透肉，点后黄水沥出不止最妙，虽多不妨。三日后其痔自干枯剥落。倘硬，煎汤频洗，白脱肠自红软收上。忌毒物酒色，一月即除根矣。内服后方。

加味脏连丸 治饮酒食炙，热毒下坠，为肠风脏毒，痔漏下血。

用雄猪大脏一副，去两头各七寸，用黄连去毛，净末一斤，槐花净末四两，装入脏内，令满，用绳札两头口，上用小麦数十粒，放甑上蒸三时，以脏黑取看小麦极烂为度，入石臼捣如泥，丸如绿豆大。每服百丸，空心薄酒下。

按：此药价廉而功极大，膏粱酒色人尤妙。

胆槐丹

十月上巳日取槐角子，拣肥嫩结实者，用新黄瓦盆二个，如法固济，埋于背阴墙下约二三尺深，预先寻黑牛胆五六枚，腊月八日取出，装在胆内，高悬阴干，至次年清明日取出，新磁罐收贮。空心滚白汤下，一日一

① 治外肾伤秘方：此六字原脱，据文义文例补。

粒，二日二粒，以渐加至十五日服十五粒止。以后一日减一粒，至三十日复减至一粒止。如此周而复始，治一切痔漏，功效如神。

治脱肛方①

用屋檐前蜘蛛大者一个，去头足，烘研为末，以生桑叶盛之，托肛头上熏，半刻即进去。亲试神效。

真人活命饮 一切痈疽肿毒，只是热胜血，阴阳相滞而成，此方极效。

穿山甲三大片，以蛤粉炒，去粉净用 天花粉一钱 白芷一钱 甘草节一钱 贝母一钱，去心 乳香一钱，另研，药熟下 防风七分，去芦 没药五分，另研，药熟下 皂角刺五分 当归尾酒洗，一钱五分 金银花三钱 陈皮一钱五分，去白 在背俞，皂角刺为君。在腹，白芷为君。在胸，加瓜蒌仁二钱。在四肢，金银花为君。疔疮，加紫河车三钱，即金线重楼，如无亦可。

右用金华好酒二钟，煎一钟，温服。煎法须用大瓦瓶，以纸封固，勿令泄气。服时须辨其痈上下，上则饱服，下则饥服。能饮酒者，再饮数杯。此药不动脏腑，不伤血气。忌酸物、铁器。服后即睡，觉痛定即回生矣。其方神功浩大，不可臆度。此剂当服于未溃之先，已溃不可服。

二黄散一名阴阳黄 治发背痈疽，疔疮恶节，一切无名肿毒，恶疮异症，焮热疼痛。初起未溃者服之甚妙。

锦纹川大黄二两，一半炭火煨熟，不可过性了，一半生 大甘草节二两

右为细末，每服一匙，空心温酒调下一二服，以利为度，立效。如无甘草节，终效不速。

神仙腊矾丸 消痈疽及肠痈。托里消毒，固脏腑，护膜止疼。

黄蜡真者，二两 明净晋矾三两

右先将黄蜡溶开，离火，候少温，入白矾和匀，众手急丸如梧桐子大。每服五十丸，食前酒下，每日二服。

按陶节庵曰：予详此方，不惟定痛生肌而已，护膜止泻，消毒化脓及痈疽内生，化毒排脓，托里之功甚大。或金石丹药发疽，非此莫能治。更用白矾一两，每服一钱，温酒调下，尤效。有遍身生疮，状如蛇头，名曰蛇头疮，尤宜服之，每日百丸，方有功效。若蛇蝎并一切毒虫所伤，以矾溶化，热涂患处，内更服之，其毒即解。诚外科之要药也。服至四两之上，愈见其功，大宜于痈疽溃后，服之甚稳，肠痈尤妙。服此即保无虞，真良方也。

---

① 方："方"字原脱，据文义文例补。

神仙太乙膏 治痈疽及一切疮毒，不论年月深浅，已成脓，未成脓者，并宜用之。如发背，先以温水洗净，软帛拭干，用绯绢摊贴之，更用冷水送下。其膏可收十余年不坏，愈久愈烈。又治瘰疬瘘疮，并用盐汤洗贴，仍用酒下百丸。妇人经候不通，作丸，甘草汤下。一切疥疮，用麻油煎滚，取少许和膏涂之。虎、犬、蛇、蝎、汤火、刀斧伤者，皆宜内服外贴。

玄参 白芷 赤芍药 当归 生地黄 肉桂 大黄各一两

右切片，用麻油二斤，入铜锅内煎至黑，滤去渣，入黄丹十二两再煎，滴水捻，软硬得中，即成膏矣。

制丹法：用黄丹先炒紫色，倾入缸内，用滚水一桶泡之，再吸凉水满缸，用棒常搅，浸一宿，去水再炒，如前二次，研末用。

按陶节庵云：予尝用此膏治疮毒并内痈，有奇效。忽一妇月水不行，腹结块作痛，贴脐下经行痛止，后随症外贴内服，无有不效者。杨梅疮毒溃烂者，尤效，愈见此方之妙也。

彭幸庵都宪治发背方

凡人中热毒，眼花头晕，口干舌苦，心惊背热，四肢麻木，觉有红晕在背后，即取槐子一大抄，拣净，铁杓内炒褐色，用好酒一碗煎滚，去渣热服，酒尽大汗即愈。如未退，再依前煎服。纵成脓者，亦无不愈。此三十年屡用屡验之奇方也。

忍冬花酒即金银花也 治一切痈疽发背，疔疮乳痈，便毒喉闭，乳蛾等症，不问已溃未溃。

用金银花，连茎叶捣烂，取汁半钟，和热酒半钟热服，甚者不过三五服即愈。如无鲜者，用干的一二两，水一钟，煎半钟，冲上热酒半钟和服。此二方，其药易得，其功甚大。山乡僻邑，无医之处，尤宜知此法，以备不虞。

治痈疽发背灸法 累用累验。凡人患痈疽发背，已结未结，赤热肿痛。先以湿纸覆其上，其纸先干处，即是疽头结处。

取大瓣蒜，切如三钱厚，安在头上，用大壮艾灸之，三壮换一蒜。痛者灸至不痛，不痛者灸至痛方住。最要早觉早灸为上，才发一二日，十灸十愈；三四日，十灸七愈；五六日，三四愈；过七日，则不宜灸。若有十数头作一处生者，用蒜研成膏，作饼纳疮头上，聚艾灸之，亦能安也。若背上初起未肿，内有一粒黄如粟米，即用独蒜切片，如前法灸之，次日去痂，脓自溃矣，极效不可言。

夏枯草汤 治瘰疬马刀，已溃未溃，或日久成漏者。

用夏枯草六两，水二钟，煎至七分，去渣，食远服。此生血清热，治疬之圣药也。虚甚宜煎浓膏，兼十全大补汤加远志、贝母、香附和服，并以膏涂患处尤佳。

三奇汤 治杨梅疮、疳疮、便毒，四服其毒即化为脓，从大便泻出，极妙，故名三奇也。并治诸肿毒，初起亦效。

金银花二钱 赤芍药 甘草节 川山甲[1]蛤粉炒，各一钱 白蒺藜去刺，二钱 白僵蚕炒 连翘 当归尾各一钱半 蜈蚣一条，去头足尾 大黄虚人三钱，实人五钱 皂角刺一钱

右用水酒各一钟，煎一钟，病在上食后服，病在下食前服。

治杨梅疮神秘二方 先服四帖，后服三帖，七日全好。经验过。

防风 皂角刺 天门冬 黄芩 瓜蒌仁 金银花各五分 当归 熟地黄 木瓜 薏苡仁 紫花蒂丁 白藓皮 木通各一钱 甘草三分 土茯苓四两

右用水三钟，煎至二钟，作二次服，渣再煎。此方先服，又方后服。

前方去木瓜、木通、紫花蒂丁、白藓皮四味，加桔梗七分，减土茯苓二两半，照前煎服。忌椒、酒、煎炙牛肉、茶、房室。

按此二方，先服效速，毒即出而易好，后服平和而疮自内消。

治疳疮搽方 见效极速。

用多年土墙上白螺蛳壳，不拘多少，洗去土，净，火煅研为极细面，用六分。上好眼药杯四分，冰片五厘，另研和匀。米泔水洗净疮，拭干，将药搽上，就结靥，勿爬破，恁其自落。已试验过。

又方

红髭烧灰存性，五钱 桃树上干桃烧灰存性，五钱 炉甘石火煅黄色，童便淬七次，二钱半

右为细末，临搽入片脑少许，其疮先用椒葱汤洗净，后以药搽上三次即愈。已试验过。

五虎汤 治鱼口疮，俗名便毒。已成者即溃，未成者即散。

五灵脂 木鳖子去壳 穿山甲蛤粉炒 白芷各二钱五分 大黄实人一两，虚人五钱

右作一服，水二大钟，煎一钟，空心服。利五七行即好。一方加全蝎五分、僵蚕二钱尤妙。

---

① 川山甲：即“穿山甲”。

治癣妙方

川槿皮　滑石　白薇各三钱　鹰粪七分　斑猫[1]去翅头足，十个　蚯蚓泥干，一钱七分　青娘子　红娘子各四个

右为末，井花水调，厚敷患处，多年者五次，新近者三次除根。

治风癣脓瘰疥疮煎方　一应诸疮毒，皆宜服，无不效者。

当归身尾一钱半　赤芍药　黄芩　黄连　黄柏各一钱　大黄三钱七分　防风八分　木鳖子一个，去壳　金银花　苦参各一钱二分

右用水一钟、酒一钟，煎至一钟，后下大黄，煎三四沸取起，露一宿，五更服。若肠风脏毒下血，去木鳖子，加槐花一钱。

大枫膏　搽脓瘰疥疮神效。先服前煎药，二服再搽，三五日全可。

大枫子去壳，四十九个　杏仁不去皮尖，四十九个　川椒　枯矾　轻粉水银代亦可　蛇床子另研，净末　樟脑各三钱　蜂窝火烧存性　蛇蜕火烧存性，各三分　桕油烛三两

右将诸药研细，以桕油烛化开，和匀调涂，三五日即愈。

治湿疮并臁疮膏

黄蜡一两　头发一拳大　香油一两　轻粉二钱，另研　猪胆二个

右先将香油熬四五沸，次下黄蜡，又熬四五沸，再后下头发，文火熬，用槐柳条不住手搅，候发消化滤净后，下轻粉，略熬一时取起，放磁碗内，冷水浸，少顷即成膏。一切湿疮、臁疮贴半日，黄水流出拭干，加药再贴，一七痊愈。

又臁疮方

黄蜡　官粉各等分，为末

用油纸将黄蜡溶化，涂纸上，将药掺贴疮上，立效。

治臁疮海上方　赛隔纸膏，一七痊愈。

用嫩槐条四寸九分、嫩柳条四寸九分、头发一尺长，四十九根，上三味，烧灰存性为末、川椒四十九粒、轻粉真者，三钱、黄蜡一两、香油一盏，右将香油、黄蜡熬熟放冷，却下轻粉，次下三味灰末，搅匀。用厚绵纸如疮大十二片，将药涂尽。其疮先用黄柏荆芥汤洗净，将十二片纸重重贴上，以绳缚定，其痒不可当。次日除去贴肉一层，又以前汤洗净，再贴六日，除去六层，全好。此治臁疮绝妙法也。

---

① 斑猫：即“斑蝥”。

治脚指缝烂疮方[①]

用鲜鹅掌黄皮，阴干烧灰存性，为末干掺。

治冻疮方

治手足冻疮，用冬瓜皮、干茄根二味煎汤热洗，不过三次即效。

治热疮方　治热疮遍身，发出脓血，赤烂如火丹，或如火烧者。

黄连　黄柏各三两　赤小豆　绿豆粉各一合　寒水石　紫草　漏芦各七钱

右为末，用香油调搽，一日三次即愈。

治火丹方[②]

用黄鳝头上血涂即愈。如冬月无，以螺蛳肉捣烂绞汁，涂之亦可。

治汤泡火烧方

先以腊酒冷洗，以拔其毒，再用鸡蛋十余个，煮熟去白，以黄炒焦黑，取油约一盏，用大黄研末二两，调匀敷上，三日全好，无疮痕。

治四块鹅掌风

用千里光草一大握，苍耳草一中握，朝东墙头草一小握，共入瓶内，水煎百沸，以手少擦射香，以瓶熏之，仍用绢帛系臂上，勿令走气，熏三次即愈。千里光草即金钗草是也。

治脚垫毒

人脚走长路紧，被石块脚底垫肿，不能行步，痛不可忍。急用旧草鞋浸于尿桶内一宿或半日，外用新砖烧红，将浸草鞋放在砖上，以肿脚踏在上，火逼尿气入里，即消。此症诸方不载，如不早治，烂人脚，甚至杀人。走长路，脚肿痛，亦可用此法，即消。

治拍蟹毒

人大指、次指隔界处，忽生肿毒，痛不可忍，若不早治，必烂人手。用鲜蟹研烂，涂患处，立消。

治身上虚痒

用四物汤加黄芩煎，调紫背浮萍末一钱，或菱霄花末一钱，尤妙。

---

① 方："方"字原脱，据文义文例补。

② 方："方"字原脱，据文义文例补。

济阴类

凡妇人、小儿、老人诸症。除妇人胎产经候，小儿惊疳、变蒸、痘疹，老人血气衰惫、水火升降失度，与大人治法不同，故另立方法，其余症同大人者，悉照前四时方法用。

四物汤 治妇人之总药，随症加减，妙用无穷。方见滋补类，加减于后。

经水过期不行，血寒血少也。本方五钱，加香附、莪术各一钱、苏子八分、桃仁三十粒、红花、官桂、木通各七分、甘草三分，空心煎服。

经水先期而来，血热也。加黄柏、知母、条芩、黄连各七分、甘草三分，生、人参、阿胶、艾叶各五分、香附、荆芥穗各一钱，空心煎服。

血枯经闭，本方一半，加桃仁、红花共五钱，空心煎服。

紫黑者，血热也。本方五钱，加黄芩、黄连、荆芥穗各一钱。

色淡者，痰多也。本方去地黄，加二陈汤等分，和服。

临行腰腹疼痛，乃郁滞有瘀血。加桃仁、红花、莪术、玄胡索、香附各一钱、木香五分，另磨入。

潮热发热，本方五钱，加地骨皮、薄荷各一钱五分、柴胡、防风各五分、甘草三分、乌梅一个同煎，食远服。

虚寒者，用熟地黄，加干姜、官桂、吴茱萸各一钱，甚者再加熟附子一钱。

虚极者，本方与四君子等分，加黄芪一钱半、熟附子七分。

经行不止者，本方加真阿胶、艾叶、地榆、荆芥穗各一钱。

妊娠胎动，加香附、砂仁、紫苏各七分、白术、条芩各一钱、阿胶炒八分、蕲艾五分，去生地黄，用熟地黄。

胎前产后血痢，加黄连、地榆、阿胶、艾叶各八分、厚朴五分。

五心烦热，加柴胡、黄芩、地骨皮各一钱、甘草三分、麦门冬八分。

有死胎，加交□、射香、白芷。

赤白带下，加藁本、牡丹皮、川续断各八分。

产后恶露作痛，加香附一钱、干姜炒黑，七分、生蒲黄、陈皮各八分。

产后发热，加白术、茯苓、陈皮、黑干姜各八分。

久无子息，加附子、肉苁蓉各一钱、熟地黄、鹿角胶各一钱半。

乌骨鸡丸 治妇人经候不调，并胎前产后一切诸症，调经育子之上药也。累用奇验。

香附二斤　蕲艾去梗，净二斤

右二味，分作四分每分一斤，一分老酒，一分米醋，一分童便，一分糯米泔，各浸一宿，炭火煮烂熟为佳。石臼内木槌捣成薄饼，晒干，磨为末听用。大白毛乌骨雄鸡一只，吊死去毛，热汤修理肠杂洁净，勿见生水。再用：

当归酒洗净，四两　白芍药酒炒，四两　熟地黄酒浸，忌铁，四两　人参去芦，三两　黄芪蜜炙，二两　白术炒　陈皮去白　白茯苓去皮　砂仁炒，各一两五钱　乌药炒，一两　神曲炒　甘草炙，各七钱半

右药十二味，制净为粗末，装入鸡肚内，以线缝住。仍用老酒、米醋、童便、米泔等分入砂锅内，炭火煮令烂熟，去骨，石臼捣成饼，晒干，磨为细末，听用。再加木香、沉香各五钱，不见火、官桂、干姜炒半黑，各三钱，右四味另研为细末，听用。右三次药末和匀，重罗筛过，炼蜜为丸，如梧桐子大。每服七十丸，空心滚水打盐汤送下。

愚按：此方血虚多郁妇人服，极效。

济阴返魂丹　治妇人胎前产后总药。一名益母丸。

用益母草一味，其草即充蔚子，其叶类火麻，对节而生，方梗凹面，五六月间节节开紫花，白花者不是。南北随处有之，于端午、小暑或六月六日花正开时连根收采，透风处阴干，不犯铜铁器。石臼木杆捣，罗为细末，炼蜜为丸，如弹大。每服一丸，各照后开引下，或量加当归、赤芍药、木香尤妙。其药不限丸数，以病愈为止。日服三五丸。或丸如梧桐子大，每服七八十丸，空心食远照后引下，或熬膏调引用尤妙。

熬膏法　益母草不拘多少，连根、茎、叶洗净，入石臼内捣烂，以布滤取浓汁，入砂锅内，文武火熬如黑砂糖色为度，以磁瓶收贮。每用一茶匙，照后开引调用，极妙。

胎前脐腹刺痛，胎动不安，下血不止，煎秦艽、当归、糯米汤下。胎前产后，脐腹作痛，作声，或寒热往来如疟状者，并用米汤下。

临产并产后，各先用一丸，童便酒化下。安魂定魄，调血顺气，诸病不生，又能破血止痛，养脉息，调经络，其功甚大。

产后胎衣不下，落在胞中，及产前一切难产，并横生逆产，胎死。经曰：不下，腹中胀满，心下闷痛。炒盐汤下。

产后中风，牙关紧急，半身不遂，失音不语，童便、酒[①]各半化下。

产后气喘欬嗽，胸膈不利，吐酸水，面目浮肿，手足疼痛，举动失力者，温酒下。

产后两太阳穴痛，呵欠，怔忡气短，肢体羸瘦，不思饮食，血风身热，手足顽麻，百节骨痛，米汤下。

产后眼前黑暗，血晕血热，口渴烦闷，如见鬼神，狂言，不省人事，薄荷自然汁下。如无，浓煎薄荷汤，或童便、酒各半下。

产后面垢颜赤，五心烦热，或结成血块，脐腹奔痛，时发寒热，有冷汗者，童便、酒各半下，薄荷汤亦可。

产后瘀血，恶露不尽，结滞脐腹刺痛，恶物上冲，心胸满闷，童便、酒下。

产后未经满月，气血不通，欬嗽，四肢无力，临睡自汗不止，月经不调，久而不治，则为骨蒸瘵疾，童便、酒各半化下。

产后鼻衄，口干舌黑，童便化下。

产后大小便不通，烦躁口苦者，薄荷自然汁下。如无生的，干的浓煎汤亦可。

产后赤白痢疾，米汤下。

产后泻血水，浓煎枣汤下。

产后赤白带下，阿胶艾叶汤下。

血崩漏下，糯米汤下。

妇人久无子息，温酒下。一日一丸，至三五十丸，决有效验。

勒奶痛或成痈，为末水调，涂乳上，一宿自瘥。或生捣敷上亦可。

右一十九症调引，历历有效，不能尽述，用者自知其妙也。

蒸脐法 治妇人月经不通，或症瘕血块，脐腹作痛，此方神效。

乳香 没药 血结 沉香 丁香各三钱 射香一钱。右六味，各另研 青盐 食盐 五灵脂 两头尖各六钱，四味共为末

右各末和匀，外用射香少许，安入妇人脐内，次将面作条，方圆一寸，绕脐围住，安药末于内，令满。以槐树皮方圆一寸盖上，皮上钻三孔，用大艾炷灸之，月经即通，血块即消，累用神效。

红花当归丸 治妇人血脏虚竭，经候不调，或断续不来，或积瘀成块，腰腹刺痛，肢体瘦弱。

---

① 便酒：原作“酒便”，据文义乙正。

马鞭草半斤　刘奇奴[1]半斤，二味共熬膏丸药　当归三两，酒洗　赤芍药　牛膝去芦，酒洗　川芎　香附醋炒　牡丹皮去木　甘草各一两半　红花　白芷各七钱半　官桂六钱　紫葳　苏木各三两　枳壳炒，一两

右为末，以前膏入少糯米粉，打糊为丸，如梧桐子大。每服七八十丸，空心浓煎红花酒送下。

济阴百补丸　治女人劳伤，气血不足，阴阳不和，作寒乍热，心腹疼痛，胎前产后，诸虚百损，并宜用之。

香附子一斤，分四制，醋、酒、童便、盐水各浸三日，炒干　益母草五月五日采者佳，忌铁，净末，半斤　当归酒洗，晒干，六两　熟地黄酒洗　白芍药酒炒　川芎　白术土炒，各四两　白茯苓去皮，三两　玄胡索炒，二两　人参去芦，二两　木香不见火　甘草炙，各一两

右为细末，炼蜜为丸，如梧桐子大。每服六七十丸，渐加至八九十丸，空心米汤、酒任下。

按：此方调脾胃，补虚损，极妙。

治赤白带下神方

樗根白皮　香椿根白皮　苦参　香附醋炒　栀子仁炒　山茱萸去核　黄柏盐酒炒　龟板去弦，酥炙，各二两　干姜炒，五钱　贝母去心，一两　白术炒　当归酒洗，各一两五钱　白芍药酒炒，一两

右为末，酒糊为丸，如梧桐子大。每服八十丸，空心清米汤送下。若孕妇赤白带，加苍术、条芩、川连、白芷各一两，去干姜、樗皮、贝母、苦参、龟板、栀子，亦为丸服。

固真汤　治妇人赤白带下，行时脐下甚痛。此方二服即效。

人参五分　黄芩　黄柏　白葵花各一钱　郁李仁八分　柴胡七分　陈皮去白，五分　甘草炙　干姜炒，各三分

右用水一钟半，煎七分，空心服。葵花白者治白带，赤者治赤带。赤白混下，二花并用。

按：此方治气血滞，阴阳不清，极效。

凉血地黄汤　妇人血崩，来如山崩水涌之势，明是血热妄行，岂可作寒论。治宜清补兼升提，不可骤止，徐徐调理，血清自归源矣。

黄芩　甘草生　荆芥穗　蔓荆子各七分　黄柏　知母　藁本　川芎　细辛各六分　黄连　羌活　柴胡　升麻　防风各五分　生地黄　当归各一钱　红

① 刘奇奴：疑当作“刘寄奴”。

花少许

右用水一钟半，煎八分，空心稍热服，渣随并服。

六合散 治血崩不止，诸药不效，此方立止。此急则治其标也。

杏仁皮烧存性 香附童便浸三日，炒黑 旧红髭子烧存性 地肤子炒 旧棕荐烧存性 壮血余烧存性 蟹壳烧存性 陈莲蓬烧存性

右为末，每服三钱，用酸浆草汁一钟，冲上热酒一钟，空心热服。

按：此方初服反觉多，以渐而少，由紫色而红，以至于无即止。既止之后，用十全大补汤二十贴调补，方杜根矣。

保胎丸 专治累经堕胎，久不育者宜服。过七月不必服。

白术四两 鼠尾条黄芩 当归酒洗 人参 杜仲炒去丝，各二两 川续断酒浸，一两半 陈皮一两 熟地黄怀庆者，酒浸蒸，一两半 香附一两，童便浸炒

右为细末，糯米糊为丸，如绿豆大。每服七十丸，空心白汤下。

安胎饮 治胎动胎漏不安，一服立效。

白术一钱二分 条芩一钱 陈皮去白，八分 真阿胶炒珠，一钱 桑寄生真者，一钱 甘草四分 蕲艾五分 当归头六分 陈枳壳五分 砂仁炒，六分 川独活五分 白芍酒炒，一钱二分

右用姜一片、枣一枚、糯米百余粒水煎，空心服。

加味六君子汤 妊娠二三月时作呕吐，名曰恶阻。恶阻者，恶心而阻隔饮食也。此方主之。

半夏汤泡七次，晒干切片，再以生姜自然汁拌 白茯苓去皮，各一钱五分 陈皮一[①]钱 人参八分 白术炒 砂仁炒，各六分 甘草二分

右用姜三片煎，食远温服。

芎苏散 治妊娠伤寒，头疼身痛，发热，胸膈烦闷，兀兀欲吐，法禁汗吐下，止宜和解。方见春类。

妊娠伤寒热病护胎法

用伏龙肝即灶心土，井水调涂脐下，干又涂之，就以井花水调服一钱。产难，细研一钱，酒调服亦妙。

十圣散 小产一证，多因本妇气血不足，胎无所荣，血不足，胎无所养。荣养失宜，犹树枝枯而果落，岂不伤枝损叶乎？其间过伤饥饱，劳佚动胎，恼怒忧思，内外寒冷，伤于子脏，又须量轻重而加减治之。此药性平和，滋血养气，须月服四五贴方好。或素有堕胎之患者，亦宜按法用

① 一："一"字原脱，据方中药物剂量拟补。

之。仍忌恼怒、生冷、酒醋、热物。

人参去芦　黄芪各八分　白术炒，一钱　砂仁炒，五分　甘草三分　熟地黄酒洗　白芍药酒炒　当归身酒洗，各一钱　川芎七分　川续断七分

右用姜一片、枣一枚、水钟半，煎八分，食远服。

三合济生汤　治临产艰难，虽一二日不下，服此自然转动下生。

枳壳二钱，麸炒　香附钱半，炒　甘草七分　川芎二钱　当归三钱　苏叶八分　大腹皮姜汁洗，钱半

右用水二钟，煎至一钟，待腰腹痛甚时，通口服之即产。九月尾，十月头，先服一二服，尤妙。此方累用有效。

催生不传遇仙丹　治难产，累用效见神速。

蓖麻子去壳，十四粒　朱砂另研　雄黄另研，各二钱半　蛇蜕一条，全

右为细末，粥糊为丸，如弹子大，每服一丸，临产时先以川椒汤淋洗脐下，纳药一丸，以黄纸数重覆药上，软帛拴系，产则急取去之，否则连生肠俱下。一丸可用三次，若误致生肠下，即以本药放顶门上，即收，神效。

治胎衣不下神方　凡产后胎衣不下，恶血凑心迷闷，须臾不救，产母即危，此方可预合下，以备用。真济世救急之神方也，不敢自秘，故表而出之。

干漆二钱，为末　大附子一枚，炮去皮脐，为末

右二味和匀，外用大黄五钱为末，酒、醋熬成膏子，和前末为丸，如梧桐子大。每服三十丸，淡醋汤下，一时连进三服，胎衣即下，神效。

治胎衣不下一时无药者

用皮硝三钱为末，童便调，热服即下。亦治横生逆产，仍将本妇手足爪甲炒黄为末，酒下一匕，更令有力稳婆将产妇抱起，将竹筒从心上赶下，如此数次即下。

治横生逆产方　其症孕妇欲产时，遇腹痛不肯舒伸，行走多曲腰，眠卧忍痛，其儿在腹中不得转动，若手先出，谓之横生，足先出，谓之逆产。须臾不救，子母俱亡，此方立效。

乌蛇退一条　蝉退十四个，去土，柳树上者佳　壮血余一耗，胎发更好

右各烧灰存性为末，每服二钱，酒调下，连进二服，仰卧片时，儿即顺下。

又法

用小针于儿脚心刺三五针，急以烧盐少许涂刺处，即时顺下，子母俱活。

治血晕昏迷欲死者方[①]

急取韭菜一大握，切细放在小口瓶内，用滚热酸醋泡在瓶中，将瓶口冲在病人鼻口内，使韭气直冲透经络，血行即活，再用后方。轻则烧旧漆器熏鼻亦好。

清魂散　治产后眩运[②]、血晕二症，又能清血行经，逐旧养新。

泽兰叶　荆芥穗各二两　川芎一两　人参五钱　甘草四钱

右为细末，每服二钱，煎葱汤或酒送下，煎服亦可。

产后调补气血方

人参　白术各一钱　甘草　川芎各七分　当归八分　黄芩　陈皮各五分　熟地黄酒洗，一钱

右用姜、枣煎，食远服。如发热，轻则加茯苓一钱，淡渗其热，重则加干姜炒黑，一钱，以散其热。或曰：大热何以用干姜？曰：此非有余之热，乃阴虚生内热耳。盖干姜能于肺分利肺气，入肝分引血药生血，然必与补阴药同用乃效。此造化自然之妙，非天下之至神，其孰能与于此乎？

产后儿枕痛方[③]　治产后败血不止小腹绕脐作痛，俗名儿枕痛，此方一服即愈。

生蒲黄　川芎　白术　神曲　陈皮　桃仁各七分　香附童便炒　当归尾各一钱半　甘草四分

右用水一钟半，煎七分，不拘时，热服。

乌金散　治产后一十八症：第一，胎死不下；二难产；三胎衣不下；四产后眼花；五产后口干心闷；六寒热似疟；七败血流入四肢，浮肿，寒热不定；八血邪颠狂，语言无度；九失音不语；十心腹疼痛；十一百节骨酸疼；十二败血似鸡肝；十三咳嗽，寒热不定；十四胸胁气满，呕逆；十五小便涩；十六舌干，鼻中血出，绕项生疮；十七腰疼如角弓；十八喉中如蝉声。以上症候并宜服之。

乌金子即大乌豆　肉桂去粗皮　当归去芦，酒洗烘干　真蒲黄　木香　青皮去白　壮血余烧存性　赤芍药炒　皂荚不蛀者，烧存性　紫葳即菱霄花　大蓟

---

① 方："方"字原脱，据文义文例改。

② 运：通"晕"。

③ 产后儿枕痛方：此六字原脱，据文义文例补。

根　小蓟根　蚕退纸新绵亦好，烧存性　棕毛烧存性，已上各五钱　干红花一两　川乌一个，生用　朱砂少许，另研　血结少许，另研

右十八味，除灰药另研外，共为细末，入另研药和匀，每服一钱，生姜汤或芍药当归汤或菱霄花煎酒调下，甚者一夜三四服。忌鱼、鹅、猪、羊及一切生冷油炙等物，取效甚速。

大黄膏　治症照后调引，随症消息加减，妙不可言。

用锦纹川大黄，不拘多少，米泔水浸，经宿，去粗皮晒干，为细末，听用。外用陈米醋，酌量多少，熬待稠粘，渐入大黄末，不住手搅，令极匀，以磁器贮之，纸糊封口，毋致蒸发。临时量病虚实轻重，入在乌金散内服之，人壮病实者半弹丸，以下渐少。或以膏子丸如龙眼大一样，茨实大一样，皂子大一样，阴干，磁器密收，看病大小用一丸与病人嚼破，以乌金散送下。

产后内热，恶露作痛，俗名儿枕痛，及大便不利秘结者，并用四物汤浸化一丸服。

发寒热如疟或内热者，煎小柴胡汤浸化一大丸服之。未效再服，并不恶心。

口中吐醋水，面目浮肿，两胁疼痛，举动失力者，温酒下。

产后两太阳痛，呵欠，心忪气短，肢体羸瘦，不思饮食，血风身热，手足顽麻，百节疼痛，米汤下。

产后眼前黑暗，血晕血热，口渴烦闷，狂言如见鬼神，不省人事，浓煎薄荷汤下，或童便各半下亦可。

产后面垢颜赤，五心烦热，或结成血块，脐腹奔痛，时发寒热，有冷汗者，童便、酒各半下，或薄荷汤亦可。

产后血余恶露不尽，结滞腹脐刺痛，恶物上冲，心胸满闷，童便、酒各半下。

产后未经满月，血气不通，欬嗽，四肢无力，临睡自汗不止，月水不调，久而不治，则为骨蒸瘵疾，童便、酒各半下。

产后鼻衄，口干舌黑，童便酒下。

产后大小便不通，烦躁口苦者，薄荷自然汁下。如无，浓煎薄荷汤下。

产后赤白痢疾，陈米汤下。

产后漏血水，枣汤下。

产后赤白带，胶艾汤下。

血崩漏下，糯米汤下。

勒奶痛或成痈，水捣膏敷乳上，一宿自瘥。

抑肝散 治寡居独阴妇人，恶寒发热，全类疟者，久不愈即成瘵疾。

柴胡二钱半 赤芍药 牡丹皮去心，各一钱半 青皮炒，二钱 当归五分 生地黄五分 地骨皮一钱 香附童便炒，一钱 川芎七分 连翘五分 山栀仁炒，一钱 甘草三分 神曲炒，八分

右用水煎，空心服。渣再煎，下午服。夜服交感丹一丸，方见秋类。此二方累试累效。

产下婴儿救法①

治妇人生下孩儿，但不能发声，谓之梦生。世俗多不知救，深为可怜。今后有此，切不可断脐带，将胞衣用火炙，令暖气入儿腹内，却取猫一只，用青袋包裹其头足，使一伶俐妇人拿住猫头向儿耳边，以口着力咬破猫耳，猫必大叫一声，儿即省，开口发声，遂得生矣。又法，儿因难产或逆产下不哭，微有气者，即以本父母真气度之亦活。二法皆经验。

慈幼类

治惊风方法

凡小儿急惊，属肝木风痰有余之症，治宜平肝镇心，驱风消痰，降火清内热。慢惊属脾土不足，因吐泻久虚，元气不固，或大病后元气不足，宜补中兼疏利。世俗以一药通治二症者，甚妄。

治②急惊神方

牛胆南星四钱半 全蝎二钱 荆芥穗 防风去芦 姜蚕炒 天竺黄各三钱 辰砂天葵草伏过，一钱六分，另研 琥珀 牛黄另研 蝉蜕 木香各一钱五分

右为末，山药打糊为丸，如龙眼大，朱砂为衣，每服一丸，姜汤化下。此吉水邓小儿家传，极效。

又方 治急惊。

车前子三钱 轻粉一钱 射香二分，另研 片脑一分半，另研 牛黄一钱，另研 全蝎十四个 天麻二钱 牛胆南星二钱 白附子一钱 朱砂三钱，另研 青黛三钱 珍珠一钱，另研 男儿乳一盏 生人血二匙

① 产下婴儿救法：此六字原脱，据文义文例补。

② 治："治"字原脱，据文义文例补。

右为末，各研和匀，粟米糊为丸，如黄豆大，朱砂为衣，每服一丸，荆芥薄荷汤磨下。先用半丸研细，吹入鼻中，外用石脑、姜蚕去嘴，调涂人中立妙。

治[1]慢惊秘方 急惊日久不止亦可用。

人参 白茯神去皮心 琥珀 姜蚕炒 全蝎 防风去芦 牛胆南星 白附子生用 蝉退去土 蕲蛇肉各二钱 辰砂一钱，另研 射香二分

右为末，炼蜜为丸，黄豆大，朱砂为衣，每服一丸，菖蒲汤化下。急惊，薄荷汤化下。此二方，乃芜湖夏小儿世传，极效。

慢惊神效方

人参一两 姜蚕炒，三钱 全蝎二钱 生人血二匙 辰砂二钱，另研为衣

右为末，用麻黄一两、甘草一两熬膏为丸，如樱桃大，朱砂为衣，每服一丸，南枣煎汤化下。此邵伯仲小儿方，累用累效。

秘传牛黄清心丸 治小儿惊风，大人中风，中痰，中气，一切风痰之症。

天麻四两 防风二两，去芦 牛胆南星二两半 姜蚕炒 全蝎各二两半 白附子生用 干天罗即丝瓜，五钱 川乌五钱 远志去心，二两 川山甲蛤粉炒，三两 蝉退二两，去土 蒿虫不拘多少 辰砂天葵煮，一两 雄黄一两，二味另研 犀角镑细，五钱 蜈蚣三钱 蟾酥五分，另研 沉香三钱 细辛五钱 龙齿五钱 琥珀二钱，另研 珍珠三钱，另研 天竺黄三钱 蛤蚧一对 金银箔各十帖

右药各制净为末，外用荆芥一斤、麻黄一斤、木通一斤、皂角半斤、甘草四两、苍耳子四两，六味熬膏，入真酥合油，和蜜为丸，芡实大，金银箔为衣，蜡封，随症调引用。

回生锭 治慢惊圣药，一锭即有起死回生之功，顷刻见效，故名为回生锭。真海上仙方也。若急惊亦效。

人参五钱 白术一两 真赤石脂煅，五钱，净，假的不效 山药一两 甘草 辰砂各三钱 桔梗一两 白茯苓去皮，一两 滴乳香二钱，另研 射香一钱，另研 牛胆南星五钱 礞石煅金色，三钱 牛黄一钱，另研 金箔十片为衣

右为末，五月五日午时取粽捣匀，印作锭子，金箔为衣，阴干，每服大人五分，小儿二分，薄荷汤下。

秘方黑神丸 治急惊风垂死者，一服可即活。

腻粉 香墨 白面各二钱 芦荟一钱八分 牛黄另研 青黛飞净 使君肉

① 治："治"字原脱，据文义文例补。

去壳，净，各一钱　辰砂一钱半，另研　射香五分，另研　冰片二片，另研　金箔十片

右为末，面糊为丸，黄豆大，金箔为衣，每服一丸，薄荷汤下。

治急慢惊风海上方

用五月五日午时取白头蚯蚓，不拘多少，去泥焙干为末，加辰砂等分和匀，糯米糊为丸，绿豆大，金箔为衣，每服一丸，白汤下。取蚯蚓时，先以刀截为两段，看其断时，跌快者治急惊，跌慢者治慢惊，作二处修合，极效。

仙传救急惊神方　并治大人中风，中痰，一服立效。不许受谢，并食病家茶酒，犯者不效。

用生白石膏研末十两，辰砂研末五钱，二味和匀，每服大人三钱，小儿一岁至三岁一钱，四岁至七岁一钱五分，八岁至十二岁二钱，十三至十六岁二钱五分，用生姜蜜调下，立效。

按：此二方价不贵而功极速，累用累效。

千金肥儿丸　小儿疳症，因脾家有积，脾土虚而肝木乘之所致。积久不散，复伤生冷、厚味，故作疳症，肚大筋青，潮热欬嗽，胸前骨露。治法调脾胃，养血气为主，其次消积杀虫，散疳热。

白术半斤　真茅山苍术半斤　陈皮一斤，不去白　厚朴一斤，用干姜半斤，水拌令润透，同炒干，去姜不用　甘草一斤，炙为末用，留一半为衣　癞蛤蟆十只，蒸熟焙干为末　川黄连一斤，用苦参四两、好烧酒一斤，二味拌盦一时，焙干，去参　禹余粮煅，一斤，如无以蛇含石代　神曲一斤，炒　牡蛎煅七次，童便淬七次，净一斤　青蒿一斤，童便制为末　山查去核，一斤　鳖甲醋炙，一斤　胡黄连半斤　芦荟四两　使君子去壳净肉，四两　夜明砂淘净，四两　鹤虱不拘多少

右前药各制净为末，外用小红枣五斤，去皮核，黄芪三斤，当归一斤，熬膏，入面一斤打和作糊为丸，如绿豆大。以前甘草末半斤，雷丸、小茴香末各四两为衣，每服八岁已下五十丸，九岁已上七十丸，食前清米汤送下，累用神效。

消疳饼　专治诸疳积，累试极验，儿又肯用。

夏月取癞蛤蟆百余只，端午前后取的更佳，去头、足、肠、肚、皮、骨，另放一处。先将肉香油煎熟，与儿吃，再将皮、骨、肠、肚以钵头盛，放烈日中，上用稀筛盖之，任苍蝇攻钻生蛆，待蛆食骨上肉尽，然后取蛆洗净，炒干，用重纸包，灰火内煨焦存性，为末。每末一两加入后药。

胡黄连二两　山查肉去子，净四两　真芦荟二两　砂仁二两　青皮去白麸炒，一两　芜荑一两　槟榔二两　蒿心末一两　西涯木香五钱

右为末，除渣净一斤，外用陈麦面十斤、沙糖二斤、饧糖一斤，将药、面、糖和匀，如金花饼法造成饼子，一两重一个，每日空心食一个，米汤下。能消疳磨积如神，小儿日逐用之，极妙。

治吐泻方法[①]

治小儿吐泻，由寒热不匀，内伤脾胃所致。泄泻、痢疾，亦由湿热积滞而成，治宜消积理脾为要，后二方主之。

加减钱氏白术散　治吐泻极效。

人参五分　白术八分　白茯苓六分　甘草二分　陈皮六分　半夏七分　藿香　砂仁　干葛各五分

右用水一钟，煎六分，入姜汁一匙和匀服。

香橘饼　治小儿疳积下痢，并久泻不止，或冷热不调，赤白脓血相杂，小腹疼痛，或禁口不食，里急后重，日夜无度，经久不瘥，致脾虚脱肛不收，并宜服之。

陈皮去白　青皮去穰，麸炒　厚朴姜制　青木香　山查肉去核，净　神曲炒　麦芽炒　白术炒，各四两　三棱醋炒，二两　莪术醋炒，一两　香附炒　砂仁炒　甘草炙　人参滋润有润者，去芦，各二两　木香不见火，五钱

右为极细末，炼蜜和匀，印作锭子，每饼湿时重二钱，阴干。每服一饼，空心米汤化下，立效。大人亦可用。

白术助胃丹　治小儿吐泻，大能和脾胃，进饮食，化滞磨积。

人参六钱　白术一两五钱，陈土炒　白茯苓去皮，一两　甘草炙，五钱　白豆蔻大者，去壳，十五粒　砂仁大者，四十粒，炒　肉豆蔻中大，四个，鸡蛋清炒　木香二钱　山药姜汁炒，一两

右为极细末，炼蜜丸，如皂子大。每服一丸，空心米汤化下。

治小儿伤食方[②]　治小儿食伤，宜服此方消导之。

白术一钱　陈皮七分　麦芽一钱　厚朴六分　甘草四分　枳实六分

伤乳及粥、饭、米、面加神曲真，炒香一钱、半夏六分，更增麦芽五分。

若伤鱼、肉、果子等食，加山查一钱，炒、砂仁五分、黄连三分、草果三分。

---

① 治吐泻方法：此五字原脱，据文义文例补。

② 治小儿伤食方：此六字原脱，据文义文例补。

伤生冷之物，腹痛，或泄泻清冷色白，加砂仁、山楂、神曲各八分、煨木香四分、干姜炒紫黑，三分。

伤辛热饮食，或伤食停积日久，食郁作热，呕吐酸水，或大便积痢不快，或黄黑色，此有热也，加姜炒黄连七分、山查、川芎各五分、木香二分。

寻常些小伤食，不必服药，只用麦芽入姜二片，煎汤饮之。

右药用姜二片、水一钟，煎六分，食前服。

若饮食伤脾胃，食积在内，作热见于肌表，或潮热往来，只宜理中，而表热自除，不可解表。宜用前方加山查、白芍药、升麻、干葛各八分、生甘草二分、炙甘草二分、黄连五分，以消食积之热。表热未除亦宜，加以除脾胃之热。热壮盛脉有力者，更加煅石膏一钱，此皆太阴、阳明二经药也。

伤后调补方　治小儿服前消导药，积去后泄泻不止，服此方调补脾胃，止泻。

白术一钱二分　白茯苓一钱　白芍药一钱，酒炒　木香煨　甘草炙　肉豆蔻各四分　黄连姜炒　神曲姜炒　陈皮各六分　干姜炒半黑，二分半

右用姜二片煎，食前温服。

泄泻止后，调理以复脾胃之气，本方去干姜、神曲、肉果，加人参六分、黄芪三分，服二贴愈。

过服解表止泻痢，致损脾胃中血气，本方去肉果、木香、干姜、神曲、黄连，加山楂三分、当归四分、半夏姜制，八分、麦门冬六分、川芎二分。此皆平和之剂，故可常服调理，以复胃气，虽大人亦可服也。

磨积锭　治小儿一切积滞。

白术陈土炒，二两　陈皮二两　厚朴姜炒，一两　槟榔一两　枳实麸炒，一两　三棱　莪术二味醋炒，各一两半　使君子去壳，净一两七钱　半夏曲一两　山楂去核　神曲炒，各二两　阿魏真者，一两　黑牵牛头末，一两，半生半炒　巴豆霜三钱，另研　木香三钱　硇砂一钱，洗去砂土　苍术麸炒，一两　甘草一两

右为末，神曲一半、麦芽面一半，打糊为块，捣千余下，印作锭子，每锭湿重二钱，阴干约一钱。每服八岁已上一锭，七岁已下半锭，空心滚白汤磨下。微利一二次不妨，无积不可服。

惺惺散　变蒸一症，乃小儿蒸皮长骨，变幻精神，不须服药。其有兼伤风寒，咳嗽痰涎，鼻塞声重，蒸蒸发热，宜服此方。

人参　白术　白茯苓　甘草炙　白芍药炒　天花粉　桔梗各五钱　细辛　薄荷叶各二钱五分

右为粗末，每服三钱，水四盏，煎二盏服，不拘时候。

治麻症及斑疹方[1]

初因外感不解，热蕴于内而成，宜用葛根汤以解散。痘疮初觉发热亦宜用之，若见标则不宜用也。方见春类。

消毒饮　治瘢疹热甚，紫黑者，或痘未出时亦宜服。

牛蒡子一名鼠粘子，炒，研，三钱　荆芥去根，一钱　连翘一钱　防风去芦　甘草生，各五分　犀角二分，另磨入

右作一服，水煎热服。

治痘三法

按《博爱心鉴》治痘症，立逆、顺、险三法，极其详明，而效验亦神。谨按其法之大概，以所宜用之，方随变症加减，详于三法之下，以广其幼幼之仁也。

顺者，一二日间初出之象如粟，于口、鼻、腮、耳、年寿之间，先发三五点，淡红润色者，吉之兆也。气得其正，血得其行，其毒浅而轻，不得妄行，所以不须服药。如七八日内贯浆之时，略服保元汤一二贴，以助其气血也。

保元汤

人参二钱、黄芪三钱、甘草一钱，加川芎五分、当归七分，引助血分。右用姜一片、水一钟，煎六分，食远温服。

逆者，初出于天庭、司空、太阳、印堂、结喉、心胸方广之处，先发者逆形如蚕种，紫黑干枯，气涩血滞，致毒深妄参阳位，难当其势也。以前保元汤内用人参一钱、黄芪、甘草各一钱，加白芍药一钱、牛蒡子、黄芩、黄连、玄参、丝瓜灰、当归、川芎、连翘各五分、陈皮、官桂各三分、防风、羌活、荆芥、前胡各四分，姜三片、葱一根煎服。一以解毒，一以助气血，取汗以泄其毒，开其滞涩，或幡然如云雾之散，而白日出见，此一救而可得生者，十中二三。七八日内，病势沉重，色白毒深，又用保元汤加大黄、芒硝、枳实炒、厚朴、川芎、当归，水煎服，大下之。下后而身温，再出红润，此则十中可活一二，乃起死回生之妙也。

险者，初出圆晕成形，干红少润。其一二日间出现者，毒尚浅，气血

[1] 方："方"字原脱，据文义文例补。

未离，可治，以俟其气血交会也，以保元汤加桂三分，兼活血匀气之剂。如毒若盛，兼解毒之药。

加味保元汤

人参　黄芪　甘草　白芍药各一钱　当归六分，活血　陈皮六分，匀气　白术补中，六分　牛蒡子七分　连翘　玄参各六分，解毒

右用水一钟，煎七分，温服。入少酒尤验。一云四肢出不快者，加防风五分，八九日以此方加减服，以助其气血贯浆。十三四日内，以保元汤加白术、白茯苓、陈皮、山楂，以助结痂。如渴，用参苓白术散方见夏类。如毒热不解，用后方。

牛蒡子散

牛蒡子一钱　连翘　黄连　玄参各七分　甘草生　荆芥　防风各五分　紫草五分　犀角剉末，三分，入药　川芎　当归　赤芍药　生地黄各六分

右用水一钟，煎七分服，以解其热毒即安。

大法，保元汤、四物汤、四君子汤，皆当随气血盛衰参用。毒盛则下之，毒少则解散之，寒则温之，热则清之，全在活法，治之可保无虞。古方木香、异功等散多燥热，非真寒症，不可轻用，慎之，慎之。

神功消毒保婴丹　凡小儿未出痘疮者，每遇春分、秋分，日服一丸，其痘毒即渐消化。若只服一二次者，只得减少。若服三年六次，其毒尽能消化，必保无虞。此方神秘，本不欲轻传，但慈幼之心，自不能已，愿与四方好生君子共之。

缠豆藤一两五钱，其藤八月收取，毛豆梗上缠绕细红丝藤就是，采取阴干，此味为主，妙在此味药上　黑豆三十粒　赤豆七十粒　山查肉一两　新升麻七钱五分　荆芥五钱　防风五钱　生地黄　川独活　甘草　当归各五钱　连翘七钱五分　黄连　赤芍药　桔梗各五钱　牛旁子一两　辰砂另研，甘草同煮过，去甘草，一两五钱　苦丝瓜一个，长五寸[①]，隔年经霜者妙，烧灰存性

右各为极细末，砂糖拌匀，共捣千余下，丸如李核大。每服一丸，浓煎甘草汤化下。其前项药预办精料，遇春分、秋分，或正月十五，或七月十五日修合，务在虔诚。忌妇人、鸡、猫、犬、孝子见。合药须于净室，焚香，向太阳祝药云：神仙真药，体合自然，婴儿吞服，天地齐年。吾奉太上老君急急如律令，敕。一气七遍。

① 长五寸：此上原衍“各”字，据文义删。

治脐风法[①] 治小儿初生七日内，急患脐风撮口，百无一活，父母坐视其死而不能救，良可悯哉。一秘法极有神验，世罕知之。凡儿患此疾者，齿龈之上有小泡子如粟米状，急以温水蘸青软帛，或绵裹手指轻轻擦破，即开口便安，不须服药，神效不误。

治撮口方 小儿断脐，为风湿所乘，或尿在包裙之内，遂成脐风。面赤喘急，啼声不出，名曰撮口，此方治之。

赤脚金头蜈蚣一条 蝎稍四尾 姜蚕七枚 瞿麦五分

右为细末，先将鹅管吹药一分入鼻内，使嚏啼哭，为可医，后用薄荷汤调服三五分，立效。

治初生大小便不通方[②]

治小儿初生大小便不通，腹胀欲绝者，急令妇人以热水漱口，吸咂儿前后心并脐下、两手足共七处，每一处凡三五次，漱口吸咂，取红赤色为度，须臾自通，不尔无生。若遇此症，按法治之，可得再生也。

天一丸 治小儿百病，随症调引。

灯心用净一斤，以米粉浆水洗，晒干研末，入水沉之，浮者取用，再晒干，二两五钱，沉者不用 赤白茯苓 茯神去皮心，净，各二两，共六两 滑石牡丹皮二两同煮半日，去丹皮晒干，净六两 泽泻五两，去毛净，要白者 猪苓去黑皮，五两

右药五味为细末，外用人参六两、白术六两、甘草四两，熬膏为丸，如龙眼大，朱砂为衣，贴金箔。每服一丸，照病调引用。大抵小儿之生，本天一生水之妙。凡治小儿病，以水道通利为捷径也。

养老类

却病延寿方[③] 年高老人，但觉小水短少，即是病进，宜服此方。

人参一钱 白术一钱 牛膝一钱 白芍药一钱 白茯苓一钱 陈皮一钱 山查肉去核一钱 当归五分 小甘草五分

右用姜二片，水煎，空心服。春加川芎七分，夏秋加黄芩、麦门冬各一钱，冬加干姜二分，倍当归，服至小水长止药。如短少，又服。此丹溪养母方也。为人子者，不可不知此。或用糊丸如梧桐子大，每服七八十丸，空

① 治脐风法：此四字原脱，据文义文例补。

② 治初生大小便不通方：此九字原脱，据文义文例补。

③ 方：原作“丹”，据文义文例改。

心食远清米汤下。

三子养亲汤 老人形衰，苦于痰喘，欬嗽气急，胸满艰食，不可妄投荡涤峻利之药，反耗真气。予因三人求治其亲，静中精思以成此方，随试随效。盖三子者，出自老圃，性度和平芬畅，善佐饮食，善养脾胃，使人亲有勿药之喜，故仁者取焉。

紫苏子主气喘欬嗽，用紫色真正年久者佳　萝卜子主痞闷，兼理气，用白种者　白芥子消痰下气宽中，白者佳，紫色不用

右各洗净，去砂土晒干，纸上微炒，研细。看何经病多，以所主为君，余次之。每剂不过三钱，用生绢或细布小袋盛之煮汤，可随甘旨饮啜，亦不拘时，勿煎太过，令味苦辣口。若大便素实，入熟蜜一匙，冬寒加姜一片尤妙。

加味地黄丸 治老人阴虚，筋骨痿弱无力，面无光泽或黯惨，食少痰多，或嗽或喘，或便溺数涩，阳痿，足膝无力，形体瘦弱。多因肾气久虚，憔悴寝汗，发热作渴。

怀熟地黄酒蒸，四两　山茱萸去核，净二两　山药姜汁炒，二两　牡丹皮去木，一两半　益智仁去壳，盐水炒，一两，古方泽泻　五味子去梗，一[①]两　麦门冬去心，一两

右为末，炼蜜为丸，如梧桐子大。每服七八十丸，空心盐汤下。夏月不用盐。

腰痛，加鹿茸、当归、木瓜、续断各一两。

消渴，去茯神，倍用麦门冬、五味子。

老人下元冷，胞转不得，小便膨急，切痛四五日，困笃垂死者，用泽泻二两，去益智仁。诸淋数起不通，倍用茯苓、泽泻，益智减半。

脚气痛连腰胯，加牛膝、木瓜各一两。

夜多小便，依本方，茯苓减半。

虚壅牙齿疼痛，浮而不能嚼物，并耳聩及鸣，并去麦门冬加附子炮、桂心净，各一两。

耳聋或作波涛、钟鼓之声，用全蝎四十九枚，炒微黄色，为末，每服三钱，温酒调送一百丸，空心服。

加味搜风顺气丸 老人常服，润利脏腑，永无瘫痪、痰火之病，极效。方见冬类。

① 一："一"字原漫灭，据方中药物剂量拟补。

固本酒 老人常服，补脾清肺，养心益肾，大补阴血。

人参一两 甘州枸杞一两 天门冬去心，一两 麦门冬去心，一两 怀生地黄一两 怀熟地黄一两

右好烧酒拾贰斤浸，春秋半月，夏七，冬二十一日，密封固瓶口，待浸日完取出，绞去渣，每日空心食远各饮二盏。其渣再用白酒十斤煮熟，去渣，每日随意用之。

菖蒲酒 通血脉，调荣卫，聪耳明目。久服气力倍常，行及奔马，发白返黑，齿落更生，延年益寿，心与神通，昼夜有光。

用五月五日、六月六日、七月七日取菖蒲，不拘多少，捣烂绞取清汁五斗，糯米五斗蒸熟，入细酒曲五斤南方只用三斤，捣碎拌匀，如造酒法下缸，密盖三七日，榨起新坛盛，泥封固，每次温服二三杯，极妙。

菊花酒 清心明目，养血疏风。

用家菊花五斤 生地黄怀庆者，五斤 地骨皮去土并木，净五斤

右三味捣碎一处，用水一石，煮取净汁五斗，次用糯米五斗炊饭，细面曲五斤拌令匀，入瓮内密封三七日，候熟澄清去渣，另用小瓶盛贮，每服二三杯，不拘时候。

冬青子酒

用冬至日采冬青子一斗五升、糯米三斗拌匀蒸熟，以酒曲造成酒，去渣煮熟，随意饮五七杯，不拘时。能清心明目，乌须黑发，延年益寿，却百病，消痰火。

紫苏子酒[①] 调中益五脏，下气补虚，润心肺，消痰顺气。

羊脊髓粥[②]

用大羊脊髓一条透肥者，捣碎，用青梁米四合淘净，以水五升，煮取汁二升，下米煮作粥，入五味和匀，空心食之，常用极有补益。

鸡头实粥 老人常用，益精强肾，聪耳明目。

用鸡头实，不拘多少，去壳净粉三合，粳米三合，照常煮粥，空心食之。

薏苡仁粥 治老人脾胃虚弱，常用疏风湿，壮筋骨。

---

① 紫苏子酒：此方主治下，底本一个筒子页空白，检《太平圣惠方》卷九十五载有此方，主治文字略异。药物组成与炮制、服法为：紫苏子一升微炒，清酒一斗。右捣碎，以生绢袋盛，纳于酒中，浸三宿，少少饮之。《医学入门》卷三亦载此方，大同小异。

② 羊脊髓粥：底本此上一个筒子页空白，无此四字，今据文中内容拟补。

用薏苡仁四两、粳米三合，照常煮粥，不拘时用。

莲肉粥　老人常用，补脾胃，养心肾。

用莲肉三两去皮心净、糯米二合、晚米三合和匀，作二次煮粥，空心食之。

法制猪肚方　补老人脾胃不足，虚羸乏力。

豮猪肚一具，洗净　人参五钱　干姜一钱，泡　川椒一钱，炒出汗，去目闭口者　葱白五茎，去须叶　粳米五合

右药研为末，以米合和相得，入猪肚内缝合，勿令泄气，以水五升，用砂锅内慢火煮，令极烂，空心服之，次饮酒三五杯。

牛髓膏

用熟牛胻骨内髓四两，核桃仁去皮二两。

右二味和擂成膏，空心食，入少盐，大能补肾消痰，极效。

开胃炒面方

歌曰：二两白盐四两姜，五斤炒面二茴香，半斤杏仁和面炒，一两甘草蜜炙黄，枸杞子、胡桃穰各半斤，芝麻等分最为良，驻颜和血延寿算，补药之中第一方。

右各研末和匀，不拘时，白沸汤点服。

开胃炒糯米方[①]　治老人脾虚，或大病后胃口虚弱怯食。

用糯米五升浸一昼夜，周时淋干，入锅内慢火炒令香燥，不可焦。外用花椒炒出汗，去目及闭口者，净二两，薏苡仁一斤，莲肉一斤去皮心，各炒黄熟，共和为末。再用白糖二斤和匀，磁罐密贮。每日清晨用一白盏沸汤调服，善能补胃进食。

① 开胃炒糯米方：原作“又方”，据文中内容改。

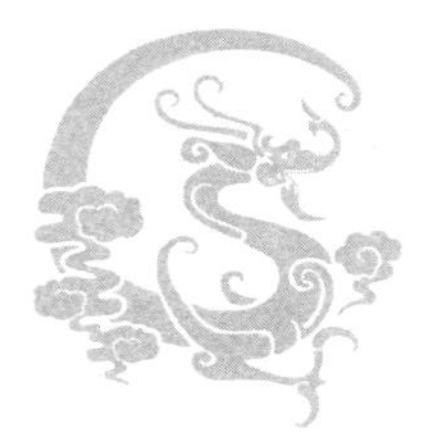

养生类要后记[1]

古今医家，言方者夥矣。失之多者，则杂而不精；失之寡者，则漏而不全。观者不能无遗恨也。子于暇日纵观群书，搜辑预养之良法、已验之名方，参以己意，分四时南北之异、轻重缓急之宜，别为二册，名曰《养生类要》，命之梓人，传布四方。或病将发，防于未形，或病卒生，寻医不偶，循而行之，未必不为无助也。若曰道在是，则伦岂敢。谨告。

养生类要后集毕

① 养生类要后记：此下文字为作者吴春严所写的后记，原无此目，为了眉目清晰，便于阅读，拟补。

养生类要跋

医之为道，古来有言也。言自轩歧，始未有方也。方自仲景始，方出而道滋弊焉，然非方之能弊道也。言之或能尽合乎道，病之不能尽合乎方。泥而庸之，道其不滋弊耶？吾侄子惧弊道而讹人也，搜辑于见闻之真，议拟于心思之极，察其风土，辨其气候，审其年叙，抡其方之可传者，定为司南，以示用之者存乎通焉，其用心亦良矣。承既校定，复言于简末人也。幸无俾吾侄子之踵其弊，尤哉。

嘉靖甲子春王正月哉生明[1]，新安左竹山人吴敖谨跋

万历戊子冬十一月，木石山房重刊

① 哉生明：指农历每月初三日或二日。此时月亮开始有光。

养生肤语

（明）陈继儒　撰

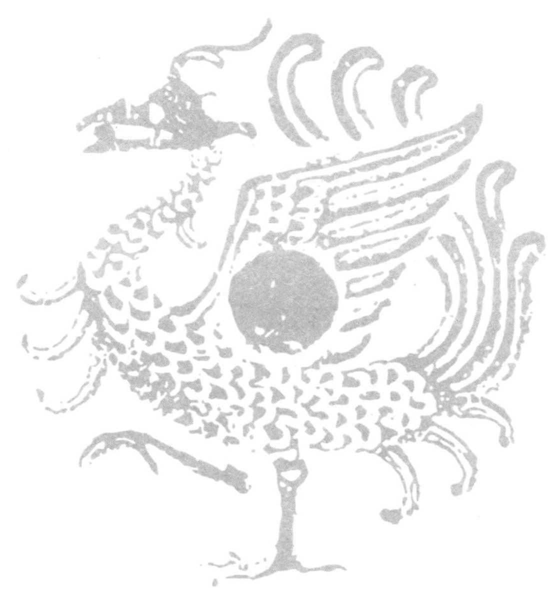

养生肤语

明　华亭陈继儒仲醇著

天地以气生人，故人一日一时未尝能离乎气。鱼之在水，两腮翕动，无有停时。人在宇宙间，两鼻翕张，亦无有停时。所以统辖造化之气，人赖之以生也。故曰："食其时，百骸理；动其机，万化安[①]。"为此也。人生奔驰劳顿，气因之骤矣。骤则出多入少，外者不入，内者愈虚。所以死期将至。惟至人观天道，执天行，抱神以静气，气归脐，寿齐天地矣。故知人生天地间，虽可见者，形；所以能长久者，气。

郭康伯遇神人授一保身卫生之术，云但有四句偈，须是在处受持。偈云："自身有病自心知，身病还将心自医。心境静时身亦静，心生还是病生时。"郭信用其言，知自护爱，康健倍常，年几百岁。皆由善摄元气所致。

天气常清，天色常明，更无一物挠乱，所以长久。今人所见云气，倏忽变现起灭者，皆近地之界，百里而上无有也。譬如人身有七情六欲之干，有三毒六害之扰，岂能长久？诚能至清至明如天地，岂得不如天地之不毁乎？青天歌云："青天忽起浮云障，云起纵横遮万象。"养生者辨之。

触事而感生，善应而劳生，此皆致老之理也。庄子称："鲁有单豹者，岩居而水饮，不与民同利，行年七十而犹有婴儿之色。"余以为此即养生之理也。人之生也，以有上栋下宇之求，饥食渴饮之资，故不得不与民角利[②]。日夜忧劳其心，无有顷暇，故老及之也。今岩居水饮，则于世无求。不与民同利，则于物无竞。无求无竞，虽欲不寿，得乎？古人谓之却老。却之者，去其可老之道也。

人有喜谈道者，余止之曰：道不易谈也。不能绝色，不必谈道。不能

① 食其时，百骸理；动其机，万化安：此出自《阴符经》，意思是饮食有节，身体就能正常；遵循事物的规律办事，万事万物就会平安顺利。

② 角利：犹言"争利"。

绝世，不必谈道。何也？道所以全吾真也，而不绝色，则为渗漏之躯，真何能全？道所以完吾性也，而不绝世，则为合尘之徒，惟何能全？或者引休妻不是道，及引大隐在市廛[①]为证，此则禅家最上一乘之妙。若以此为解，徒使退堕耳。

《卫生歌》云："木还去火不成灰，人能去火方延命。"谅[②]哉斯言。夫人之忿怒羡艷、悲壮激切、鼓动奔驰、跳跃翔舞、讴歌叫啸之类，凡激于人我而发者，夫孰非火之所为哉？木与木相钻而火生，人与人相形而欲生，其理一也。人能勘破此理，每事抑损，惩其忿而窒其欲，则五气自平，六脉自和，延生必矣。

魂魄合而成形。贤愚在德，肥瘦在母，寿夭在父。血盛则肌肥，精足则神壮，神和则德全。此闻之汪弄丸云。以此见天之赋命，生由父之精，而死亦由父之精也。但养和全德，此则由乎己者，不可不知所事。

权德舆文云：舟有溺，骑有坠，寝有魇，饮有醉，食有饐[③]，行有蹶[④]。其甚则皆可以致毙，无非危机。呜呼，岂独在于高官尊爵已哉？正在饮食衽席舆马燕寝之间，人之所易而弗之防，故自阽于危耳。

学道之士，须识吾之一身，从太虚中而来。既从太虚中而来，则此身初亦无有，岂应执著之以为己物？故此身之灵明，主人必使不著于有，不著于无，一如太虚之无物以扰之，然后本体之心方得清静合虚，灵觉常圆，而一切繁华，一切系累不能夺矣。繁华系累不能夺，则俗心日退，真心日进。退得一分俗心，自能进得一分真心。孟子所谓养心莫善于寡欲者是也。心自太虚，则身还太虚。所谓仙，所谓佛，何俟多谈。

周莱峰以养生术请钱午江，曰不过履和适顺而已。履和，则不伤和；适顺，则不违顺。夫天地之气，至和大顺尽之。人身，小天地也。岂不可仿天地之长年乎？莱峰刻石临清公署，制小牙牌勒四字置衿袖终其身。先辈之重箴言如此。

阴阳本不相对待，造化之生物也。阳入于阴，阴留阳而不得飞则生；阳出于阴，阳不顾阴而不能留则死。是死生[⑤]俱系于阳，固与阴不相关也。仙家谓：一分阳气不尽不死；一分阴气不尽不仙。然则阴阳岂可对

① 廛：原作"鏖"，据文义改。

② 谅：信实。

③ 饐：疑当作"噎"。

④ 蹶：原作"蹷"，据文义改。

⑤ 生：原"生"下衍"死"字，据文义删。

待言哉？虽然阳之所在，不独生死系之，即诸物之灵蠢亦系之。人阳气在上，故耳目聪明，于物最灵。鸟兽阳气与阴气混淆，故蠢。草木气在根，故尤蠢。以此为言，则人之阳气，安可不宝？耳聋目瞶，阳将散矣。是以君子先时竞竞[①]，惟阳是守。有以也夫。

人生食用，最宜加谨，以吾身中之气由之而升降聚散耳。何者？多饮酒则气升，多茶饮则气降，多肉食谷食则气滞，多辛食则气散，多咸食则气坠，多甘食则气积，多酸食则气结，多苦食则气抑。修真之士，所以调燮五脏，流通精神，全赖酌量五味，约省酒食，使不过则可也。

人始死，耳目口鼻手足形体具足，而父母兄弟妻子莫之爱者，谓其神之去也。然则人之所爱，在神不在形矣。而今人所养，顾在形不在神，何耶？今人作文神去，作事神去，好声神去，好色神去。凡动静运用纷纭，神无不去，人莫之惜，顾神绝乃独悲之深焉，是何见之晚也。人之致思发虑，致一思，出一神，注一念。出一神，如分火焉，火愈分，油愈干，火愈小，神愈分，精愈竭，神愈少。及其绝而悲之深焉，是何见之晚也。古仙云："元[②]神一出便收回，神返身中气自回，如此朝朝并暮暮，自然翁妪返童孩。"噫，其诚通天地之生机也夫。

高南州云："阴阳交合，造化之妙，无可伦比。"因述一术士言，八月十五日夜半子时，俟月色正中，以方诸取月华水盈缸。俟来年五月五日午时，以阳燧置缸上，须臾日照水中，缸中水奔腾翻涌而起。顷之，水尽涸矣。观其药候以为服食。此丹家炼神水法也。服食虽未易卒得，然因此可以窥造化交合之妙。

却病之术，有行功一法。虚病宜存想收敛，固秘心志，内守之工夫以补之。实病宜按摩导引，吸努掐摄，外发之工夫以散之。凡热病宜吐故纳新，口出鼻入以凉之；冷病宜存气闭息，用意生火以温之。此四法可为治病捷径，胜服草木金石之药远矣。此得之老方士言。

道书云：有妻子者，则为妻子所累；有富贵者，则为富贵所累。道不可行也。审如是，必弃妻孥、捐富贵而后可乎？夫妻孥不病道，病在于累妻孥；富贵不绝道，绝在于累富贵。盖妻孥、富贵，在境而累，不累在心。舜尝二女裸矣，亦尝受尧禅矣。不为许由之逃，务光之辞，而竟无伤于道。此其道之微旨可想已。

王宏宇论修真有难易曰："吾辈破漏之躯，与童真修炼自别。缘童真原

① 竞竞：小心谨慎貌。

② 元："元"字原脱，据《逍遥子导引诀》补。

是乾体，不破不漏，非破乾而成离者比，欲修纯乾，止用得一段纯阳工夫耳。若吾辈，必补离成乾，然后更着工夫，所以难也。”此论甚合元理[①]。

《续仙传》有卖药翁尝呼曰：“有钱不买药吃，尽作土馒头[②]去。”此言最警悟。人之不为土馒头，寡矣。人日非而已，不悟何与？但药有数种，苦不能辨。有灵药可以益寿延年，有至药可以起死回生，有神药可以回阳换骨。若夫金石草木，但可治病，虽有迟速，末后一着土馒头如故。

许道人云：“人心贵澄静。若能半夜打坐不倒身，端坐凝寂，则性命入吾囊橐；若夜夜不倒身，则性命在我掌握，长生可冀矣。”何者？魂强魄弱故也。又问：“何如用工？”曰：“真人潜深渊，浮游守规中[③]。”二语尽矣。

陆元鹤谈养生之旨曰：“不过藏神于渊，令不外游，久之自然神化，毋多谈。”予唯其语。夫神之为物，不可以知知，不可以识识。恒留于身，其中炯然。则精气归真，神化自现。古仙云：“气是添年药，心为使气神。若能神气住，便是得仙人。”所谓神气住者，非神也耶？世率称仙真为神仙，以其所炼在神也。

郑龙门见召，指座右二沃丹花曰：“此四本同发，惜止移其二入堂中，今十余日矣。其二则未暇，为日色所曝，遂萎谢。”且曰：“此可以悟养生，若如此花，天岂有所限量邪？”余因惕然有警，诚悟此理，则自不置其身于伤生之境。嵇中散一溉后枯之说[④]可信。

壮年嗜欲，一时不见，久之渐至怯薄。譬如富家妄费，一时不见，久之渐至贫窭。自然之理。人所见在旦暮，故不悟耳。推此以观，凡读书史、作文字养生作家，取效亦复如是。弗谓无功，久之自然见效。

偶遇方僧，谈终南山苦行道流，多有至二三百岁者。日常掘食黄精、苍白术诸药草以充食，又有服饵茯苓者。其法山中大松树多合抱者，搜其根土，深数尺，断树命根，以大瓮盛蜜与新茯苓放树根下。春则蜜气升于树颠，冬则蜜复降入瓮。如此三年，方取出地。每日啗如拳大一块，饮水一瓯，不复火食。茯苓既是长年之植，又不火食，其享有异寿，固宜也。

---

① 元理：即玄理。“元”字因为避讳“玄”字改。下仿此。

② 土馒头：喻土坟。

③ 真人潜深渊，浮游守规中：此《参同契》语。意思是真人元神陷于识神之后不可见，普通人的念头如浮游，应该固定下来守于丹田之中。

④ 嵇中散一溉后枯之说：见《嵇康养生论》：“夫为稼于汤之世，偏有一溉之功者，虽终归燋烂，必一溉者后枯。然则一溉之益，固不可诬也。”

若今世人，志行如常而欲企异常之寿，不亦难乎哉？

俗谓人之雄健者，曰有气力。以见力与气，元自相通，力从气而出也。凡叫喊、跳跃、歌啸、狂舞、奔逸、超走之类，凡以力从事者，皆能损气。古之善养生者，呼不出声，行不飏尘。不恒舞而熊经鸟申，不长啸而呼吸元神。殆皆息力以生气乎。

凡风寒暑湿，在外则为气，中于人身则为毒，或有发为痈疽、发为疟痢者，中伏伤生之道，不可不谨。故人之起居，室之栖止，须秘密坚固，高朗干燥。斯无患矣。

井不汲不溢，精不用不盈。何以？以水由地中，汲则益之；精充身中，损则充之。本非有溢而盈也。世人不解斯理，谓汲井不见其损，不知汲频则地元竭；用精不见其耗，不知用频则真元疲。是以明于汲井之理者，井养而不穷；明于用精之道者，神用而不竭。

有人好养真而未尝轻事远游，曰："昔也某曾泛舟游于江，遇风几覆没，以是不数游也。"余笑曰："闭尔户，坐尔室，宁独无江乎哉。夫江之险，犹凭舟也，若户与室之险，在衽与席，在饮与食，宁复有舟可凭哉？奚独江也。焦若火，凝若冰，利若戈矛，何时而不有，奚独江也与哉？"客曰："吾闻命矣，吾将事远游。"

发本缁[①]也，而何为素？齿本缜[②]也，而何为疏？眸本了也，而何为眊？耳本聪也，而何为聩？手本攫也，而何为疲？足本趋也，而何为痿？肩能负，何为老而痺？身能任，何为病而弱？颜能丹，何为衰而枯？此意可省。其殆生之所以死者耶？其殆死之所以形见其征者邪？知生之所以死者，则知死之所以生矣。夫人之形，日日有生，生而不知，所以宝其生；时时有死，死而弗知，所以救其死。及其偃然卧、溘然冥，然后随而哀之。噫，亦晚矣！夫早服重积者，非至人乌足语此。

上品上药，神与气精。精能生气，气能生神，则精气又生神之本也。保精以裕气，裕气以养神，此长生之要方。但心为精主，意为气马。心驰意动，则精气随之行。故正心诚意为中心柱子，为此虽然犹是初功，须到得心虑俱泯、神识两忘，方是真人境界。心虑俱泯、神识两忘为何？泯其心所以存其心，忘其神所以养其神。气盛神全，自然底于神化。

顾色泉生平好奉道旨，偶夜梦之海上，有二人从逐而行，相谓曰："此君姓顾，笃好学仙。"色泉顾而问之，一人高声曰："仙没有，无欲

① 缁：黑色。

② 缜：细致。

即仙。”因与同东行，指海中而去。醒而自思，畴昔所梦，非仙也邪？余因无欲即仙一语，甚近道，志之。

黄可斋言：嘉靖年间至京，遇内膳来自吏部李古冲所，得尝一脔，味极咸，不可入口。盖诸物俱用秋石煮制故耳。大抵内膳烹调，五味过厚，食之至有不知其何物者。因言食淡极有益，五味盛多能伤生。彼曾至东光县郙落中，三老人昆弟，俱年八十余，极强健。问之，云此地难得盐，吾辈尽淡食，且务农无外事。此不可解养生哉？可斋亦食淡已十年。丹书云：“食淡精神爽。”老子云：“五味令人口爽。”以此观之，五味之用，可无慎哉！

天食人以五气，地食人以五味。今人口鼻中气喘急，气出反为天地所盗，得天气之养者寡。日常所养，惟赖五味。若过多偏胜，则五脏偏重。不惟不得养，且以戕[①]生矣。试以真味尝之，如五谷、如菽麦、如瓜果，味皆淡，此可见天地养人之本意至味，皆在淡中，今人务为浓厚者，殆失其味之正邪。古人称鲜能知味，不知其味之淡耳。

胡浦南巡抚西江，以劳勚[②]致衰疾。闻方士言，乃多索民间乳饮，每晨进瓯许，无验。又多索松子取实，日进数盂，代餐饭，半月余，更觉虚疲不可支。得告归，竟不起。此胡沙冈言。因思物有形质，岂能复化为精气？况诸香走窜腠理，耗散元精。其不验，宜矣。夫善养生者，岂徒特药物已哉。

王阳明诗曰：“饥来吃饭倦来眠，只此修元元更元。说与世人浑不解，却于身外觅神仙。”昔慧海师，或问修道如何用功，师曰：“饥来吃饭，困时即眠。”一切人，吃饭时不肯吃，百种需索；睡时不肯睡，千般计较。眠食不得自如，岂得长生邪？尝举示二则公案于道友：“且问百尺竿头更进步，如何？”道曰：“饥食困眠，犹是欲界；须阳长阴消，至气满不思食，神满不思睡，方是究竟。”

欲最难制，惟断乃成。姻家董三冈，性刚果，年六旬，始举子。既毓[③]之日，曰：“吾将绝欲延寿，观此子之成立也。”诸姬列馆，自此俱异处。寿七十八而终。余闻严介溪因阃[④]中不和，年方四旬余，即绝欲，至后贵极人臣，果八十五终。宝精之验如此。

---

① 戕：杀害。

② 劳勚：劳苦。

③ 毓：生育。

④ 阃：指妻子。

昆山周六观，盖癯然一儒也。余曾识荆[①]，能诗善画，作赵体书亦逼真。又好客、好古玩、好声伎、好鼓琴。余私念此君，精神如此，诸好毕集，何以支久？逾年周果不禄。以此见人生所好，自当专一。若多好、多能，反能耗神损精。其殆与食少事烦者，同一机邪。

张全山，官学职，年八十有六，有少容。陈泰严谈其为人，甚可法。官虽小，若以为贵；家虽贫，若以为富。年老生一子且幼，若以为衆且壮也，欣然无忧戚之色。且不形之论议，真实作自家事。宜其寿也。因忆全山对徐存斋云：彼苍报施，决不差爽。然则全山之得寿，其亦有由致与？

马见田善谈元理[②]，年六十有五而须发尽黑。李少白不善谈元理，行年七十而须发亦黑，有少容。予尝以养生术叩见田，曰："不食咸，不饮茶，宝养精气神为主。日坐一室，无所事事。"及叩少白，少白无言，但曰嬉嬉然不关心世务，虽患难，无忧戚之色而已。然未常绝足城市。然则二君致寿，果相符邪？抑外不相符而中实无异邪？

心动则神疲。凡诸技俩，营营与人角胜负者，未有不减年算者也。技俩之中，作诗弈棋，劳神独甚。周莱峰云："某之所见以弈伤生者四人矣。宋豫斋、王连川、王汾源、郭南洲是已。"又云："孙李泉五更作诗，以劳成疾而卒。"陈雨泉云："王同墟与客弈，忽瞑目，呼之不应，则死矣。"弈之劳神如此。噫！伤生之事，岂独在酒色之间已哉。

嘉定陆筠台，少病寒证，瘥而不慎，遂病亡阳。稍闻人声，辄悸欲死。服药累年无效，陆乃尽除药饵。日事睡卧，待毙而已。如是者五年，病似少瘥，性颇通灵。门有隶人至，呼曰："隶人至矣。"有友人至，呼曰："有友人某至已。"而数里外之事，率能前知。更年余迺起，如少壮时，能挽他有力人不能挽之弓。既病起累月少汩人事[③]，灵知遂昧，不复如其病卧时矣。与余友善，后得子，号兰室。

过佘山，遇顾豫斋与语。豫斋好静修，筑馆佘山，弥岁不归。谈内养一诀，止是专气致柔，如婴儿，作不生计，则长生可冀。若分别尔汝高下，有敬慢、有爱憎，皆是有生后事，非未生前工夫也。此言真得修养之奥。

内养秘诀，得之未真切，未可轻试，屡有因之而召祸者。曾见谢宾山之徒，试内视之诀，行火太急，未期痢下五色死。有一苏友，从方外学闭气诀，于某塔寺仅半岁，亦病痢下而亡。某士夫闻一同年病疽发而殒，

① 识荆：结识。

② 元理：即玄理。

③ 少汩人事：犹言又处理人事间的事情。

云："此必曾学坐功也。"询之果然。以是知遇诀未真，欲益反损。试观人间炼黄白术[1]，火候少差，鼎炉随失。况于人身，又非鼎炉可见者比。下工试手者，其慎无倚，信哉。

色易溺人，圣人亦不能卒制止，是远之而已。故曰去谗远色。远之自可驯致于绝也。饮食亦易动饕贪[2]，故曰君子远庖厨也。旨酒则疏仪狄而绝之。疏之云者，殆亦远之义与？因谈"食色性也"之义而漫论及此，不知可测圣贤制欲之真方否。

道者谢宾山，别去数年，复来谒。云："别后过建业，浮彭蠡，之袁南饶广之间，访龙虎山遗迹。年余，还逾匡庐，走荆、襄、郑、卫诸境。已而过河间，徒步真、保，长途以及北都。居三年，复还，寓金焦岁余。访贤日久，曾无一遇，但只勘得世情熟破。"问世情若何？曰："只是要占便宜，损人利己而已。遇富人则敬，遇贫人则贱。在在皆然，语音不同，其情一如。既而曰：只讨一人我平等人亦不易得，况肯损己利人，何以学道？"余闻之悚然。果能人我一如，是谓无我，是谓克己。巍巍圣境，渺不可即。

吾乡佘山庙塑像甚工。闻寺僧云：旧有一塑工某姓，来自江西。经岁余，塑诸像。金泽寺像亦其人所塑。成而病，诸侣欲为延医。工却之曰：无以为也。吾想像臆度，尽吾神矣，此所以病也。世岂有药物能复吾神哉？竟死。仙庙诸像今具在，诸刹罕见其比。

龙生九子不成龙，各有所好。囚牛龙种，平生好音乐，今胡琴头上刻兽头是。睚眦，平生好杀，今刀柄上龙吞头是。嘲风，平生好险，今殿角走兽是。蒲牢，平生好鸣，今钟上兽纽是。霸下，平生好重，碑坐兽是。狴犴，平生好讼，今狱门狮子头是。赑屭，平生好文，今碑两傍龙是。蚩吻，平生好吞，今殿脊兽头是。惟龙无好，所以成龙，此可以证无欲即仙之旨。

《龙川纪事》载，仙都山道士论养生有内外。精气，内也，非金石所能坚凝。四肢百骸，外也，非精气所能变化。欲事内，必调养精气，极而后内丹成，内丹成则不能死矣。然隐居人间，久之或托尸解而未能变化轻举，盖四大本外物和合而成。惟外丹然后可以点瓦砾、化皮骨，飞行无碍矣。然内丹未成，内无交之，则服外丹者多死。余谓此论，固为唐皇服丹燥渴而发，然以内丹为精气，则胶于凡躯，而不知药自外来之旨；以外丹为金石，则滞于形质，而不知从有入无之妙。岂足通元家[3]之奥义邪？

① 黄白术：即炼丹术。

② 饕贪：贪婪。

③ 通元家：即通玄家。